健康管理师考试指导用书专家组　编

健康管理师职业资格考试通关系列

健康管理师
（国家职业资格三级）
考前辅导

中国中医药出版社
·北　京·

图书在版编目（CIP）数据

健康管理师（国家职业资格三级）考前辅导/健康管理师考试指导用书专家组编．—北京：中国中医药出版社，2020.1

（健康管理师职业资格考试通关系列）

ISBN 978 - 7 - 5132 - 5760 - 2

Ⅰ．①健…　Ⅱ．①健…　Ⅲ．①保健 - 资格考试 - 自学参考资料　Ⅳ．①R161

中国版本图书馆 CIP 数据核字（2019）第 231605 号

中国中医药出版社出版

北京经济技术开发区科创十三街 31 号院二区 8 号楼

邮政编码　100176

传真　010 - 64405750

廊坊市祥丰印刷有限公司印刷

各地新华书店经销

开本 787×1092　1/16　印张 24　字数 521 千字

2020 年 1 月第 1 版　2020 年 1 月第 1 次印刷

书号　ISBN 978 - 7 - 5132 - 5760 - 2

定价　118.00 元

网址　www.cptcm.com

答 疑 热 线　010 - 86464504

购 书 热 线　010 - 89535836

维 权 打 假　010 - 64405753

微信服务号　zgzyycbs

微商城网址　https://kdt.im/LIdUGr

官 方 微 博　http://e.weibo.com/cptcm

天猫旗舰店网址　https://zgzyycbs.tmall.com

如有印装质量问题请与本社出版部联系（010 - 64405510）

使用说明

随着社会发展和环境变化，健康管理的重要性和必要性越来越凸显。为提高全民族的健康意识和身体素质，近年来国家大力推进健康管理师的培训和发展。健康管理师是负责健康和疾病的监测、分析、评估以及健康维护和健康促进的专业人员，考取证书后可从事健康体检、医疗服务、健康保险、中医保健、健康养老、母婴服务、营养等相关行业。

健康管理师的考试时间为 4 月、6 月、9 月、11 月；考试形式为计算机考试；考试科目有两科，包括基础知识、实践操作。考生须一次通过全部科目的考试，方可获得证书。

健康管理师的考试内容较多，涉及学科广泛，题目综合性强，因此需要认真复习，掌握技巧。为了更好地帮助考生复习备考，我们按照最新版《健康管理师》大纲内容，组织专家组精心编写了《健康管理师职业资格考试通关系列》丛书，包括本书和《健康管理师（国家职业资格三级）考前冲刺习题集》。建议考生配套使用，以达到最好的复习效果。

本书按照最新大纲编排章节，全书共 21 章，分为"基础知识（1~16 章）"和"实践操作（17~21 章）"两部分。

基础知识主要考查考生的知识点掌握情况，本部分主要包括健康管理概论、临床医学基础知识、预防医学基础知识、常见慢性病、流行病学和医学统计学基本知识、健康教育学、营养与食品安全、身体活动基本知识、心理健康、中医养生学基础知识、康复医学基础知识、健康信息学、医学伦理与职业道德、健康保险与健康管理、健康管理服务基础知识、健康管理相关法律、法规知识等。

实践操作主要考查考生的实际应用能力，需要考生在理解的基础上进行练习，做到举一反三，能够将知识运用到实际案例中。本部分主要包括健康监测、健康风险评估和分析、健康指导、健康危险因素干预等。

本书要点精炼有序，知识框架清晰，书中蓝色字为重点内容，能帮助考生快速抓住要点，节省复习时间。

本书附有 2 套仿真试卷，试题的难易程度及考点分布与真卷完全吻合，让考生通过实战演练，检测复习效果，并提前感受考试的题量及难度。

各位考生如能在本书的陪伴下认真备考，一定能够有效地掌握众多考点，用最短的时间达到最满意的复习效果。祝各位考生顺利通过考试！

健康管理师考试指导用书专家组

目　录

第一部分

基础知识

第一章

健康管理概论

第一节　概述

一、健康管理的概念

1. 健康管理是对健康人群、亚健康人群、疾病人群的健康危险因素进行全面监测、分析、评估、预测、预防和维护的全过程。

2. 健康管理是健康管理师利用医学基础、医学临床、营养保健、中医养生、心理保健、康复医学、环境医学、运动医学以及安全用药等多方面知识，在进行健康信息管理的基础上，针对不同人群的不同特点，开展健康教育与健康促进、健康咨询与指导，使人群或个体在健康方面达到最佳状况，最终达到延长寿命、提高生活质量的目的。

3. 健康管理概念内涵的要素与重点：健康管理是在健康管理医学理论指导下的医学服务。

4. 健康管理的宗旨：有效利用有限资源来达到最大的健康效果。

5. 健康管理的任务：防大病、管慢病、促健康。

二、健康管理的实质

健康管理的实质是预防医学与临床医学的结合，实现三级预防。

1. **一级预防**　通过健康教育、健康促进手段来改善健康状况，降低疾病的发生率。

2. **二级预防**　早发现、早诊断、早治疗，降低病人的病死率。

3. **三级预防**　预防各种并发症的发生，有效降低病人残疾率。

三、健康管理的目标与特点

1. 目标

（1）完善健康和福利。

（2）减少健康危险因素，预防疾病高危人群患病。

（3）指导描述的早期诊断，提高临床效用、效率。

（4）避免可预防疾病的相关并发症的发生。

（5）消除或减少无效或不必要的医疗服务。

（6）对疾病结局作出度量并提供持续评估和改进。

2. 特点

（1）标准化：具体服务内容和工作流程必须依据循证医学、循证公共卫生的标准和学术界已经公认的疾病预防、控制指南及规范等进行确定和实施，有一套规范的工作流程和操作方法。

（2）可量化：借助流行病学和统计学方法，可定性和定量地进行健康危险因素的评估和效果评价。

（3）个体化：能清楚地确定被管理的目标人群，并能按照危险因素的种类、数量进行人群分类，分别实施有针对性的干预措施，有效地利用各种有限资源。

（4）系统化：既要针对个体、群体的特征和健康需求开展有针对性的健康管理，又要注重服务的可重复性和有效性，以科学研究为基础，以循证医学和现代信息学、计算机软件和互联网为手段，强调多平台合作，提供全面的服务。

四、 健康管理的理论与实践溯源

"上医治未病"的思想可谓古人对健康管理最精辟和朴素的概括，被认为是健康管理的理论与实践源头。治未病与健康管理思想殊途同归，由此入手，发挥治未病思想在现代健康管理中的引领作用，以治未病理念推进健康管理的发展。

五、 健康管理的科学基础

健康管理的科学性建立在慢性病的两个特点上：

1. 健康和疾病的动态平衡关系，疾病的发生、发展过程及干预策略是健康管理的科学基础之一。在被确诊为疾病之前进行有针对性的干预，有可能成功地阻断、延缓，甚至逆转疾病的发生和发展，从而实现维护健康的目的。

2. 慢性病的危险因素中，大部分属于可改变因素，这为健康风险的控制提供了第二个重要的科学基础。健康管理要对这类危险因素进行早期发现、早期评估和早期干预，以实现维护健康的目的。

六、 健康管理的基本步骤

1. 了解和掌握健康，开展健康信息收集和健康检查 个人健康信息包括个人一般情况、目前健康状况和疾病家族史、生活方式、体格检查，以及血、尿实验室检查。

2. 关心和评价健康，开展健康风险评价和健康评估 在健康风险评估的基础上，为个体和群体制定健康计划。个性化的健康管理计划是鉴别及有效控制个体健康危险因素的关键。

3. 干预和促进健康，开展健康风险干预和健康促进 健康管理过程中的健康干预是个性化的，即根据个体的健康危险因素，由健康管理师进行个体指导，设定个体目标，并动态追踪效果。

健康管理三部曲，落实到健康管理的操作流程，健康体检是前提，健康风险评估是手段，健康干预是关键，健康促进是目的。

七、 健康管理的服务流程

健康管理的常用服务流程，见表1-1。

表1-1　健康管理的常用服务流程

组成部分	特点
健康调查与健康体检	①健康调查是通过问卷或访谈，了解个人的一般情况。 ②健康体检是开展健康管理的前提和基本手段
健康评估	目的是为诊治疾病，维护、促进和改善健康，管理和控制健康风险提供科学依据
个人健康咨询	内容包括解释个人健康信息及健康评估结果及其对健康的影响，制定个人健康管理计划，提供健康指导，制定随访跟踪计划等
个人健康管理后续服务	监督随访是后续服务的常用手段，健康教育是后续服务的重要措施
专项的健康及疾病管理	健康管理服务的设计常按病人及健康人来划分。对患慢性病的个体，可选择针对特定疾病或疾病危险因素的服务

八、 提供健康管理服务的机构

由于人群健康需求的广泛性，任何有能力进行健康管理项目开发及服务的机构都应该是健康管理服务的提供者。

1. 医院、 健康服务机构、 社区以及工作场所　均可在不同层面及深度上来开展健康管理。

2. 政府　是一个广义上的健康管理机构。

3. 商业服务机构　如体检中心、医院以及保险机构的介入会提高个人参与的积极性，使健康管理服务能达到可持续发展的目的。

4. 企业及集体单位　可通过自主或服务外包的方式来开展健康管理。

5. 健康保险公司及医疗保健机构　也可开展健康管理服务，为参加者提供包括自我管理在内的健康管理项目和预先设定的医疗保健服务。

第二节　健康管理的基本策略

健康管理的策略是通过评估和控制健康风险，达到维护健康的目的。其基本策略有以下六种形式：生活方式管理、需求管理、疾病管理、灾难性病伤管理、因工残疾管理和综合的群体健康管理。

一、 生活方式管理

1. 概念

（1）从健康服务的角度来说，生活方式管理是指以个人或自我为核心的卫生保健活动。

（2）生活方式管理强调个人选择行为方式的重要性。它通过健康促进技术，如行为纠正和健康教育来保护人们远离不良行为，减少危险因素对健康的损害，预防疾病，改善健康。

（3）膳食、运动、吸烟、饮酒、精神压力等是目前对我国人群进行生活方式管理的重点。

2. 特点

（1）以个体为中心，强调个体的健康责任和作用：健康管理师可以告知人们什么样的生活方式是有利于健康的，并通过多种方法和渠道帮助人们作出决策。

（2）以预防为主，有效整合三级预防：生活方式管理在疾病预防中占有重要地位。针对个体和群体的特点，有效整合三级预防，是生活方式管理的真谛。

（3）通常与其他健康管理策略联合进行：生活方式管理可以融入健康管理的其他策略中去，可以说是其他健康管理策略的基础成分。例如，生活方式管理可以纳入疾病管理项目中，用于延缓并发症的发生或降低疾病的损害；可以在需求管理项目中出现，帮助人们更好地选择食物，提醒人们进行预防性的医学检查等。不管运用到何种健康管理策略中，生活方式管理的目的都是相同的，即通过选择健康的生活方式，减少疾病的危险因素。

3. 健康行为改变的技术   生活方式管理是其他健康管理策略的基础。在实际应用中，生活方式管理可以多种不同的形式出现，也可融入健康管理的其他策略中。健康行为改变的主要技术见表1–2。

表1–2   健康行为改变的主要技术

主要技术	作用特点
教育	传递知识，确立态度，改变行为
激励	通过正面强化、反面强化、反馈促进、惩罚等措施进行行为矫正
训练	一系列的参与式训练与体验使个体掌握行为矫正的技能
营销	利用社会营销的技术推广健康行为，营造健康的大环境

生活行为的改变绝非易事，要改变不良行为除了以上措施外，亲朋好友、社区、社会氛围等支持系统的作用也十分重要。

二、 需求管理

1. 概念

（1）需求管理：是健康管理的一个常用策略。需求管理策略的理念：如果人们能积极参与到与自己有关的医疗保健决策中，那么服务效果会更好。

（2）需求管理的实质：通过帮助健康消费者维护自身健康和寻求恰当的健康服务，控制医疗成本，促进健康服务的合理利用。

（3）需求管理的目标：减少昂贵的、临床并非必需的医疗服务，改善人群的健康状况。

（4）需求管理的常用手段：寻找手术的替代疗法、帮助病人减少特定的危险因素并采纳健康的生活方式、鼓励自我保健和干预等。

（5）需求管理的常见方法：24小时电话就诊分流服务、转诊服务、基于互联网的卫生信息数据库、健康课堂、服务预约等。

2. 影响健康服务消费需求的因素

（1）患病率：反映了人群中疾病的发生水平，因此可以影响健康服务需求。

（2）感知到的需要：①是影响卫生服务利用的最重要的因素，它反映了个人对疾病重要性的看法，以及是否需要寻求卫生服务来处理该疾病。②主要包括个人关于疾病危险和卫生服务益处的知识、个人感知到的推荐疗法的疗效、个人评估疾病问题的能力、个人感知到的疾病的严重性、个人独立处理疾病问题的能力，以及个人对自己处理好疾病问题的信心等。

（3）消费者选择偏好：消费者选择偏好的概念强调个人在决定其健康干预措施时的重要作用。研究表明，如果被充分告知了治疗方法的利弊，患者往往会选择那些创伤低、风险低、更经济的治疗手段。

（4）健康因素以外的动机：事实表明，一些健康因素以外的因素，如个人请病假的能力、残疾补贴、疾病补助等都能影响人们寻求医疗保健的决定。

三、疾病管理

1. 概念

（1）疾病管理：是健康管理的又一主要策略。疾病管理必须包含"人群识别、循证医学的指导、医生与服务提供者协调运作、患者自我管理教育、过程与结果的预测和管理，以及定期的报告和反馈等"。

（2）美国疾病管理协会的定义：疾病管理是一个协调医疗保健干预和与病人沟通的系统，它强调病人自我保健的重要性。疾病管理支撑医患关系和保健计划，强调运用循证医学和增强个人能力的策略来预防疾病的恶化，它以持续性地改善个体或群体健康为基准来评估临床、人文和经济方面的效果。

2. 主要特点

（1）目标人群是患有特定疾病的个体。如糖尿病管理项目的管理对象为已诊断患有 1 型或 2 型糖尿病的患者。

（2）不以单个病例和（或）其单次就诊事件为中心，而关注个体或群体连续性的健康状况与生活质量，这是疾病管理与传统的单个病例管理的区别。

（3）医疗卫生服务及干预措施的综合协调至关重要。疾病本身使得疾病管理关注健康状况的持续性改善过程，而大多数国家卫生服务系统的多样性与复杂性，使得协调来自于多个服务提供者的医疗卫生服务与干预措施的一致性与有效性特别艰难，这正能体现出疾病管理协调的重要性。

四、灾难性病伤管理

1. 概念

（1）灾难性病伤管理：是疾病管理的一个特殊类型。"灾难性"指对健康的危害十分严重，也指其造成的医疗卫生花费巨大等情形。

（2）特点：具有复杂性和艰难性，如发生率低，需要长期复杂的医疗卫生服务，服务的可及性受家庭、经济、保险等各方面的影响较大等。

2. 优秀的灾难性病伤管理项目特征

（1）转诊及时。

（2）综合考虑各方面因素，制定出适宜的医疗服务计划。

（3）具备一支包含多种医学专科及综合业务能力的服务队伍，能够有效应对可能出现的多种医疗服务需要。

（4）最大程度帮助病人进行自我管理。

（5）尽可能使患者及其家人满意。

五、　因工残疾管理

1. 目的　减少工作地点发生残疾事故的频率和费用。从雇主的角度出发，根据伤残程度分别处理，希望尽量减少因残疾造成的劳动和生活能力下降。对于雇主来说，残疾的真正代价包括失去生产力所造成的损失。

2. 影响残疾时间长短的原因

（1）医学因素：①疾病或损伤的严重程度及发现和治疗时期（早、中、晚）。②个人选择的治疗方案，药物治疗还是手术治疗。③康复过程。④接受有效治疗的容易程度。⑤年龄影响治愈和康复需要的时间，也影响返回去工作的可能性（年龄大的时间更长）。⑥并发症的存在，依赖于疾病或损伤的性质。⑦药物效应，特别是副作用（如镇静）。

（2）非医学因素：①社会心理问题。②职业因素。③伤残者与同事、主管之间的关系。④工作压力。⑤工作任务的不满意程度。⑥工作政策和程序。⑦及时报告和管理受伤、事故、旷工和残疾的情况。⑧诉讼。⑨心理因素（包括压抑和焦虑）。⑩信息通道流畅性。

3. 具体目标　包括：①防止残疾恶化。②注重功能性能力。③设定实际康复和返工的期望值。④详细说明限制事项和可行事项。⑤评估医学和社会心理学因素。⑥与病人和雇主进行有效沟通。⑦有需要时要考虑复职情况。⑧实行循环管理。

六、　综合的群体健康管理

1. 综合的群体健康管理通过协调上述不同的健康管理策略来对个体提供更为全面的健康管理。

2. 成功关键在于系统性收集健康状况、健康风险、疾病严重程度等方面的信息，以及评估这些信息和临床及经济结局的关联，以确定健康、伤残、疾病、并发症、返回工作岗位或恢复正常功能的可能性。

3. 健康管理实践中，应该都要考虑采取综合的群体健康管理模式。

第三节　健康管理的发展趋势

一、健康管理的国际发展趋势

20 世纪 70 年代末，一项名为"健康美国人"的全民健康行动开始开展，得到了美国民众的认可。该行动有三大目标：预防疾病、拯救生命；提高人民生活质量；坚持健康促进与疾病预防用以节约开支。时至今日，随着互联网、物联网的应用，健康管理更多地依托网络来实现大数据的集合与发掘，用户健康数据的开发也更加完备。一些针对患病人群或健康人群的健康管理项目开始开展，美国政府也会为老年人、残障人士、低收入群体等提供健康管理服务。

二、健康管理在中国的需求状况

(一)慢性病成为威胁我国居民健康的主要因素

1. **疾病谱、死亡谱的改变导致**慢性疾病患病率显著攀升　据统计，截止到 2014 年末，我国心脑血管病发病率居全世界首位，高血压病人数超过 2 亿，"三高"（患病率高、致残率高、死亡率高）和"三低"（知晓率为 45%、服药率为 28%、控制率为 8%）特征明显。

2. **慢性病相关危险因素流行日益严重**

（1）我国人群超重和肥胖患病率快速上升：2016 年，英国著名医学杂志《柳叶刀》发表的报告中指出，中国男性肥胖人数 4320 万人，女性肥胖人数 4640 万人，总人数高居世界第一。国家统计局和国家卫生健康委员会数据显示，中国人的超重率和肥胖率均不断上升。

（2）膳食不合理、身体活动不足及吸烟是造成多种慢性病的三大行为危险因素

1）膳食不合理：主要表现为肉类和油脂消费的增加导致膳食脂肪供能比的快速上升，谷类食物消费的明显下降，食盐摄入量居高不下。

2）身体活动不足：随着我国工业化进程的加快和生活方式的改变，我国居民身体活动不足的问题日益突出，而人们自主锻炼身体的意识和行动并未随之增加。

3）吸烟：中国是烟草生产和消费大国，生产和消费均占全球 1/3 以上。

(二)老龄化趋势日趋严峻

1. **老年人数量迅速增长**　中国老龄人口数量居世界首位，且近年来呈现连年上升趋势。老年人持续、快速增长，已成为整个健康管理服务业的特殊群体和主体人群。

2. **我国社会养老服务体系建设处于起步阶段**

（1）我国社会养老服务缺乏统筹规划，缺乏整体性和连续性。

（2）社区养老服务和养老机构床位严重不足，供需矛盾突出。

（3）设施简陋、功能单一，难以提供照料护理、医疗康复、精神慰藉等多方面服务。

（4）布局不合理，区域之间、城乡之间发展不平衡。

（5）政府投入不足，民间投资规模有限。

（6）服务队伍专业化程度不高，行业发展缺乏后劲。

（7）国家出台的优惠政策落实不到位。

（8）服务规范、行业自律和市场监管有待加强等。

三、健康中国建设

1. 《"健康中国2030"规划纲要》　强调预防为主，防患未然；坚持共建共享，全民参与；全民健康是建设健康中国的根本目的。

2. 《中国防治慢性病中长期规划（2017—2025年）》　突出慢性病防治工作的综合性和社会性、强调慢性病防控的个人健康责任、行动计划与预期目标明确可操作。

四、健康管理的学科发展

1. 中华医学会健康管理学分会　健康管理学分会根据自身跨学科专业、跨行业领域的特点，加强与其他学会、协会、基金会以及有关机构的联系与合作，携手推动健康管理的发展。

2. 健康管理师职业培训　健康管理师是2005年10月劳动和社会保障部第四批正式发布的11个新职业之一。2017年，健康管理师正式编入新版国家人社部职业资格目录清单。

（1）健康管理师：从事对人群或个人健康和疾病的监测、分析、评估以及健康维护和健康促进的专业人员。

（2）工作内容：①采集和管理个人或群体的健康信息。②评估个人或群体的健康和疾病危险性。③进行个人或群体的健康咨询与指导。④制定个人或群体的健康促进计划。⑤对个人或群体进行健康维护等。

3. 高等院校健康管理人才培养和科学研究　为了应对健康管理巨大的市场需求，从2010年起，健康管理方向硕士研究生开始培养。健康管理学院、"治未病与健康管理"博士学位点等相继获批。

4. 科学研究方向

（1）健康管理服务体系研究

1）健康管理服务体系：借鉴基本公共卫生服务体系的运行机制，对现有服务体系进行深入剖析，创新构建高效运行的健康管理服务供给体系。

2）健康保障机制：总结继承现有健康保障服务的成果，探讨公共卫生服务相关政策中纳入中医预防保健服务和健康管理服务，深入探索既能满足当代人健康保障需求又在经济上可持续的社会健康保障体系。

3）健康管理机制：在开展健康管理技术方法研究的同时，加强基础理论、管理规范和效果评价等方面的研究，为高效开展健康管理服务提供决策依据。

（2）健康管理应用基础研究

1）健康管理指标体系：对现行健康检测、评估、干预方式进行系统分析、梳理，对实际效果进行定性及定量研究，提出系统而规范的人体参数、状态辨识、状态调控的健康管理指标体系。

2）效果评价方法：采用流行病学、描述性研究等研究方法，解析辨证论治构成要素，建立定量与定性研究方法结合、能够体现中医特色疗效的健康管理评价模式。

（3）健康管理职能系统研究：如何将治未病和养生保健的理论、技术及特色产品，通过健康物联网、互联网技术，进行网络式管理，针对具体情况完成网络干预，搭建多级区域化、分布式和智能化的健康物联网和管理信息系统平台等。

第四节　基本卫生保健

一、 基本卫生保健的概念

基本卫生保健是指最基本的、人人都能得到的、体现社会平等权利的、人民群众和政府都能负担得起和全社会积极参与的卫生保健服务。

1. 从居民角度看，基本卫生保健是一种必不可少的、人人都能享有和充分参与的、费用能为国家和人民负担得起的卫生保健。

2. 从技术方法看，基本卫生保健是切实可行的、学术上可靠的、为社会和社区的个人、家庭所乐于接受的卫生保健。

3. 从卫生系统角度看，基本卫生保健为全体居民提供最基本的卫生保健服务，是最基层的卫生保健组织，是卫生系统的核心部分，是卫生保健最基础的工作。

4. 从政府部门角度看，基本卫生保健是各级政府的职责，是各级政府全心全意为人民服务、关心人民健康的重要体现，是各级政府组织有关部门和社会各界人士参与卫生保健的有效形式。

5. 从社会经济发展角度看，基本卫生保健是社会经济发展的重要组成部分，是精神文明建设的重要内容。

二、 基本卫生保健的原则与内容

1. 原则

（1）合理布局：卫生资源的合理配置是保障卫生保健服务公平性的关键，是人人能够均等享有基本卫生保健服务的保证。人们接受卫生服务的机会必须均等，不能忽视边远山区、少数民族地区或城郊居民。尤其应该更多地关注老年、失业、贫困等弱势人群。

（2）社区参与：社区主动参与有关本地区卫生保健的决策，政府各部门协调行动。

（3）预防为主：是基本卫生保健的显著特征。卫生保健的重点是预防和保健，是为促进健康服务，而不是单纯治疗疾病，医疗部门也应参与预防保健工作。

（4）适宜技术：是实施基本卫生保健的重要基础。卫生系统中使用的技术、方法和物资，应是能被接受的和适用的。

（5）综合利用：卫生服务仅仅是所有保健工作的一部分，它与营养、教育、饮水供应和住房等同属于人类生活中最基本的需要，这些要素对人民健康综合地起作用。

2. 内容

（1）四个方面

1）促进健康：包括健康教育、保护环境、合理营养、改善卫生设施、开展体育锻炼、促进心理卫生等，以促使人们养成并保持良好的行为生活方式、促进健康，提高生命质量。

2）预防保健：在研究社会人群健康和疾病的客观规律及它们和人群所处的内外环境、与人类社会活动的相互关系的基础上，采取积极有效的措施，预防各种疾病的发生、发展和流行。如开展特定传染病的预防接种、疾病筛查、慢性病管理等。

3）合理治疗：及早发现疾病，采取适宜有效的措施，及时提供医疗服务和有效药品，以避免疾病的发展与恶化，促使疾病早日好转、痊愈。

4）社区康复：对丧失了正常功能或功能上有缺陷的残疾者，通过医学的、教育的、职业的和社会的措施，加强生理、心理和社会的康复治疗，最大程度恢复其功能，适应社会生活。

（2）八项内容

1）对当前的主要卫生问题及其预防和控制疾病的方法开展健康教育。

2）改善食品供应和合理营养。

3）供应足够的安全卫生水和基本环境卫生设施。

4）开展妇幼卫生保健和计划生育。

5）主要传染病的预防接种。

6）预防和控制地方病。

7）常见病和外伤的妥善处理。

8）提供基本药物。

三、基本卫生保健的特点

1. 社会性　使所有人达到尽可能高的健康水平是世界范围内的一项重要的社会性目标。要实现这一目标，开展基本卫生保健是关键性措施。基本卫生保健具有广泛的社会性，是一项社会系统工程。

2. 群众性　基本卫生保健的对象是居民群体，即在一定区域内的全体居民。基本卫生保健关系到全世界每个居民、每个家庭、每个社区。因此，基本卫生保健具有广泛的群众性。群众不仅有享受卫生保健的权利，同时有参与和实施基本卫生保健的义务。

3. 艰巨性　我国的经济、文化、教育水平还比较落后，卫生事业的发展与社会经济发展不同步，基本卫生保健经费不足，所需要的适宜人才及适宜技术缺少，卫生事业还满足不了人民对医疗保健日益增长的需求。随着经济改革和对外开放的不断深入，已经和将要带来的若干新的卫生问题，急需研究解决。

4. 长期性　我国基本卫生保健面临着许多新情况、新挑战：①随着社会的发展和居民生活水平的不断提高，人们对卫生保健的要求愈来愈高。②我国人口的年龄结构将由"成年型"向"老年型"转化，呼唤更高标准的基本卫生服务。③由于经济的发展，人民生活方式改变所致慢性病、心脑血管病、恶性肿瘤以及意外伤害等疾病相对增加。

四、 基本卫生保健的意义

1. 充分享有健康权　基本卫生保健代表了全世界人民的利益，体现了社会的公正和应享有的健康权利。基本卫生保健对任何国家都很适用，尤其为发展中国家所急需；它改变了过去卫生工作的方向，把卫生保健转为面向社会、面向基层，为每个家庭和个人服务。

2. 促进社会经济发展　基本卫生保健保护了劳动生产力，促进了社会经济的发展，是使人人达到比较满意的健康水平的关键，它有助于人们为社会经济发展作出贡献。

3. 提高人人健康水平　只有通过基本卫生保健，才能真正做到人人享有社会所提供给他的预防疾病和促进健康的各项措施。基本卫生保健立足基层、进入家庭，重视健康教育，从预防保健入手，通过每个人和全社会的共同努力，达到人人健康的目标。

4. 提高精神文明水平　基本卫生保健能够改善居民生活及环境质量，提高居民爱护公共卫生的意识，激发群众的积极性和创造性。一个国家基本卫生保健的水平是社会精神文明的重要标志和具体体现，也是建设健康中国的重要途径。

第二章

临床医学基础知识

第一节   概述

一、 临床医学的学科分类和主要特征

1. 分类

（1）按治疗手段分：内科学、外科学、理疗学、放射治疗学等。

（2）按治疗对象分：妇产科学、儿科学、老年病学、围生医学等。

（3）按人体的系统或解剖部位分：口腔科学、眼科学、神经病学、呼吸内科等。

（4）按病种分：结核病学、肿瘤学、精神病学等。

（5）按诊断手段分：临床病理学、医学检验学、放射诊断学等。

临床医学的专科化发展，促进了诊断和治疗水平的提高，但也带来了一系列问题。这些问题导致了"全科医学"或"家庭医学"的诞生。1993 年，中华医学会全科医学分会成立，全科医学在我国正式成为一个临床医学专科。

2. 特征

（1）临床医学研究和服务的对象是人，其复杂性大大超过其他自然科学。

（2）临床工作具有探索性。

（3）临床医学启动医学研究。

（4）临床医学检验医学成果。

二、 临床医学的发展趋势

1. 微观深入与宏观扩展   随着一大批基于分子生物学分子医学学科群的形成，研究工作不断由细胞水平向亚细胞水平，甚至分子水平深入。环境医学等新学科相继出现。

2. 学科体系分化与综合   随着医学研究不断深入，医学学科也不断分化。

3. 医学与高科技的结合日趋密切   基础医学和高新科技的成果，不断创造出新的诊断和治疗方法。

三、 循证医学

1. 通常的定义   应用最多的有关信息（最佳的证据），通过谨慎、明确和明智的确认和评估，作出医学决策的实践活动。

2. 临床医学角度   可理解为一种医学观。循证医学的核心内容是医生对患者建议或实

施任何诊断（如拍 X 线片）、治疗（如开某种降压药）或预防保健（如每年做一次妇科检查）措施，都要尽可能基于可靠的证据，证明这种措施确实对患者有益，并且尽可能有较好的成本－效益比。目前公认最为可靠的证据是来自"随机对照试验"的证据。

第二节　现代医学主要诊断方法和技术

现代医学的诊断，主要是通过问诊采集病史、体格检查、必要的实验室检查和心电图等辅助检查等得出临床诊断，包括病因诊断、病理解剖诊断（病理形态诊断）和病理生理诊断（功能诊断）。

一、病史采集

采集病史是医生诊治患者的第一步。通过问诊，了解疾病的发生、发展、诊治经过，既往健康状况和曾患疾病的情况，对诊断具有极其重要的意义。

1. 问诊的主要内容

（1）患者一般情况。

（2）主诉。患者感受最主要的痛苦或最明显的症状，也就是本次就诊最主要的原因及其持续时间。

（3）现病史。发生、发展、演变和诊治经过。

（4）既往史。包括患者既往的健康状况和过去曾经患过的疾病（包括各种传染病）、外伤手术、预防注射、过敏史，特别是与目前所患疾病有密切关系的情况。

（5）个人史和家族史，女性还应包括月经史和生育史。

2. 症状　通常是指患者主观感受到不适或痛苦，或某些客观病态改变。症状的表现形式：①只有主观才能感觉到，如疼痛、眩晕等。②既有主观感觉，客观检查也能发现，如发热、黄疸、呼吸困难等。③主观无异常感觉，通过客观检查才发现，如黏膜出血、肝大、脾大等。④生命现象发生了质量变化（不足或超过），需通过客观评定才能确定，如肥胖、消瘦、多尿、少尿等。

二、体格检查

1. 基本方法

（1）视诊：医师用眼睛观察患者的全身或局部表现。视诊可用于发育、营养、意识状态、面容、步态等全身一般状态和许多体征的检查。局部视诊可了解患者身体各部分的改变。借助于耳镜、鼻镜、检眼镜及内镜等仪器可进行特殊部位的视诊。

（2）触诊：医师的手接触被检查部位，通过感觉来进行判断。触诊的适用范围很广，尤以腹部检查更为重要。可分为浅部触诊法和深部触诊法。

（3）叩诊：通过手指叩击身体表面某一部位，使之震动而产生音响，根据震动和声响的特点来判断被检查部位的脏器状态有无异常。可分为直接叩诊法和间接叩诊法。

（4）听诊：医师根据患者身体各部分活动时发出的声音，判断正常与否。目前主要采用间接听诊法，即用听诊器进行听诊。主要包括心、肺、腹的听诊，血管杂音、骨折面摩擦音等。

2. **检查种类**　全身状态检查、皮肤检查、全身浅表淋巴结检查、头颈部检查、胸部检查、腹部检查、脊柱与四肢检查、神经系统检查等。

三、 实验诊断

1. **临床实验检查的主要内容**

（1）血液学检验：包括红细胞、白细胞和血小板的数量、生成动力学、形态学和细胞化学等的检验；止血功能、血栓栓塞、抗凝和纤溶功能的检验；溶血的检验；血型鉴定和交叉配血试验等。一般监测包括血液细胞成分的常规检验（简称血液常规检验）、其他贫血有关检验和红细胞沉降率等。

（2）体液与排泄物检验

1）尿液一般检测：①一般性状检测：尿量、气味、外观、比重、酸碱度等。②化学检测：尿蛋白、尿糖、尿酮体、尿胆原、尿胆红素等。③尿沉渣（显微镜）检测：细胞、管型、结晶体等。

2）尿液检查的作用：①泌尿系统疾病的诊断和疗效的观察，如泌尿系统的炎症、肿瘤、结核、结石及肾移植后的排斥反应等，均可引起尿液成分的变化。②其他疾病的辅助诊断，如糖尿病、急性胰腺炎、多发性骨髓瘤、急性黄疸性肝炎等。③安全用药的监护，某些药物，如庆大霉素、卡那霉素、多黏菌素 B 及磺胺类药物等可引起肾脏损伤，故用药过程中须观察尿的变化，以确保用药的安全。

（3）生化学检验：包括糖、脂肪、蛋白质及其代谢产物和衍生物的检验；血液和体液中电解质和微量元素的检验；血气分析和酸碱平衡的检验；临床酶学检验；激素和内分泌功能的检验；药物和毒物浓度检测等。

1）肝功能试验：包括血清总蛋白和白蛋白/球蛋白比值测定、血清蛋白电泳、血清总胆红素测定等。

2）肾功能检测：肾小球滤过（如血清肌酐测定、血尿素氮测定）、肾小管重吸收、酸化等功能。

（4）粪便检验：是临床常用的化验检查项目之一，其主要目的是通过粪便的检查帮助了解消化道有无炎症、溃疡、出血、寄生虫感染及恶性肿瘤等。同时，根据粪便的性状和组成，可判断胃肠道和肝胆等器官的功能状况。

（5）浆膜腔积液检验：在正常情况下，浆膜腔内有少量液体，主要起润滑作用。浆膜腔积液的检查，主要目的是用于鉴别积液的性质，是渗出液还是漏出液，是良性积液还是恶性积液，对疾病的诊断和治疗有重要意义。

（6）免疫学检验：主要包括免疫功能检查、临床血清学检查，以及肿瘤标志物等临床免疫学检测检验。肿瘤标志物是指在肿瘤发生和增殖过程中，由肿瘤细胞合成、释放，或机体对肿瘤细胞反应而产生的一类物质。当机体发生肿瘤时，血液、细胞、组织或体液中的某些肿瘤标志物可能会升高。但是单独发现肿瘤标志物升高，不能作为肿瘤诊断的依据。

（7）病原学检验：包括感染性疾病的常见病原体检查、医院感染的常见病原体检查、性传播性疾病的病原体检查、细菌耐药性检查等。

（8）其他检验：临床遗传学检查、临床脱落细胞学检查等。

2. 实验诊断的临床应用和评价

（1）临床应用：正确选择实验室检查项目，如白血病依靠骨髓检查、内分泌腺体疾病依靠内分泌功能检查就可明确诊断；肝病或肾病进行肝、肾功能检查后，必须结合临床资料综合分析后才能明确诊断等。

（2）评价指标

1）诊断灵敏度：指某检验项目对某种疾病具有鉴别、确认的能力，计算方法为所有患者中获得真阳性结果的百分数。

2）诊断特异性：指某检验项目确认无某种疾病的能力，计算方法为所有非患者中获得真阴性结果的百分数。

3）诊断准确度：指某检验项目在实际使用中，所有检验结果中诊断准确结果的百分比。

（3）ROC 曲线：对定量性检验项目临床应用性能评价的方法，最常用的为"接受操作特性图（ROC）"，或称为"临床应用性能分析评价图"，常应用于两种以上诊断性检验的诊断价值比较。

3. 实验诊断参考值范围的确定　参考值是指对抽样的个体进行某项目检测所得的值；所有抽样组测得的平均值加减两个标准差即为参考范围。

四、 医学影像检查

（一）X 线成像

1. 检查方法

（1）按检查手段分类

1）普通检查：不引入造影剂的一般性透视或拍片检查。

2）造影检查：将造影剂引入体内的腔、隙、管、道内的检查。

（2）按成像方式分类

1）透视检查：①通过不同体位观察，可了解心脏大血管搏动、膈运动、胃肠蠕动等，但透视缺乏永久性图像记录，荧光屏亮度较差。②对组织器官的密度、厚度差较小或过大的部位如头颅、骨盆等，均不宜透视。

2）摄像检查：目前最常用，可将组织的厚度、密度改变永久性地记录在照片上，图像清晰，对比度好。

2. 数字 X 线成像和数字减影血管造影

（1）数字 X 线成像：是将普通 X 线摄影装置或透视装置同电子计算机相结合，使 X 线信息由模拟信息转换为数字信息，而得到数字图像的成像技术。

（2）数字减影血管造影：是通过电子计算机进行辅助成像的血管造影方法。图像显示更清晰和直观，一些精细的血管结构亦能显示。

（3）疾病 X 线图像表现：①大小改变，如心影增大。②位置改变，如关节脱位等。③形态改变，如各种系统的发育异常、炎症、肿瘤、外伤等可产生形态结构变化。④轮廓改变，如心脏病、心包病变、骨关节疾病的诊断依靠这些器官外形轮廓的变化。⑤密度改变。⑥功能改变。

（二）CT 检查

1. 检查特点

（1）优点：CT 检查的密度分辨率明显优于 X 线检查图像，能良好地显示人体内各部位的器官结构，可发现形态改变、检查组织的密度变化，扩大了影像学的检查范围。

（2）缺点：①CT 检查有射线，较难发现器官组织结构的功能变化，个别部位，如颅底部骨伪影可影响后颅凹脑组织检查。②不宜检查四肢小关节，难以显示空腔器官的黏膜变化。③强化扫描时有造影剂的不良反应。

2. 检查方法

（1）平扫：为不给予造影剂的单纯 CT 扫描，对腹部扫描有时给予口服造影剂如水、碘剂等，目前也属平扫范围。平扫时根据扫描部位和要求的不同，层厚 1～10mm，层间距 1～10mm 连续扫描，要求完成受检部位的全程扫描。

（2）CT 造影强化扫描：一般从肘静脉注射 60% 碘剂造影剂 100mL 左右进行病变区扫描。分为：①一般强化扫描：即注射造影剂后对病变区进行常规进床扫描。②病变动态强化扫描：对病变区连续动态扫描，以了解病变血供特点。

（3）CT 造影扫描：为 X 线造影检查后进行的 CT 扫描，如脑池碘剂或空气造影、脊髓造影后进行脑、脊髓的 CT 检查。

3. 特殊检查技术

（1）螺旋 CT：常规 CT 采用间断进床式垂直层面扫描获得单层数据，螺旋扫描采用连续进床式螺旋层面扫描获得容积数据，其可进行薄层面重建及多方位图像重建。

（2）CT 血管造影：由肘静脉注射造影剂时进行受检部位的螺旋 CT 扫描，获得容积数据后采用表面覆盖法或最大密度投影法进行血管重建，观察血管改变及病变与血管关系。

（3）CT 仿真内镜检查：采用病变部位螺旋扫描，获得容积数据送工作站进行图像内腔重建。

（4）定量 CT 检查：主要适用于骨矿含量测量。

（5）多层 CT 扫描：采用多排探测器组合，在一次扫描中完成多层数据采集，加快扫描速度，降低了 X 线管的负荷，缩短扫描时间。

(三)心电图检查

1. 心电图分析方法和步骤　①结合临床资料的重要性。②对心电图描记技术的要求。③分析心电图时必须熟悉心电图的正常变异。④分析心电图包括定性和定量分析。⑤梯形图。

2. 临床应用

（1）心电图主要反映心脏激动的电学活动，因此对各种心律失常和传导障碍的诊断分析具有肯定价值。特征性的心电图改变和演变是诊断心肌梗死可靠而实用的方法。对于瓣膜活动、心音变化、心肌功能状态等，心电图可作为一种信号的时间标记，又是做其他检查时所不可少的。

（2）心电图和心电监护已广泛应用于手术麻醉、用药观察、航天、登山运动的心电监测，以及各种危重病人的抢救。

(四)超声成像

超声是指振动频率在 20000 次/秒（Hz，赫兹）以上，超过人耳听觉阈值上限的声波。

1. 诊断种类

（1）超声示波诊断法：即 A 型超声诊断法，是将回声以波幅的形式显示。

（2）二维超声显像诊断法：即 B 型超声诊断法，此法是将回声信号以光点的形式显示出来，为灰度调制型。回声强则光点亮，回声弱则光点暗，称为灰阶成像，又称"二维法"。

（3）超声光点扫描法：又称 M 型超声诊断法。它是 B 型超声诊断法中的一种特殊显示方式，常用于探测心脏，通称 M 型超声心动图。

（4）多普勒超声诊法：即 D 型超声诊断法。应用多普勒效应原理，将接收到的多普勒信号显示为频谱图和可闻声信号，以测定心脏血管内血流方向和速度。可检查心脏疾病、周围血管疾病、实质器官及其病变的血流灌注、胎儿血液循环及围生期监护。

2. 图像特点　见表 2－1。

表 2－1　人体组织器官声学类型

分类	临床检查	二维超声结果
无回声型	尿、胆汁、血液、胸水等	液性暗区
低回声型	肝、脾、心肌	均匀、细小、中等强度的光点
强回声型	心内膜、心瓣膜、肾包膜等	较强的密集光点回声
含气型	肺、胃肠道等	强反射，界面后方组织结构不能显示

3. 主要用途

（1）检测实质性脏器的大小、形态及物理特性。

（2）检测某些囊性器官（如胆囊、胆道、膀胱和胃等）的形态、走向及功能状态。

（3）检测心脏、大血管和外周血管的结构、功能及血流动力学状态，包括对各种先天性心脏病、后天性心脏病、血管畸形及闭塞性血管病变的诊断。

（4）检测脏器内各种占位性病变的物理特性。鉴别占位病变的性质。

（5）检测积液（如胸腔积液、心包积液、胆囊积液、肾盂积液及脓肿等）的存在与否，以及对积液量的多少作出估计。

（6）产科检查。可确定妊娠，判断胎位、胎儿数量；确定胎龄，评价胎儿生长发育情况；发现胎儿畸形；评定胎儿生理功能。超声引导下还可对羊水、脐血、胎儿组织取样进行染色体等实验室检查，或对胎儿进行宫内治疗。

（7）引导作用。在超声引导下穿刺做针吸细胞学或组织活检，或进行引流及药物注入治疗。

（五）磁共振成像

1. 检查方法

（1）平扫：为不使用造影剂的一般扫描，在腹部检查时有时给患者口服一些顺磁性药物，如枸橼酸铁胺、钆制剂等充盈以分辨胃肠道，也属平扫范围。

（2）强化扫描：用于观察病变的血供及其与血管的关系。目前，用于临床的 MRI 造影剂主要为 Gd – DTPA，经肘静脉注射，重复受检部位的 T_1 加权扫描。该造影剂分布于血管外组织间隙，引起局部 MRI 信号增强，以发现病变的范围，决定病变性质。

（3）MRI 特殊成像技术：如 MR 血管成像（MRA）、MR 胰胆管成像（MRCP）、功能 MR 成像（FMR）等。

2. 图像特点

（1）优点：①无射线损害。②通过梯度场和射频场的更换可完成矢状、冠状、横切、斜切等多轴成像。③图像不受人体正常组织的干扰，不像 CT 有骨骼等干扰伪影。④MRI 强化扫描使用钆造影剂，无不良反应。

（2）缺点：①检查时间较长。②患者置于磁体内有恐惧感，现已改为宽入口短磁体，可避免或消除恐惧。③因成像线圈和成像野的限制，小关节、小部位的成像开展不普及。④机器昂贵，运行费用高，检查费用高。

（六）其他临床辅助检查

1. 核医学检查

（1）核医学是一门利用开放型放射性核素诊断和治疗疾病的学科。

（2）诊断方法是按放射性核素是否引入受检者体内分为体外检查法（又分为显像和非显像两种）和体内检查法。放射性核素显像是利用放射性核素实现脏器和病变显像的方法，这种显像有别于单纯形态结构的显像，是一种独特的功能显像，为核医学的重要特征之一。

（3）必备物质条件是放射性药物（如锝 – 99m、碘 – 131 等）、放射性试剂（如 γ 光子）和核医学仪器（如 γ 闪烁探测器等）。

2. 内镜检查

（1）定义：内镜是一种光学仪器，由体外经过人体自然腔道送入体内，对体内疾病进行检查。

（2）作用：借助内镜可直接观察到脏器内腔病变，确定其部位、范围，并可进行照相、活检及进行某些治疗。在诊断上，内镜应用最广者是消化道和支气管的检查。

（3）上消化道内镜检查：包括食管、胃、十二指肠的检查，是应用最早、进展最快的内镜检查，通常亦称胃镜检查。

（4）下消化道内镜检查：包括乙状结肠镜、结肠镜和小肠镜检查，以结肠镜应用较多，可达回盲部甚至末端回肠，了解部分小肠和全结肠病变。

（5）纤维支气管镜：是呼吸系统疾病诊疗的重要方法之一。纤支镜因管径细，可弯曲，易插入段支气管和亚段支气管。其还可在直视下进行活检或刷检，亦可进行支气管灌洗和支气管肺泡灌洗，行细胞学或液性成分检查，并可摄影或录像作为科研或教学资料，已成为支气管、肺和胸腔疾病诊断、治疗和抢救的一项重要手段。

第三节　现代医学主要治疗方法

我国管理部门对药品的定义：用于预防、治疗、诊断人的疾病，有目的地调节人的生理功能并规定有适应证或者功能主治、用法和用量的物质，包括中药材、中药饮片、中成药、化学原料药及其制剂、抗生素、生化药品、放射性药品、血清、疫苗、血液制品和诊断药品等。

药物治疗是最常用和最主要的治疗方法。给药途径可有口服、舌下含化、吸入、外敷、直肠给药、注射（皮内、皮下、肌肉、静脉、动脉注射）等。

一、药物治疗

（一）药物的不良反应

1. 药物不良反应类型

（1）副作用：主要是因为药物具有多种药理作用，除治疗作用之外的其他不利作用都可认为是副作用。副作用是一过性的，治疗作用消失，副作用也消退，但有时会造成较严重的后果。

（2）毒性作用：是指药物引起的人体生理、生化功能异常和病理的变化，与副作用的区别主要反映在程度上的轻重和形式上的不同。致癌、致畸胎和致突变反应属于慢性毒性范畴。

（3）后遗效应：指停药后血药浓度已降至有效浓度以下，仍遗留的生物效应。

（4）变态反应：药物作为半抗原或全抗原刺激机体而发生的非正常的免疫反应。常见于过敏体质患者。

（5）特异质反应：因先天性遗传异常，少数病人用药后出现与药物本身药理作用无关的有害反应。

（6）撤药反应：是指突然停药后原有疾病加剧，又称反跳反应，例如长期服用可乐定降血压，停药次日血压将明显回升。

2. 药物不良反应的预防原则

（1）在进行药物治疗时，不仅向患者介绍药品的疗效，还应详细地解释有关的药物不良反应和用药注意事项的信息，增强患者对药物不良反应的防范意识，提高用药的依从性。

（2）详细了解患者的病史、药物过敏史和用药史。

（3）对可能发生严重过敏反应的药物，可进行皮肤试验来筛查用药禁忌的患者。

（4）严格掌握药物的用法用量、适应证和禁忌证。

（5）联合用药时，要兼顾增加疗效和减少药物不良反应。

（6）用药过程中要严密观察患者，发现异常及时查明原因，及时调整剂量或更换治疗药物。

3. 药物不良反应的治疗原则

（1）若治疗允许，首先停用可疑药物甚至全部药物。可减量或者换用选择性更高的同类药物，必要时更换药物。

（2）对于较严重的药物不良反应需采取进一步措施：①利用洗胃、催吐、毒物吸附、导泻等方法，减少药物吸收。②加速排泄。③使用特异性的解救药物。④对症治疗。

（二）药物选择原则

1. 根据疾病的严重程度选药　一般病情较轻，选用作用较温和、起效不是很快、副作用轻微的口服药物；病情严重甚或危及生命，则选用作用强、起效快的静脉制剂。

2. 根据药物动力学和药效学的特点选药　药物的吸收、分布、代谢和排泄不同，其所产生的药理作用就会有所差异，在治疗疾病的过程中所表现的治疗作用就会不一样。

3. 根据个体差异选药　疾病的治疗过程中，药物的作用对多数人来说是有治疗作用的，但对个体来说又有所差异。

4. 根据药物的价格或效应选药　比较药物治疗的成本—效果。

（三）合理用药

1. 要求　①根据疾病诊断，有选择性地用药。②初步确定使用哪类药物后，制定合适的剂量、给药途径、疗程等。③个体化给药。④适当地联合用药。

2. 药源性疾病　见表2-2。

表2-2　药源性疾病

分类	特点
甲型	量效关系密切，是由于药物本身或其代谢物引起，是药物固有作用的增强和持续作用的结果。 多可预测，发生率较高、死亡率较低

续表

分类	特点
乙型	量效关系不密切，与药物剂量无线性关系，是与药物本身固有的作用无关的异常反应，与人体的特异体质有关。 难预测，发生率较低，死亡率较高，主要包括变态反应
长期应用致病型	如长期应用地西泮类镇静催眠药者，停药后可出现焦虑；突然停用抗高血压药可乐定，可出现血压升高
药后效应性药物	药物（性激素类、某些抗生素和免疫抑制剂）应用后导致的恶性肿瘤和生殖毒性的发生，如抗生育、致畸或通过母乳对婴儿引起的过敏反应

(四) 抗生素的合理用药

1. 细菌对抗生素的耐药机制

(1) 产生灭活酶使抗生素失活。

(2) 改变靶物质产生耐药性。

(3) 降低抗生素在菌体内的积聚。

2. 合理使用抗生素　①选择抗生素时，根据可能的致病菌选用敏感的抗生素，一般应用药物敏感试验来筛选抗生素。②病情危重时根据感染部位、可能感染的菌群选用抗菌谱较广的药物。

二、 手术治疗

1. 概念　手术是指用各种器械和仪器对机体组织或器官进行切除、修补、重建或移植等，以解除患者痛苦，达到治疗目的的方法；有时也作为检查、诊断的方法。

2. 外科手术分类

(1) 按专科分：骨科手术、泌尿外科手术、妇科手术、产科手术、脑外科手术、胸外科手术等。

(2) 按操作复杂程度分：大手术、中等手术、小手术。

(3) 按急缓程度分：急诊手术、限期手术、择期手术。

(4) 按远期的影响分：根治性手术、姑息性手术。

(5) 按无菌程度分：无菌手术、污染手术、感染手术。

3. 手术的不利影响

(1) 局部损伤：包括出血、组织破损、炎症及感染、瘢痕形成等。

(2) 对全身各系统的影响：如能量代谢增强、内分泌系统活跃、循环系统负担加重、腹部手术使消化系统功能受抑制、免疫系统受抑制等。

(3) 并发症：手术后出血、切口感染、切口裂开、肺不张及感染、尿潴留及感染等。

4. 微创外科手术

(1) 显微外科手术：是 20 世纪 60 年代发展起来的外科手术方式，即外科医生在手术显微镜下进行的各类手术。

（2）腔镜手术：是一种借助内镜进入人的体腔用肉眼直接观察进行手术或检查的方法，其最大优点是创伤小，患者恢复快。

三、介入治疗

1. 概念　指在医学影像或内镜的导向下，利用经皮穿刺和导管技术，通过药物、物理、化学等手段直接消除或减轻局部病变，从而达到治疗目的。

2. 优点　具有微创、可重复性强、定位准确等特点，对有些疾病，其疗效优于传统内、外科治疗。

3. 主要技术

（1）血管性介入技术：①经导管血管栓塞术。②经导管局部药物灌注术。③经皮血管内支架置放术。④经颈静脉肝内门腔分流术。⑤经皮血管内异物和血栓取出术。⑥心脏瓣膜成形术等。

（2）非血管性介入技术：①经皮针吸活检术。②经皮椎间盘切割术。③输卵管再通术。④腹水-静脉转流术。⑤脑积水腹腔或静脉转流术。⑥"T"形管置换术等。

（3）内镜下的介入技术：①经胃镜食管曲张静脉硬化剂治疗。②经胃镜食管癌支架术。③经鼻腔镜辅助颅底肿瘤切除术。④经皮肾镜下碎石术。⑤经显微内镜腰椎间盘脱出治疗术等。

四、放射治疗

1. 概念　是利用放射线，如放射性同位素产生的 α、β、γ 射线和各类 X 线治疗机或加速器产生的 X 线、电子束、质子束及其他粒子束等治疗疾病。

2. 生物效应

（1）直接损伤：作用于细胞核内的脱氧核糖核酸（DNA），破坏核苷酸间的氢键，甚至切断一条多核苷酸链，导致细胞损伤。

（2）间接损伤：射线使体液中的水分子电离或激活，产生各种自由基，这些自由基在含氧情况下容易形成过氧化氢。如果细胞利用这些物质组成蛋白质则容易使细胞"氧中毒"，导致细胞在分裂时死亡。

3. 射线致细胞死亡的形式

（1）细胞被大剂量射线照射时，发生分裂间期死亡，即在细胞进行下一次分裂前死亡，临床上不易遇到。

（2）细胞受到较小剂量射线照射后，根据照射剂量的大小，细胞经历一次或几次分裂，最后在分裂时死亡。这是在放射治疗时常见的细胞增殖死亡。

4. 全身反应

（1）血液系统：白细胞、血小板降低。

（2）胃肠系统：食欲缺乏、厌食、恶心、呕吐等。

（3）神经系统：乏力、嗜睡或失眠等。

五、 物理疗法

1. **概述**　物理疗法简称理疗，它是应用自然界和人工的各种物理因子作用到机体，以治疗和预防疾病的一种方法。现代理疗主要应用光、电、磁、声、机械及放射能等的方法治疗或预防疾病。

2. 水疗法

（1）概念：应用水的温度、静压、浮力和所含不同成分，以不同方式作用于人体，治疗疾病的方法称为水疗法。

（2）治疗作用

1）温度作用：温水浴与热水浴可使血管扩张充血，促进血液循环和新陈代谢，使神经兴奋性降低，肌张力下降，疼痛减轻。热水浴有较明显的发汗作用。不感温浴有镇静作用。冷水浴与凉水浴可使血管收缩，神经兴奋性升高，肌张力提高。

2）机械作用：水的静压可增强呼吸运动和气体代谢，可压迫体表静脉和淋巴管，促使血液和淋巴液回流。水的浮力可使浸入水中的身体或肢体重量减轻，更便于活动和功能训练。水流对皮肤有温和的按摩作用。水射流对人体有较强的机械冲击作用，引起血管扩张，神经兴奋性增高。

3）化学作用：水中加入某种药物、化学成分或气体，使之具有明显的化学刺激作用，致机体产生相应的反应。

（3）治疗技术：包括淡水浴疗法、药物浴疗法（盐水浴、松脂浴、苏打浴、中药浴）、全身气泡浴、漩涡浴、水中运动等。

（4）注意事项

1）水疗室应光线充足、通风良好、地面防滑、室温 22℃ ~ 23℃，相对湿度在 75% 以下，水温应有保障。

2）水源清洁，无污染。浴器尤其是烧伤患者所用的浴器及浴巾等用品使用后应及时消毒，定时进行细菌学检查。

3）水疗禁用于传染病、心肺肝肾功能不全、严重动脉硬化、恶性肿瘤、妊娠、活动性出血、发热、皮肤破溃、炎症感染者。

4）患者饥饿或饱餐后 1h 内不得进行水疗，水疗前排空小便，妇女月经期暂停水疗。

5）体弱、行动不便、年老、年幼患者进行水疗时需注意保护，防止跌倒或淹溺。

6）全身水疗后应立即穿衣，休息 20 ~ 30min，适量饮水，必要时测心率、血压，无不良反应时方能离去。

3. 冷疗法

（1）利用低温治疗疾病的方法称为低温疗法。利用低于体温与周围空气温度，但在 0℃ 以上的低温治疗疾病的方法称为冷疗法。

（2）治疗作用

1）冷使组织温度下降、小血管收缩、血管通透性降低，可以止血、减少渗出、减轻水肿，但长时间冷作用可引起继发性血管扩张反应。

2）冷可降低感觉神经末梢的兴奋性和神经传导速度，可以减轻感觉的敏感性，冷的冲动向中枢传导可掩盖或阻断疼痛冲动，因而达到减轻疼痛的目的。

3）冷可降低运动神经的传导速度，使肌肉兴奋性下降，肌肉的张力与收缩力下降，从而使肌肉痉挛缓解。

4）冷可使组织代谢降低，体温降低。

（3）治疗技术：包括冰水冷敷、冰水浸浴、冰袋冷敷、冷气雾喷射等。

（4）临床应用

1）适应证：高热、中暑、软组织急性扭伤、肌肉痉挛、关节炎急性期、感染性炎症早期、鼻出血、上消化道出血等。

2）禁忌证：动脉硬化、动脉栓塞、雷诺病、红斑狼疮、原发性高血压、心肺肾功能不全、对寒冷过敏、感觉障碍、老人、婴幼儿、恶病质者等。

4. 电疗

（1）治疗技术：包括直流电疗法、直流电离子导入疗法、低频电脉冲疗法、中频正弦电流疗法及高频电疗法等。

（2）临床应用

1）直流电疗法：可用于周围神经炎、神经痛、偏头痛、关节炎、淋巴管炎、慢性前列腺炎、术后粘连、肌炎、过敏性鼻炎等。

2）低频脉冲电流：治疗作用包括对神经系统的刺激作用、止痛作用、改善血液循环和代谢，可用于皮神经炎、急性腰扭伤后腰肌痉挛等。

5. 光疗法

（1）概念：光疗法是利用阳光或人工产生的各种光辐射能作用于人体，以达到治疗和预防疾病的一种物理疗法。一般分为红外线、可见光、紫外线、激光等。

（2）红外线治疗

1）作用：①改善局部血液循环。②促进局部渗出物的吸收消肿。③降低肌张力，增加胶原组织的延展性。④镇痛作用。⑤促进新陈代谢。⑥消炎等作用。

2）应用：可用于镇痛，改善局部血液循环，缓解肌肉痉挛及消炎等。

（3）紫外线治疗

1）作用：有抗炎、镇痛、脱敏、促进皮下瘀血吸收等作用。

2）应用：可用于各种类型的炎症，如疖、痈、神经炎、风湿性关节炎、肌炎等，以及白癜风、银屑病等皮肤病治疗。

（4）激光治疗：如氦－氖激光、二氧化碳激光被用于多种慢性炎症的治疗。

6. 超声波疗法　利用 $500 \sim 1000 \mathrm{kHz}$ 的超声波以各种方式进行人体疾病治疗的方法称为

超声波疗法。包括一般超声波治疗、超声雾化治疗、超声药物透入治疗等。

7. 牵引疗法

（1）概念：牵引疗法是应用力学中作用外力（手法、器械或电动牵引装置）对身体某一部位或关节施加牵拉力，使其发生一定的分离，周围软组织得到适当的牵伸，从而达到治疗目的的一种方法。

（2）牵引种类

1）根据作用的部位分：脊柱牵引和四肢关节牵引。

2）根据牵引的动力分：手法牵引、机械牵引、电动牵引。

3）根据牵引持续的时间分：间歇牵引和持续牵引。

4）根据牵引的体位分：坐位牵引、卧位牵引和直立位牵引。

（3）脊柱牵引的治疗作用

1）解除肌肉痉挛，缓解疼痛。卧位颈椎牵引时，颈部肌肉的肌电活动减少，肌肉的紧张性降低。

2）改善局部血液循环，有利于损伤的软组织修复、促进水肿的吸收和炎症的消退。

3）松解软组织粘连，牵伸挛缩的关节囊和韧带，矫治脊柱后关节的微细异常改变，使脊柱后关节嵌顿的滑膜复位或有助于关节突关节轻微错位的复位，改善或恢复脊柱的正常生理弯曲。

4）增大椎间隙和椎间孔，改变突出物（如椎间盘）或骨赘（骨质增生）与周围组织的相互关系，减轻神经根受压，改善临床症状。

8. 高压氧疗法

适应证有放射性坏死、减压病、急性一氧化碳中毒、急性气栓症、气性坏疽、顽固性骨髓炎、需氧菌和厌氧菌引起的软组织混合感染、急性缺血性挤压伤、放线菌病、烧伤、急性失血性贫血等。

第四节　临床医学在健康管理中的应用

一、 健康管理与临床医学的相互关系

1. 临床医学是健康管理的学科基础　健康管理的学科基础涉及医学、管理学与生物信息学等领域，是相关学科专业基础知识在健康管理理论研究和实践中的应用概括，临床医学作为现代医学创新体系的重要组成部分，为健康管理奠定了坚实的学科基础。

2. 健康管理是临床医学的学科延伸　临床医学是以病人为中心，以疾病检查、诊断、治疗和康复为服务内容，以药品、诊疗设备和康复器械为服务手段，重点关注疾病的诊断和治疗；而健康管理则是以健康为中心，以健康检测、健康评估、健康干预和健康跟踪为服务内容，以健康信息系统、生物医学技术、健康评估模型、健康干预技术、健康监测与移动可穿戴技术为服务手段，更关注和重视临床前期和临床后期的健康问题。

3. **健康管理与临床医学的融合并存**   健康管理依靠临床医学的人才和技术开展工作，临床医学需要健康管理来弥补自身服务方面的缺陷和不足。随着健康管理与临床医学的不断融合发展，以健康管理为核心的健康管理学与临床医学并存，构成了现代医学创新体系的重要组成部分。

4. **健康管理与临床医学的主要区别**   健康管理与临床医学的相互关系，决定了两者在服务目的、服务内容、服务模式、服务技术和服务手段等方面有本质的区别，见表2 – 3。

表2 – 3   健康管理与临床医学的主要区别

区别点	健康管理	临床医学
服务中心和重点	以人的健康为中心，以健康风险因素检测预防或"零级预防"为重点	以病人为中心，以研究疾病的病因、诊断、治疗和预后为重点
服务目的	将预防的关口前移，以维护和促进个体或群体身心健康	以提高治疗水平、缓解病人痛苦、促进疾病治愈或病情稳定
服务对象	健康人群、亚健康人群、慢性病风险人群和慢性病早期康复人群	患疾病的人群
服务模式	全面检测、风险评估、有效干预和连续跟踪	经病史采集、体格检查和辅助检查确定诊断后，采用药物、手术、介入、放射和物理疗法等技术和手段实施治疗

二、 临床医学在健康管理中的应用

1. **临床医学诊断方法、 非药物疗法在健康管理中的应用**

（1）临床医学用于诊断的问诊、体格检查、实验室检查和辅助检查为健康管理信息采集提供了基本方法。

（2）临床医学非药物疗法主要是针对某些疾病所提出的辅助治疗方法，如针灸、推拿、康复理疗以及营养治疗、运动疗法和心理干预等，这些方法为健康管理方案的制定和实施提供了更多选择。

2. **临床医学指南或共识的应用**   临床医学疾病诊疗指南或共识为健康管理实施方法与路径提供了循证医学支持。

3. **临床医学思维方法在健康管理中的应用**   临床思维是临床医生根据患者病情，理论联系实际进行分析、综合、类比、判断和鉴别诊断，并最终作出正确决策的处理问题方法，对健康管理从业人员也有一定的启示和借鉴作用。

第三章

预防医学基础知识

第一节　预防医学的概述

一、概念

1. **概念**　预防医学是医学的一门应用学科，它以个体和确定的群体为对象，目的是保护、促进和维护健康，预防疾病、失能和早逝。它以"健康生态学模型"作为其工作模式，强调环境与人群的相互依赖、相互作用和协调发展，并以健康为目的。

2. **内容**　预防医学的内容包括医学统计学、流行病学、环境医学、社会医学、行为科学与健康促进、卫生管理学（包括卫生系统功能、卫生决策和资源配置、筹集资金和健康措施评价等），以及在临床医学中运用三级预防措施。

3. **特点**

（1）预防医学的工作对象包括个体及确定的群体，主要着眼于健康和无症状患者。

（2）研究方法上注重微观和宏观相结合，重点研究影响健康的因素与人群健康的关系、预防的有效手段和效益。

（3）采取的对策既有针对个体预防疾病的干预，更重视保障和促进人群健康的社会性措施。

二、学科体系

预防医学体系从大门类可分为流行病学、医学统计学、环境卫生科学、社会与行为科学以及卫生管理学。

1. **环境卫生科学**　主要包括环境卫生、职业卫生、食品卫生、卫生毒理学、卫生微生物学、卫生化学。

2. **社会与行为科学**　包括社会医学、健康教育、健康促进。

3. **卫生管理学**　包括卫生法、卫生政策、卫生经济、医院管理。

三、健康影响因素

（一）环境因素

1. 社会经济环境　社会经济环境对健康的影响，见表3-1。

表3-1   社会经济环境对健康的影响

因素	影响
社会制度与政策	通过不同的分配和福利制度、经济的发展模式、对卫生资源配置的影响以及影响人们的行为健康和选择等途径来影响人们的健康
个人收入和社会地位	是重要的影响因素。健康状态每一步的改进都与经济收入和社会地位（的提高）有关。合理繁荣和社会福利公平的社会里，人们会享受到更高的健康水平
文化背景和社会支持网络	①文化背景：包括信仰、价值观、行为规范、历史传统、风俗习惯、生活方式、地方语言和特定表象等，潜移默化地影响着人们的健康。②社会支持网络：良好的健康与家庭、朋友和社会的支持密切相关
教育	文化程度增加了就业和收入的机会，并提高了人们控制生活条件和自我保健的能力
就业和工作条件	拥有控制工作条件和较少担心失去工作导致紧张的人们，会有更健康的身体，失业与不良的健康有关

2. 物质环境

物质环境因素按对健康的影响可以分为：

（1）按有害物的性质分

1）生物因素：外界环境中的各种生物因子，包括寄生虫、支原体、真菌、细菌、病毒等。

2）化学因素：生活和职业环境中的各种有机和无机化学物质，如农药、苯、铅、汞、二氧化硅粉尘、二氧化硫等。

3）物理因素：气温、气湿、气流、气压等气象条件，噪声和振动，电磁辐射和电离辐射等。

4）建筑环境：如住房、工作场所的安全，社区和道路的设计、绿化等。

（2）按物质的来源分：①自然环境中的各类物质。②工业生产的有害物质。③在农业耕种等条件下产生的各种有害因素。

1）生活环境产生的有害物质：①生活炉灶使用产生的有害物质有二氧化碳、一氧化碳、二氧化硫、二氧化氮、醛类、多环芳烃和灰分。烹调油烟也是室内污染的重要来源之一，它是一组混合性污染物。②用工业废渣或矿渣烧制成的砖瓦等建筑材料可能释放出有害的放射性物质，其中甲醛是室内主要的化学性污染物之一。③吸烟更是室内重要有害物质的来源。卷烟点燃时会产生极高温度（900℃），产生的烟草烟雾中含有4000多种化学物质，如一氧化碳、一氧化二氮、甲醛、乙醇、甲烷、甲苯、氢氰酸、铅、铝、锌、镁等，其中多种物质具有致癌性。④生活污水（如使用洗衣粉、人畜粪便）的排放等是水中有害物质的主要来源。

2）职业环境产生的有害物质：煤矿开采等产生的粉尘，蓄电池厂产生铅烟、铅尘，炼铝厂排放出氟化氢，温度计厂排放出汞蒸汽等；工业生产中燃料如煤炭和石油的燃烧是最重要的大气污染来源。工业生产排放的废水、固体废弃物等污染水和土壤。

3）交通运输产生的有害物质：汽油、柴油等液体燃料燃烧后能产生大量氮氧化物、一氧化碳、多环芳烃、醛类等有害物质。

（3）按接触的地点分：家庭、学校、工作场所和生活社区。

（二）行为与生活方式因素

1. 健康相关行为　是指人类个体和群体与健康和疾病有关的行为，按照行为对行为者自身和他人健康状况的影响，可分为促进健康行为和危害健康行为。

（1）促进健康行为：指个人或群体表现出的、客观上有利于自身和他人健康的行为。

（2）危害健康行为：指偏离个人、他人和社会健康期望、不利于健康的行为。

2. 危害健康行为和生活方式　不合理饮食、吸烟、过量饮酒、缺乏身体活动、不安全性行为、吸毒、药物依赖、驾车与乘飞机不系安全带等。绝大多数慢性病都与吸烟、过量饮酒、缺乏身体活动和不合理饮食（过多摄入饱和脂肪、精致糖、食盐及水果蔬菜摄入不足）密切相关。

（三）生物遗传因素

1. 遗传因素包括遗传、免疫、生长发育、衰老等。绝大多数疾病是基因与环境和生活方式共同作用的结果。

2. 遗传因素也是造成机体对某些环境污染物易感的重要因素。肝肾功能不良的患者，由于其解毒、排泄功能受影响，暴露于环境污染物下易发生中毒。

（四）卫生服务

卫生服务，尤其是维持和促进健康、预防疾病和损伤、治疗和康复等服务健全的卫生机构，完备和质量保证的服务网络，一定的经济投入，公平合理的卫生资源配置，以及保证服务的可及性，对人群健康有着重要的促进作用。

四、 健康生态模型

作为一种思维方式，健康生态模型是总结和指导预防医学和公共卫生实践的重要理论模型。模型结构分层如下：

第一层：核心层，是先天的个体特质，如年龄、性别、种族和其他的生物学因素以及一些疾病的易感因素。

第二层：核心层之外是个体的行为特点。

第三层：是个人、家庭和社区的人际网络。

第四层：是生活和工作的条件，包括心理因素、社会经济地位、自然和人造环境、公共卫生服务、医疗保健服务等。

第五层：最外一层（即宏观层面）是全球水平、国家水平乃至当地的社会（包括引起对种族、性别和其他差别的歧视和偏见的有关经济公平性、城市化、人口流动、文化价值观、观念和政策等）、经济、文化、卫生和环境条件，以及有关的政策等。

五、 三级预防策略

1. 第一级预防（病因预防）　包括针对健康个体的措施和针对整个公众的社会措施。

（1）**针对健康个体**的措施：①个人的健康教育，注意合理营养和体格锻炼，培养良好的行为与生活方式。②有组织地进行预防接种，提高人群免疫水平，预防疾病。③作好婚前检查和禁止近亲结婚，预防遗传性疾病。④作好妊娠和儿童期的卫生保健。⑤某些疾病的高危个体服用药物来预防疾病的发生，即化学预防。

（2）**针对公众健康**的措施：①制定和执行各种与健康有关的法律及规章制度，有益于健康的公共政策，利用各种媒体开展的公共健康教育，防止致病因素危害公众的健康，提高公众健康意识和自控能力。②提供清洁安全的饮用水和食品，针对大气、水源、土壤的环境保护措施，公众体育场所的修建，公共场所禁止吸烟等。

2. **第二级预防**

（1）在疾病的临床前期作好早期发现、早期诊断、早期治疗的"三早"预防工作，以控制疾病的发展和恶化。

（2）早期发现疾病可通过普查、筛检、定期健康检查、高危人群重点项目检查及设立专科门诊等。达到"三早"的根本办法是宣传，提高医务人员诊断水平和建立社会性高灵敏而可靠的疾病监测系统。对于某些有可能逆转、停止或延缓发展的疾病，则早期检测和预防性体格检查更为重要。对于传染病，除了"三早"，尚需做到疫情早报告及病人早隔离，即"五早"。

3. **第三级预防**   对已患某些疾病的人，采取及时的、有效的治疗措施，防止病情恶化，预防并发症和伤残；对已丧失劳动力或残疾者，主要促使功能恢复、心理康复，进行家庭护理指导，使患者尽量恢复生活和劳动能力，能参加社会活动并延长寿命。

4. **预防策略**   不同类型疾病，有不同的三级预防策略。任何疾病或多数疾病，都应强调第一级预防。

（1）如大骨节病、克山病等，病因尚未肯定，但综合性的第一级预防还是有效的，又如肿瘤更需要第一和第二级预防。

（2）有些疾病，病因明确而且是人为的，如职业因素所致疾病、医源性疾病，采取第一级预防较易见效。

（3）有些疾病的病因是多因素的，如按其特点，通过筛检、及早诊断和治疗，则预后较好，如心脑血管疾病、代谢性疾病，除针对其危险因素，致力于第一级预防外，还应兼顾第二和第三级预防。

（4）对那些病因和危险因素都不明确，又难以觉察预料的疾病，只有施行第三级预防这一途径。

（5）对许多传染病来讲，针对个体的预防同时也是针对公众的群体预防。如个体的免疫接种达到一定的人群比例后，就可以保护整个人群。传染病的早发现、早隔离和早治疗，阻止其向人群的传播，也是群体预防的措施。

（6）有些危险因素的控制既可能是第一级预防，也是第二、三级预防。如高血压的控制，就高血压本身来讲，是第三级预防，但对脑卒中和冠心病来讲，是第一级预防。

第二节　临床预防服务

一、临床预防服务概念及内容

1. **概念**　指在临床场所对健康者和无症状"患者"的健康危险因素进行评估，实施个性化的预防干预措施来促进健康和预防疾病。"患者"指因某一较轻的疾患来看病，但存在将来有可能发生严重疾病危险因素的那些就医患者。

2. **内容**　临床预防服务是健康管理的一部分，其服务内容主要有健康咨询、筛检、化学预防和预防接种。

（1）健康咨询：是通过收集求医者的健康危险因素，与求医者共同制定改变不良健康行为的计划，随访求医者执行计划的情况等一系列的有组织、有计划的教育活动，促使他们自觉地采纳有益于健康的行为和生活方式，消除或减轻影响健康的危险因素，预防疾病、促进健康、提高生活质量。它是临床预防服务中最重要的内容。

（2）健康筛检：运用快速、简便的体格检查或实验室检查等手段，在健康人中发现未被识别的患者或有健康缺陷的人，以便及早进行干预，属于第二级预防。可有效地发现早期疾病的筛检方法如下：

1）定期测量血压：社区医生对辖区内 35 岁及以上常住居民，每年免费测量一次血压（非同日 3 次测量）。对第一次发现收缩压≥140mmHg 和（或）舒张压≥90mmHg 的居民在去除可能引起血压升高的因素后预约其复查，非同日 3 次测量血压均高于正常，可初步诊断为高血压。建议转到有条件的上级医院确诊并取得治疗方案，2 周内随访转诊结果，对已确诊的原发性高血压患者纳入健康管理。对可疑继发性高血压患者，及时转诊。

2）称量体重：建议成年人每 2 年至少测量 1 次身高、体重和腰围。

3）血脂的测定：建议 20 ~ 40 岁成年人至少每 5 年测量 1 次血脂；建议 40 岁以上男性和绝经期后女性每年检测血脂；动脉粥样硬化性心血管疾病患者及其高危人群，应每 3 ~ 6 个月测定 1 次血脂。

4）视敏度筛检：建议对 3 ~ 4 岁幼儿进行 1 次弱视和斜视检查，对 65 岁以上老年人进行青光眼筛检。

5）听力测试：定期询问和监测老年人听力以发现听力损害，具体筛检间隔由临床预防专业人员决定。

6）子宫颈癌筛查：①建议有 3 年左右性生活（不晚于 21 岁）至 70 岁且保留宫颈的妇女，应每年进行 1 次巴氏涂片筛检，或每 2 年 1 次液基细胞学筛检；30 岁及以上，连续 3 年以上正常（或阴性）的宫颈细胞学检查，且没有任何异常（或阳性）细胞学发现的妇女，可以 2 ~ 3 年筛检 1 次（除非有宫内己烯雌酚暴露史，HIV 阳性或免疫受损）。②联合应用高危型 HPV DNA 检测者，可每 3 年行 1 次巴氏涂片和液基细胞学筛检。③60 ~ 70 岁妇女，宫颈细胞学检查连续 3 次以上正常（或阴性）且没有异常（或阳性）细胞学发现的，细胞学和 HPV DNA 联合检测的频率，不应多于每 3 年 1 次。

7）乳腺癌筛检：①建议 40～45 岁女性每年进行 1 次乳腺 X 线检查，对致密型乳腺（腺体为 c 型或 d 型）推荐与 B 超检查联合。②46～69 岁女性每 1～2 年进行 1 次乳腺 X 线检查，对致密型乳腺推荐与 B 超检查联合。③70 岁或以上女性每 2 年进行 1 次乳腺 X 线检查。④对乳腺癌高危人群（直系亲属中有绝经前患乳腺癌史，既往有乳腺导管或小叶不典型增生或小叶原位癌的患者，既往行胸部放疗者），建议在 40 岁前应接受一般人群乳腺 X 线检查之外，还可以应用 MRI 等影像学手段筛检，推荐每年 1 次。

8）结肠、直肠癌筛检：①建议所有人群从 50 岁开始进行一次粪便潜血或 DNA 的检查，如检查结果为阴性，建议每年 1 次粪便潜血或 DNA 检查；如检查结果为阳性，根据受检者的身体状况建议行肠镜、钡灌肠或 CT 结肠成像检查，如检查结果为阴性，建议每 5 年 1 次肠镜、CT 结肠成像或钡灌肠检查。②有结直肠癌家族史的人群（只有 1 个一级亲属 <60 岁诊断为结直肠癌或进展性腺瘤或者 2 个一级亲属患结直肠癌或进展性腺瘤），推荐从 40 岁开始或比家族中最早确诊结直肠癌的年龄提前 10 年开始，每 5 年进行 1 次结肠镜检查。

9）口腔科检查：建议定期（每年 1 次）到口腔科医生那里进行检查，清除牙齿表面浮渣，以减少牙病的发生。

（3）化学预防

1）概念：指对无症状的人使用药物、营养素（包括矿物质）、生物制剂或其他天然物质作为第一级预防措施，提高人群抵抗疾病的能力以预防某些疾病。

2）常用方法：对育龄或怀孕的妇女和幼儿补充含铁物质来降低罹患缺铁性贫血的危险；补充氟化物降低龋齿患病率；孕期妇女补充叶酸降低神经管缺陷婴儿出生的危险；对特定人群采用阿司匹林预防心脏病、脑卒中，以及某些肿瘤等。

（4）预防性治疗：指通过应用一些治疗的手段，预防某一疾病从一个阶段进展到更为严重阶段，或预防从某一较轻疾病发展为另一较为严重疾病的方法。前者如早期糖尿病的血糖控制（包括饮食和身体活动等行为的干预以及药物治疗）预防将来可能出现更为严重的并发症；后者如手术切除肠息肉，预防发展为大肠癌等。

二、 个体健康危险因素评价与健康维护计划

1. 健康危险因素评价   在临床工作中从采集病史、体格检查和实验室检查等过程中收集有关个体的危险因素信息，为下一步对危险因素的个体化干预提供依据。

2. 健康维护计划

（1）概念：是指在明确个人健康危险因素分布的基础上，有针对性地制定将来一段时间内个体化的维护健康方案，并以此来实施个性化的健康指导。

（2）个体化健康维护计划的制定原则

1）健康为导向的原则：临床预防服务的核心思想是以健康为中心。因此，制定个性化

的健康维护计划要充分调动个体的主观能动性，这对健康维护计划的顺利实施意义重大。

2）**个性化的原则**：个体的健康状况和健康危险因素都不一样，不同个体的生活方式、经济水平、可支配时间以及兴趣爱好等都可能是不一样的。因此健康维护计划应根据个人的实际情况而定，不能千篇一律。

3）**综合性利用的原则**：健康维护计划是一套围绕"健康"制定的个性化的健康促进方案，是全方位和多层次的。从健康定义看，包括生理、心理和社会适应能力三个层面的内容；从管理项目上看，包括综合体检方案、系统保健方案、健康教育处方、运动及饮食指导等内容，因此制定个性化的健康维护计划应从多个角度出发，运用综合性措施对健康进行全面管理。

4）**动态性原则**：人的健康状况是不断变化的，生命的每个阶段所面对的健康危险因素也是不一样的，某些意外事件（如车祸、自然灾害等）也可能会突然降临，因此健康维护计划也应该是动态的，要坚持经常对服务对象进行随访，并根据服务对象健康危险因素和健康状态的变化进行相应的调整，只有这样才能对个人健康进行有效的维护和管理。

5）**个人积极参与的原则**：个性化健康维护计划改变了以往被动型的健康保健模式，增加了个人健康促进活动的主动性和参与性。无论是健康信息的收集、个性化健康维护计划的制定还是计划的最终实施都需要服务对象的积极参与和配合。

第三节　社区公共卫生服务

一、 社区的概念

1. **含义**　是指若干社会群体（家庭、氏族）或社会组织（机关、团体）聚集在某一地域里所形成的一个生活上相互关联的大集体。

2. **社区的作用**

（1）从卫生服务来讲，以社区为范围，则便于医患交往，便于家庭、亲属对患者的照顾。

（2）对卫生资源消费来说，加强社区卫生也有利于节约和减轻患者的负担。

（3）通过社区服务网络，能有组织地动员群众参与，依靠社区群众自身的力量，改善社区的卫生环境，加强有利于群体健康发展的措施，达到提高社会健康水平的目的。

（4）在社区内还可依靠群众的互助共济解决个人无力承担的疾病问题，这也是健全社会健康保障体系的有效手段。

二、 社区公共卫生及其实施原则

1. **概念**　社区公共卫生是人群健康的策略和原则在社区水平上的具体应用，即根据社区全体居民的健康和疾病的问题，开展有针对性的健康保护、健康促进以及疾病预防项目，促进社区人群健康水平和提高生活质量，实现人群健康的均等化。

2. 原则

（1）以健康为中心：关注全体人群的健康为人群健康策略的第一要素。健康是卫生部门的责任，也是全社会的共同责任，所有部门都要把自己的工作和社区居民的健康联系起来，树立"健康为人人，人人为健康"的正确观念，努力维护和增进健康，促进社会的发展。

（2）以人群为对象：强调社区预防服务应以维护社区内的整个人群的健康为准则。

（3）以需求为导向：需求是需要转化而来的，社区预防服务以需求为导向强调了服务的针对性和可及性。针对性是因为每个社区都有其自己的文化背景和环境条件，社区预防服务应针对社区本身的实际情况和客观需要，确定居民所关心的健康问题是什么，哪些是他们迫切想解决的问题，然后确定应优先解决的健康问题，寻求解决问题的方法，并根据居民的经济水平以及社区自己所拥有的资源，发展和应用适宜的技术为居民提供经济有效的卫生服务。另外，通过社区诊断，制定适合于自己社区特点的社区卫生项目，在执行项目过程中加强监测和评价，这样就符合社区本身的需求。坚持以需求为导向的原则，就要一切从实际出发。

（4）多部门合作：解决社区的任何一个健康问题都需要打破部门的界限，社区内民政、教育、环卫、体育、文化、公安等部门要增进了解，明确职责，齐心协力，优势互补，共同促进社区卫生和人群健康工作。卫生部门在社区卫生的责任体系中，承担组织和管理功能，对社区卫生服务中心和各站点的设置标准、技术规范、人员配备等进行业务指导和监督。

（5）人人参与：动员全社区的参与是社区预防服务的关键环节。人人参与不仅是要老百姓开展与自己健康有关的事情，还应让他们参与到确定社区的健康问题、制定社区预防服务计划和评价等决策活动中来。

三、 国家基本公共卫生服务

1. **概念**　国家基本公共卫生服务是政府根据特定时期危害国家和公民的主要健康问题的优先次序以及当时国家可供给能力（筹资和服务能力）综合选择确定，并组织提供的非营利的卫生服务。

2. **服务内容**

（1）居民健康档案管理：以0~6岁儿童、孕产妇、老年人、慢性病患者、严重精神障碍患者和肺结核患者等人群为重点。

（2）健康教育：对青少年、妇女、老年人、残疾人、0~6岁儿童家长等人群进行健康教育。开展合理膳食、控制体重、适当运动、心理平衡、改善睡眠、限盐、控烟、限酒、合理用药、戒毒等健康生活方式和可干预危险因素的健康教育等。

（3）预防接种：根据国家免疫规划疫苗免疫程序，对适龄儿童进行常规接种。在部分省份对重点人群接种出血热疫苗。在重点地区对高危人群实施炭疽疫苗、钩端螺旋体疫苗应急接种。

（4）0~6 岁儿童健康管理服务：开展相关的新生儿家庭访视；新生儿满月健康管理；婴幼儿健康管理等。

（5）孕产妇健康管理服务：对辖区内常住的孕产妇开展孕早期健康管理；孕中期健康管理；孕晚期健康管理；产后访视；以及产后 42 天健康检查。

（6）老年人健康管理服务：对辖区内 65 岁及以上常住居民每年提供 1 次健康管理服务，包括生活方式和健康状况评估、体格检查、辅助检查和健康指导。

（7）高血压患者健康管理服务：对辖区内 35 岁及以上常住居民，每年免费测量血压一次（非同日三次测量）基础上，对辖区内 35 岁及以上原发性高血压患者每年要提供至少 4 次面对面的随访。

（8）2 型糖尿病患者健康管理服务：对确诊的 2 型糖尿病患者，每年提供 4 次免费空腹血糖检测，至少进行 4 次面对面随访等。

（9）严重精神障碍患者管理服务：严重精神障碍是指临床表现有幻觉、妄想、严重思维障碍、行为紊乱等精神病性症状，且患者社会生活能力严重受损的一组精神疾病。对患者进行信息管理，随访评估，分类干预，以及在患者病情许可的情况下，征得监护人和（或）患者本人同意后，结合随访每年进行 1 次健康检查。

（10）肺结核患者健康管理服务：在 72 小时内访视辖区内确诊的常住肺结核患者；督导患者服药和随访管理服务，并根据肺结核患者情况进行分类干预。

（11）中医药健康管理服务：每年为 65 岁及以上老年人提供 1 次中医药健康管理服务，内容包括中医体质辨识和中医药保健指导。

（12）传染病及突发公共卫生事件报告和处理服务

（13）卫生计生监督协管服务

四、 传染病及突发公共卫生事件报告和处理服务

1. **传染病疫情和突发公共卫生事件风险管理**   突发公共卫生事件是指突然发生，造成或者可能造成社会公众健康严重损害的重大传染病疫情、群体性不明原因疾病、重大食物和职业中毒以及其他严重影响公众健康的事件。

2. **传染病和突发公共卫生事件的发现、 登记**   规范填写门诊日志、入/出院登记本、X 线检查和实验室检测结果登记本或电子病历，电子健康档案自动生成规范的上述记录和检测结果。

3. **传染病和突发公共卫生事件相关信息报告**

（1）报告程序与方式

1）具备网络直报条件的机构，在规定时间内进行传染病和（或）突发公共卫生事件相关信息的网络直报。

2）不具备网络直报条件的，按相关要求通过电话、传真等方式进行报告，同时向辖区

县级疾病预防控制机构报送《传染病报告卡》和（或）《突发公共卫生事件相关信息报告卡》。

（2）报告时限

1）发现甲类传染病和乙类传染病中的肺炭疽、传染性非典型肺炎等传染病患者和疑似患者，或发现其他传染病、不明原因疾病暴发和突发公共卫生事件相关信息时，应按有关要求于2小时内报告。

2）发现其他乙、丙类传染病患者、疑似患者和规定报告的传染病病原携带者，应于24小时内报告。

（3）订正报告和补报

1）订正报告：发现报告错误、报告病例转归或诊断情况发生变化时，应及时对《传染病报告卡》和（或）《突发公共卫生事件相关信息报告卡》等进行订正。

2）补报：对漏报的传染病病例和突发公共卫生事件，应及时进行补报。

（4）传染病和突发公共卫生事件的处理

1）患者医疗救治和管理：按照有关规范要求，对传染病患者、疑似患者采取隔离、医学观察等措施，对突发公共卫生事件伤者进行急救，及时转诊，书写医学记录及其他有关资料并妥善保管，尤其是要按规定作好个人防护和感染控制，严防疫情传播。

2）传染病密切接触者和健康危害暴露人员的管理

3）流行病学调查：协助对本辖区患者、疑似患者和突发公共卫生事件开展流行病学调查，收集和提供患者、密切接触者、其他健康危害暴露人员的相关信息。

4）疫点疫区处理：作好医疗机构内现场控制、消毒隔离、个人防护、医疗垃圾和污水的处理工作。

5）应急接种和预防性服药：协助开展应急接种、预防性服药、应急药品和防护用品分发等工作，并提供指导。

6）宣传教育：根据辖区传染病和突发公共卫生事件的性质和特点，开展相关知识技能和法律法规的宣传教育。

（5）协助上级专业防治机构作好结核病和艾滋病患者的宣传、指导服务以及非住院患者的治疗管理工作，相关技术要求参照有关规定。

五、 卫生计生监督协管服务

1. 食源性疾病及相关信息报告   发现或怀疑有食源性疾病、食品污染等对人体健康造成危害或可能造成危害的线索和事件，及时报告。

2. 饮用水卫生安全巡查   协助卫生计生监督机构对农村集中式供水、城市二次供水和学校供水进行巡查，协助开展饮用水水质抽检服务，发现异常情况及时报告等。

3. 学校卫生服务   协助卫生计生监督机构定期对学校传染病防控开展巡访，发现问题隐患及时报告；指导学校设立卫生宣传栏，协助开展学生健康教育。

4. **非法行医和非法采供血信息报告**　协助定期对辖区内非法行医、非法采供血开展巡访，发现相关信息及时向卫生计生监督机构报告。

5. **计划生育相关信息报告**　协助卫生计生监督执法机构定期对辖区内计划生育机构计划生育工作进行巡查，协助辖区内与计划生育相关的活动开展巡防，发现相关信息及时报告。

六、 职业病的管理

1. **概念**　人们在工作环境中因直接接触职业性有害因素所导致的疾病称为职业病。

2. **分类**　分为 10 大类 132 个病种。

（1）职业性尘肺病及其他呼吸系统疾病，尘肺病 13 种，其他呼吸系统疾病 6 种。

（2）职业性皮肤病 9 种。

（3）职业性眼病 3 种。

（4）职业性耳鼻喉口腔疾病 4 种。

（5）职业性化学中毒 60 种。

（6）物理因素所致职业病 7 种。

（7）职业性放射性疾病 11 种。

（8）职业性传染病 5 种。

（9）职业性肿瘤 11 种。

（10）其他职业病 3 种，包括金属烟热、滑囊炎（限于井下工人）和股静脉血栓综合征、股动脉闭塞症或淋巴管闭塞症（限于刮研作业人员）。

3. **职业病特点**

（1）病因明确，为职业性有害因素，控制病因或作用条件，可消除或减少疾病发生。

（2）病因与疾病之间一般存在接触水平（剂量）－效应（反应）关系，所接触的病因大多是可检测和识别的。

（3）群体发病，在接触同种职业性有害因素的人群中常有一定的发病率，很少只出现个别患者。

（4）早期诊断、及时合理处理，预后康复效果较好。大多数职业病目前尚无特殊治疗方法，发现愈晚，疗效也愈差。

（5）重在预防。职业病诊断应当由经省、自治区、直辖市人民政府卫生行政部门批准的医疗卫生机构承担。职业病诊断证明书应当由参与诊断的取得职业病诊断资格的执业医师签署，并经承担职业病诊断的医疗卫生机构审核盖章。职业健康检查应当由取得《医疗机构执业许可证》的医疗卫生机构承担。

4. **职业病治疗原则**

（1）**力求病因治疗**：职业病是一种病因明确、诊断清楚的疾病，治疗上应及早去除病因，并予以病因治疗，从根本上治疗疾病。

（2）**重视对症，支持治疗**：目前很多职业病尚缺乏特异性病因治疗，对症、支持治疗往往是唯一的选择。

（3）**早期和预见性治疗**：职业病早期的病理生理变化往往是可逆的，故早期治疗效果好。病变规律性较强，在治疗过程中，可根据患者现时情况评价和预见可能的变化，并针对即将发生的病变、并发症和后遗症等，采取有效措施，防止其发生或者减轻其严重程度。

（4）**以整体观指导治疗**：支持治疗在职业病治疗中往往是唯一的选择，但须用整体观原则，选择最优化的治疗方案，以提高整体抗病水平。

（5）**贯彻个体化治疗原则**：据患者的个体差异、病情变化及疗效适时调整。

5. 职业病报告制度

（1）**急性职业病报告**：任何医疗卫生机构接诊的急性职业病均应在 12～24 小时之内向患者所在地卫生监督机构报告。凡有死亡或同时发生 3 名以上急性职业中毒以及发生一名职业性炭疽，初诊医疗机构应当立即电话报告卫生行政主管部门或卫生监督机构。有关用人单位也应当按照规定的时限和程序进行报告。

（2）**非急性职业病报告**：任何医疗卫生机构和用人单位在发现或怀疑为非急性职业病或急性职业病紧急救治后的患者时，及时转诊到取得职业病诊断资质的医疗卫生机构明确诊断，并按规定向卫生监督机构报告。对确诊的非急性职业病患者如尘肺病、慢性职业中毒和其他慢性职业病，应在十五日内报告，分别填报《尘肺病报告卡》和《职业病报告卡》，按卫生行政主管部门规定的程序逐级上报。

6. 职业病管理

（1）主要涉及职业病诊断管理，职业病报告管理及职业病患者的治疗与康复、处理办法等内容。

（2）《中华人民共和国职业病防治法》（简称《职业病防治法》）是职业病管理的国家法律。职业病诊断应由省级以上政府卫生行政部门批准的医疗卫生机构承担，这就是实行必要的准入制度。

第四章

常见慢性病

第一节　概述

一、慢性病的基本概述

1. **主要特点**

（1）病因复杂：其发病与不良行为和生活方式密切相关。

（2）起病隐匿：潜伏期较长，没有明确的起病时间。

（3）病程较长：随着疾病的发展，表现为功能进行性受损或失能。

（4）难以治愈：疾病一旦发生，表现为不可逆转，很难彻底治愈。

（5）预后较差：疾病后期致残率和致死率高，已经成为全球死亡与疾病负担的主要病因。

2. **主要慢性病**　恶性肿瘤、高血压、2型糖尿病、冠状动脉粥样硬化性心脏病、脑卒中、慢性阻塞性肺疾病，以及超重、肥胖、骨质疏松和口腔疾病等。

二、我国慢性病流行现状

1. 我国慢性病防控形势十分严峻，截止到2012年，因慢性病导致的死亡占总死亡的85%，脑血管病、恶性肿瘤、呼吸系统疾病和心脏病位列城乡死亡的前四位，45%的慢性病患者死于70岁之前，全国因慢性病过早死亡的占早死总人数的75%。

2. 慢性病发病率的快速增长，除慢性病危险因素的广泛流行外，还与我国的经济、社会、人口和医疗服务等因素密切相关。一方面，随着人们生活水平的不断提高，人均预期寿命不断增长，老年人口数量不断增加，我国慢性病患者的基数也在不断扩大；另一方面，随着公共卫生和医疗服务水平的不断提升，慢性病患者的生存期也在不断延长。

三、慢性病主要危险因素

1. **吸烟**　吸烟可引起多种慢性病，如心脑血管疾病、多种恶性肿瘤以及慢性阻塞性肺疾病等。我国每年死于吸烟的人数为75万人，至2025年后将增至300万，这主要是因为我国人群吸烟状况严重。据统计，全国15岁以上总吸烟人数3.56亿，其中男性吸烟者达3.4亿。

2. **过量饮酒**　过量饮酒与心血管系统疾病、恶性肿瘤和肝脏疾病有关，饮酒量越大，对机体的危害越严重。大量饮酒可致肝癌的死亡率增加50%，酗酒还是急性心脑血管事件发生的重要诱因之一。

3. 不合理膳食

（1）食物中脂肪摄入过多，尤其是饱和脂肪酸和反式脂肪酸摄入过多与心血管疾病和多种恶性肿瘤密切相关。

（2）部分维生素摄入不足与某些恶性肿瘤的发病有关。

（3）膳食纤维摄入不足可致结肠癌和直肠癌发病率增高。

（4）膳食总热量摄入过多导致超重或肥胖，而后者又是多种慢性病发病的重要原因。

（5）食盐摄入过多，高盐饮食与消化道疾病和心血管疾病发病有关。

4. 缺乏身体活动

是慢性病主要危险因素之一，与高血压、脑卒中、冠心病、糖尿病、多种恶性肿瘤和骨质疏松等多种慢性病的发生有关，缺乏身体活动也是超重或肥胖的重要原因。

5. 其他因素

与慢性病相关的其他风险因素主要包括不良心理精神因素、自然环境和社会环境因素等。长期的心理压力、精神紧张或负面情绪等不良心理精神因素与心血管疾病和一些恶性肿瘤的发病有关。人类赖以生存的水、空气、土壤和食物等环境污染是多种慢性病发病的重要原因之一。

四、 慢性病的主要社会危害

1. 严重危害居民健康

由于慢性病大多为终身性疾病，因此，一方面，疾病本身及其并发症给患者带来巨大的身心痛苦，严重降低患者生活质量，缩短患者健康寿命；另一方面，患者长期的就医需求和生活照护也给社会和家庭带来巨大的压力，致使许多家庭不堪重负。

2. 不断加重经济负担

由于慢性病发病率的不断攀升，患病人数不断增加，导致居民卫生服务需求增长和卫生服务利用上升加快，给个人、家庭、社会和国家带来沉重的经济负担，某些地区甚至陷入因病致贫和因病返贫的困境。

第二节　恶性肿瘤

一、 恶性肿瘤流行状况

1. 概念

恶性肿瘤是一大类疾病的统称，这些疾病的共同特征是体内某些细胞丧失了正常调控，出现无节制的生长和异常分化，并发生局部组织浸润和远处转移。

2. 发病

恶性肿瘤可发生于任何年龄，任何器官的任何组织，其发病与有害环境因素、不良生活方式及遗传易感性密切相关。早期发现的恶性肿瘤多数有可能治愈。

3. 流行状况

（1）《2013 年中国肿瘤登记年报》显示，我国肿瘤发病和死亡情况逐年增高。《年报》显示，我国每年新发恶性肿瘤病例约为 60 万，肺癌居恶性肿瘤发病率第一位，乳腺癌居女性恶性肿瘤发病率第一位。

（2）到 2015 年，恶性肿瘤发病率前 10 位：肺癌、胃癌、食管癌、肝癌、结直肠癌、乳腺癌、宫颈癌、脑肿瘤、胰腺癌、甲状腺癌。

60 岁以下男性中，肝癌是最常见和死亡率最高的恶性肿瘤，其次是肺癌和胃癌。60～74 岁男性肺癌和胃癌高发，75 岁以上男性肺癌高发。男性恶性肿瘤新发和死亡病例多出现在 60～74 岁人群。女性恶性肿瘤病例高发于 60～74 岁年龄段人群。

30 岁以下女性甲状腺癌发病率最高，30～59 岁女性乳腺癌高发，60 岁以上女性则是肺癌高发。乳腺癌是 45 岁以下女性最常见恶性肿瘤的死因，其次是肺癌。

二、恶性肿瘤的危险因素

1. 吸烟　吸烟是多种恶性肿瘤主要或重要的危险因素。在我国，80% 以上的肺癌由吸烟引起。我国肺癌超过恶性肿瘤总死因的 20%，而且发病率及死亡率增长最为迅速，是我国的第一大恶性肿瘤。吸烟也是口腔癌、喉癌、食管癌及胃癌等的重要危险因素。

2. 乙型肝炎病毒及其他病毒感染　我国 HBV 的感染率达 60%，HBV 的携带率大于 10%，是造成慢性肝炎、肝硬化及肝癌的主要原因。人乳头状瘤病毒与宫颈癌，巨细胞病毒与卡波西肉瘤，以及 EB 病毒与 Burkitt 淋巴瘤、免疫母细胞淋巴瘤和鼻咽癌等均有关。

3. 膳食营养因素　热量摄入过多和身体活动不足引起的肥胖和多种恶性肿瘤，如大肠癌、子宫内膜癌、绝经后乳腺癌等肿瘤的发生有关。另外，长期饮酒可导致肝硬化继而可能与肝癌有联系。饮酒可增加吸烟致癌的危险性。

4. 职业危害　有些职业性接触的化学物具有致癌性。石棉所致肺癌、间皮瘤，苯所致白血病，砷所致肺癌、皮肤癌等明确为职业性恶性肿瘤。

5. 其他环境因素　电离辐射，包括医源性 X 线，可引起人类多种恶性肿瘤，如急性和慢性白血病等。紫外线照射是皮肤癌明确的病因。

三、恶性肿瘤的筛查和早期诊断

1. 恶性肿瘤的早期发现、早期诊断及早期治疗是降低死亡率及提高 5 年生存率的主要策略。

2. 对肺癌高危人群实施低剂量螺旋 CT 检查，被证实是早期肺癌筛查的有效方法，加之人工智能辅助诊断系统的应用，提高了低剂量螺旋 CT 检查对肺癌的诊断效率。

3. 乳腺癌的筛查流程是乳腺超声检查、乳腺 X 线检查（俗称钼靶）、乳腺穿刺活检。宫颈癌的筛查流程是乳头状病毒检查（HPV）、脱落细胞检查（TCT）。

4. 食管癌、肝癌、鼻咽癌、前列腺癌及甲状腺癌尚无公认的筛查及早诊早治方案。便潜血、肿瘤标记物、肠镜检查，是早期大肠癌筛查的主要技术手段。

5. 有研究提示，对乙型肝炎病毒感染者，恰当使用甲胎蛋白测定，有可能降低肝癌死亡率，因此可考虑在相应的高发区特定的人群中测定甲胎蛋白筛查肝癌。

第三节   高血压

一、 高血压流行病学

1. 高血压患病率   《中国居民营养与慢性病状况报告（2015 年）》发布资料显示，2012 年中国 18 岁及以上成人高血压患病率为 25.2%；患病率城市高于农村（城市 26.8%，农村 23.5%），男性高于女性，并且随年龄增加而显著增高。中国高血压患者为 2.7 亿。

2. 儿童高血压患病率   《中国居民营养与慢性病状况报告（2015 年）》显示，2010 年，中国儿童高血压患病率为 14.5%，且男生（16.1%）高于女生（12.9%），儿童高血压患病率随年龄增加呈上升趋势。

3. 血压正常高值的检出率   1991~2009 年《中国健康与营养研究（CHNS）》调查结果显示，血压正常高值的检出率从 1991 年的 29.4% 增加到 2009 年的 38.7%，呈明显上升趋势。

4. 高血压的知晓率、 治疗率、 控制率   整体来看，高血压的知晓率、治疗率、控制率呈上升趋势，但依旧处于较低水平。

5. 高血压管理情况   《中国防治慢性病中长期规划（2017—2025 年）》提出，高血压患者的管理人数，由 2017 年的基线 8835 万人，到 2020 年、2025 年，分别达到 1 亿、1.1 亿人；高血压患者规范管理率，由 2017 年的基线 50%，到 2020 年、2025 年，分别达到 60%、70%。

二、 高血压的诊断

(一)高血压的相关概念和诊断标准

1. 临床上高血压诊断标准   经非同日 3 次测量血压，收缩压≥140mmHg 和（或） 舒张压≥90mmHg。

2. 原发性高血压

（1）概念：原发性高血压也称高血压病，是一种主要由于高级神经中枢功能失调引起的全身性疾病，主要表现为体循环动脉血压升高及靶器官（心、脑及肾）的损害等。

（2）分类：按照其发病的急缓，可以分为缓进型原发性高血压和急进型原发性高血压两种。临床上以缓进型原发性高血压多见。

3. 白大衣高血压   是指患者到医疗机构测量血压高于 140/90mmHg，但动态血压 24 小时平均值 <130/80mmHg 或家庭自测血压值 <135/85mmHg。

4. 隐性高血压   是指患者到医疗机构测量血压 <140/90mmHg，但动态血压 24 小时平均值高于 130/80mmHg 或家庭自测血压值高于 135/85mmHg。

（二）血压测量标准方法

1. 诊室血压测量方法

（1）概念：诊室血压是指患者在医疗单位由医护人员测量的血压。目前，高血压诊断一般以诊室血压为准。主要用水银血压计。

（2）方法

1）选择符合标准的水银柱式血压计或符合国际标准及中国高血压联盟（CHL）认证的电子血压计进行测量。一般不提倡使用腕式或手指式电子血压计。

2）袖带的大小适合患者的上臂臂围，至少覆盖上臂的2/3。

3）被测量者测量前1小时内应避免进行剧烈运动、进食、喝含咖啡的饮料、吸烟、服用影响血压的药物；精神放松、排空膀胱；至少安静休息5分钟。

4）被测量者应坐于有靠背的座椅上，裸露右上臂，上臂及血压计与心脏处同一水平。老年人、糖尿病患者及出现体位性低血压情况者，应加测站立位血压。

5）将袖带紧贴缚在被测者上臂，袖带下缘应在肘弯上2.5cm，用水银柱式血压计时将听诊器胸件置于肘窝肱动脉搏动明显处。

6）在放气过程中仔细听取柯氏音，观察柯氏音第Ⅰ时相（第Ⅰ音）和第Ⅴ时相（消失音）。收缩压读数取柯氏音第Ⅰ音，舒张压读数取柯氏音第Ⅴ音。12岁以下儿童、妊娠妇女、严重贫血者、甲状腺功能亢进者、主动脉瓣关闭不全及柯氏音不消失者，以柯氏音第Ⅳ音（变音）作为舒张压读数。

7）确定血压读数：所有读数均应以水银柱凸面的顶端为准；读数应取偶数；电子血压计以显示血压数据为准。

8）应间隔1~2分钟重复测量，取2次读数平均值记录。如果收缩压或舒张压的两次读数相差5mmHg以上应再次测量，以3次读数平均值作为测量结果。

2. 自测血压

（1）概念。家庭自我测量血压（自测血压）是指受测者在诊室外的其他环境所测量的血压。

（2）优点。自测血压可获取日常生活状态下的血压信息，帮助排除白大衣性高血压，检出隐性高血压，对增强患者诊治的主动参与性、改善患者治疗依从性等方面具有优点。

（3）对新诊断的高血压，建议家庭自测血压连续7天，每天早晚各1次，每次测量3遍；去掉第1天血压值，仅计算后6天血压值，根据后6天血压平均值，为治疗决定提供参考。血压稳定后，建议每周固定一天自测血压，于早上起床后1小时，服降压药前测量坐位血压。血压不稳定或未达标的，建议增加自测血压的频率。

3. 动态血压

（1）概念：动态血压是指患者佩戴动态血压监测仪记录的24小时血压。动态血压测量应使用符合国际标准的监测仪。

（2）正常参考标准：24 小时平均值＜130/80mmHg，白昼平均值＜135/85mmHg，夜间平均值＜125/75mmHg。正常情况下，夜间血压均值比白昼血压均值低10%～15%。

三、 高血压发病的危险因素

1. **高钠、低钾饮食** 是我国大多数高血压患者发病的最主要危险因素。我国大部分地区，人均每天盐摄入量 12～15g 以上。

2. **体重超重和肥胖**

（1）BMI≥24kg/m² 者患高血压的危险是体重正常者的 3～4 倍，患糖尿病的危险是体重正常者的 2～3 倍，具有两项及两项以上危险因素的患高血压及糖尿病危险是体重正常者的 3～4 倍。BMI≥28kg/m² 的肥胖者中 90% 以上患上述疾病，或有危险因素聚集。

（2）男性腰围≥85cm、女性≥80cm 者患高血压的危险为腰围低于此界线者的 3.5 倍，其患糖尿病的危险为腰围低于此界线者的 2.5 倍，其中有两项及两项以上危险因素聚集者的高血压及糖尿病患病危险为正常体重的 4 倍以上。

（3）基线体重指数每增加 3，4 年内发生高血压的危险女性增加 57%，男性增加 50%。

3. **饮酒**

（1）按每周至少饮酒一次为饮酒计算，我国中年男性人群饮酒率为 30%～66%，女性为 2%～7%。男性持续饮酒者比不饮酒者 4 年内高血压发生危险增加 40%。

（2）每天平均饮酒＞3 个标准杯（1 个标准杯相当于 12g 酒精，约合 360g 啤酒，或 100g 葡萄酒，或 30g 白酒），收缩压与舒张压分别平均升高 3.5mmHg 与 2.1mmHg，且血压上升幅度随着饮酒量增加而增大。

4. **其他危险因素** 遗传、性别、年龄、工作压力过重、心理因素、高脂血症等。大量的临床资料证明高血压与遗传因素有关。

第四节 2 型糖尿病

一、 糖尿病的诊断

1. **特点** 糖尿病是由多种病因引起的代谢紊乱，其特点是慢性高血糖，伴有胰岛素分泌不足和（或）作用障碍，导致碳水化合物、脂肪、蛋白质代谢紊乱，造成多种器官的慢性损伤、功能障碍，甚至衰竭。

2. **诊断** 我国目前采用 WHO（1999 年）糖尿病诊断标准，即血糖升高达到下列三条标准中的任意一项时，就可诊断患有糖尿病。

糖尿病症状＋任意时间血浆葡萄糖水平≥11.1mmol/L（200mg/dL）或空腹血浆葡萄糖（FPG）水平≥7.0mmol/L（126mg/dL）或 OGTT 试验中，餐后 2 小时血浆葡萄糖水平≥11.1mmol/L（200mg/dL）。糖尿病诊断应尽可能依据静脉血浆血糖，而不是毛细血管血的血糖检测结果。

3. 糖化血红蛋白 （HbA1c）　可作为筛查糖尿病高危人群和诊断糖尿病的一种方法。HbA1c 结果稳定，不受进食时间及短期生活方式改变的影响，变异性小，检查不受时间限制，患者依从性好。

二、 2 型糖尿病的流行病学

1. 糖尿病患病率　《中国 2 型糖尿病防治指南（2017 年版）》资料显示，30 多年来，我国成人糖尿病患病率显著增加。0.67%（1980 年）→2.12%（1994～1995 年）→4.5%（2002 年）→9.7%（2008 年）→10.9%（2013 年）。

2. 糖尿病前期患病率

（1）糖尿病前期又称为糖调节受损，是指血浆葡萄糖水平在正常人群与糖尿病人群之间的一种中间状态。

（2）糖尿病前期即空腹和（或）餐后血糖已经升高，但还没有达到诊断糖尿病的程度。所有糖尿病患者在其发病过程中均要经过糖调节受损阶段。

（3）《中国成人 2 型糖尿病预防的专家共识》的糖尿病前期诊断标准，空腹血糖 5.6～6.9mmol/L 和（或）糖耐量试验 2h 血糖 7.8～11.0mmol/L。

3. 糖尿病流行病学特点

（1）1 型及妊娠糖尿病等其他类型糖尿病少见，以 2 型为主，约占 90%。

（2）男性略多于女性（男性 11.1%，女性 9.6%）。

（3）民族间有差异，满族、汉族较多，为 14.7%～15.0%，藏族低于 4.3%。

（4）经济发达地区明显高于不发达地区，城市高于农村。

（5）未诊断的糖尿病患者人群基数较大，据 2013 年调查显示，未诊断的糖尿病患者约占总数的 63%。

（6）肥胖和超重糖尿病患者显著增加。肥胖人群的糖尿病患者升高了 2 倍。BMI 越高，糖尿病患病率越高。

4. 糖尿病知晓率、治疗率、控制率　我国成人糖尿病知晓率（36.5%）、治疗率（32.2%）和控制率（49.2%）与 2010 年（依次为 30.1%、25.8%、39.7%）相比均有一定程度的提高，但与发达国家相比，仍相对较低。

三、 2 型糖尿病的危险因素 （表 4 – 1）

表 4 – 1　2 型糖尿病的危险因素

危险因素	主要内容
遗传因素	2 型糖尿病有很强的家族聚集性，糖尿病亲属中的患病率比非糖尿病亲属高 4～8 倍
肥胖	为重要危险因素之一，不同种族的男女，体重指数（BMI）均与发生 2 型糖尿病的危险性呈正相关关系
身体活动不足	许多研究发现，身体活动不足增加糖尿病发病的危险，活动最少的人与最爱活动的人相比，2 型糖尿病的患病率增加 2～6 倍

续表

危险因素	主要内容
膳食因素	摄取高脂肪、高蛋白、高碳水化合物和缺乏纤维素的膳食也可能与发生 2 型糖尿病有关
早期营养	早期营养不良可以导致后来的代谢障碍，增加发生 IGT 和 2 型糖尿病的危险
糖耐量损害	IGT 是指患者血糖水平介于正常人和糖尿病之间的一种中间状态。在 IGT 患病率高的人群，糖尿病患病率一般也高
胰岛素抵抗	胰岛素抵抗是指机体对一定量的胰岛素的生物学反应低于预期正常水平的一种现象，常伴有高胰岛素血症。胰岛素抵抗是 2 型糖尿病高危人群的重要特征之一。在糖耐量正常或减低的人发展为 2 型糖尿病的过程中，循环胰岛素水平起主要作用
高血压及其他易患因素	高血压患者发展为糖尿病的危险比正常血压者高。其他，如文化程度、社会心理因素、出生及 1 岁时低体重、服药史、心血管疾病史等也可能是 2 型糖尿病的易患因素

第五节　冠状动脉粥样硬化性心脏病

一、冠心病的分型、临床表现和诊断方法

1. **概念**　冠状动脉粥样硬化性心脏病简称冠心病，又称缺血性心脏病，是由于冠状动脉发生严重粥样硬化性狭窄或阻塞，或在此基础上合并痉挛，以及血栓形成，引起冠状动脉供血不足、心肌缺血或梗死的一种心脏病。

2. **分型**

（1）无症状性心肌缺血。

（2）心绞痛。

（3）心肌梗死。

（4）缺血性心肌病。

（5）猝死。

3. **分类**

（1）急性冠脉综合征：包括不稳定性心绞痛、非 ST 段抬高性心肌梗死和 ST 段抬高性心肌梗死，也有将冠心病猝死也包括在内的。

（2）慢性冠脉病：包括稳定型心绞痛、冠状动脉正常的心绞痛、无症状性心肌缺血和缺血性心力衰竭（缺血性心肌病）。

4. **典型心绞痛特点**

（1）诱因：常由于身体活动、情绪激动、饱餐、寒冷或心动过速而诱发，也可发于夜间。

（2）部位及放射部位：典型部位为胸骨体上中段的后方，也可在心前区，常放射至左肩、内侧臂至小指及无名指，或至颈部、咽部、下颌骨，少数可放射于其他不典型部位或

放射部位疼痛更显著。

（3）性质：压迫、紧缩或发闷，有时有窒息和濒死感，疼痛可轻可重，重者伴焦虑、冷汗。一般针刺样或刀扎样疼痛多不是心绞痛。

（4）持续时间及缓解：疼痛出现后，常逐渐加重，1~5分钟而自行缓解，偶尔可长达15分钟，休息或舌下含化硝酸甘油而缓解。

5. 诊断方法

（1）心肌梗死突出的症状为胸痛，疼痛较心绞痛更剧烈，呈压榨性或绞窄性，难以忍受，患者有濒死感，烦躁不安；部位及放射部位与心绞痛相同，持续时间持久，多在半小时至几个小时或更长，休息和含化硝酸甘油不能缓解，常需要使用麻醉性镇痛剂。

（2）对无急性心肌梗死病史，也无典型心绞痛的患者，需要综合冠心病危险因素、年龄、性别、临床病史，其他心脏病的排除等方面综合考虑，但确诊需要有冠状动脉狭窄的病理解剖学依据。目前，诊断冠状动脉狭窄的金标准仍为冠状动脉造影检查。

二、 冠心病流行病学

1. 全国33个省监测资料显示，2013年心血管病死亡人数372.24万，比1990年增加46%，其中缺血性心脏病、缺血性脑卒中和出血性脑卒中死亡人数分别增加91%、143.3%和18%。根据生命损失年估计，卒中和缺血性心脏病是我国人群死亡和过早死亡的主要原因。

2. 我国流行病学研究表明，与欧美等西方国家相比，我国人群冠心病发病率较低，而卒中发病率较高，冠心病、卒中发病率存在较大的地区差异，总趋势为北方高于南方。根据《中国心血管病报告2016》，目前主要心血管病现患人数2.9亿，其中高血压2.7亿，卒中1300万，冠心病1100万。

三、 冠心病危险因素

1. 高血压　是冠心病发生的重要危险因素，无论是收缩压还是舒张压增高，发生冠心病的危险性都随之增高。血压愈高，动脉粥样硬化程度愈严重，发生冠心病或心肌梗死的可能性也愈高。

2. 血脂异常和高胆固醇血症　人群血清总胆固醇水平与冠心病的发病率和死亡率成正比。胆固醇在体内与蛋白质结合成脂蛋白，其中低密度脂蛋白胆固醇（LDL‐C）为粥样斑块中胆固醇的主要来源，高密度脂蛋白胆固醇（HDL‐C）与冠心病的发生呈负相关。

3. 超重和肥胖　肥胖是冠心病的易患因素，肥胖能使血压和血清胆固醇升高。

4. 糖尿病　糖尿病患者发生心血管疾病的危险性增加2~4倍，且病变更严重、更广泛、预后更差、发病年龄更早。冠心病是糖尿病患者最常见的并发症之一。有糖尿病的高血压患者，患冠心病的机会较无糖尿病的高血压患者高一倍。

5. 生活方式

（1）吸烟：烟中含有许多有害物质，可引起冠状动脉痉挛，诱发心绞痛和心肌梗死。

一氧化碳造成的缺氧，可损伤动脉内膜，促进动脉粥样硬化的形成。

（2）饮食：冠心病高发地区人们的饮食中往往富含脂肪，尤其是肉和乳制品。植物油和鱼富含饱和脂肪酸，有降低甘油三酯和低密度脂蛋白水平的作用。膳食纤维有降低血脂的作用。

（3）身体活动：随着生活方式的现代化，身体活动及体力劳动强度趋向减少及下降，冠心病的危险度增加。缺乏身体活动的人患冠心病的危险是正常活动量者的 1.5~2.4 倍。

6. 多种危险因素的联合作用　冠心病是多种因素引起的，联合危险因素越多，动脉粥样硬化或发生合并症的可能性越大。具有三种主要危险因素的个体（血清胆固醇 ≥ 6.46mmol/L，舒张压≥90mmHg，有吸烟史），其冠心病患病率与完全没有这三种因素的人相比高 8 倍，比具有两种危险因素者高 4 倍。

7. 其他　冠心病家族史在其发病中具有重要作用，是一独立的危险因素。精神紧张、忧虑、时间紧迫感等与冠心病发病的关系还不明确，但对已患有冠心病的患者，可诱发其急性发作。

第六节　脑卒中

一、 脑卒中的临床表现和诊断

1. 脑梗死

（1）概念：脑梗死也称缺血性脑卒中，指因脑部血液循环障碍，缺血、缺氧，引起局限性脑组织的缺血性坏死或软化，出现相应的神经功能缺损。

（2）分类：根据发病机制，通常分为脑血栓形成、脑栓塞 和腔隙性脑梗死 。

（3）临床特征

1）多数在安静时急性起病，活动时起病者以心源性脑梗死 多见，部分病例在发病前可有短暂性脑缺血（TIA）发作。

2）病情多在几小时或几天内达到高峰，脑栓塞起病尤为急骤，一般数秒至数分钟内达到高峰。部分患者症状可进行性加重或波动。

3）临床表现决定于梗死灶的大小和部位，主要为局灶性神经功能缺损 的症状和体征，如偏瘫、偏身感觉障碍、失语、共济失调等，部分可有头痛、呕吐、昏迷等全脑症状。

（4）检查：头颅 CT 和标准头颅磁共振（MRI）在发病 24 小时内常不能显示病灶，但可以排除脑出血，发病24 小时后逐渐显示低密度梗死灶。MRI 弥散加权成像（DWI）可以早期显示缺血组织的大小、部位。

2. 脑出血

（1）临床特点

1）多在情绪激动或活动时急性起病。

2）突发局灶性神经功能缺损症状，常伴有头痛、呕吐，可伴有血压增高、意识障碍和脑膜刺激征。

（2）检查：头颅 CT 扫描是诊断脑出血安全有效的方法，可准确、清楚地显示脑出血的部位、出血量等。脑出血 CT 扫描示血肿灶为高密度影，边界清楚，CT 值为 75～80HU，在血肿被吸收后显示为低密度影。

3. 蛛网膜下腔出血

（1）概念：指脑组织表面血管破裂后，血液流入蛛网膜下腔。颅内动脉瘤和脑血管畸形是其最常见原因。

（2）主要症状：突发剧烈头痛，持续不能缓解或进行性加重；多伴有恶心、呕吐；可有短暂的意识障碍及烦躁、谵妄等精神症状，少数出现癫痫发作；其突出体征是脑膜刺激征明显。

（3）检查：头颅 CT 是诊断蛛网膜下腔出血的首选方法，若显示蛛网膜下腔内高密度影可以确诊。本病诊断明确后，应尽量行全脑 DSA 检查，以确定出血原因。

二、脑卒中流行病学

见前"冠心病流行病学"。

三、脑卒中的危险因素

1. 高血压　高血压是脑出血和脑梗死最重要的危险因素。国内有研究显示：在控制了其他危险因素后，收缩压每升高 10mmHg，脑卒中发病的相对危险度增加 49%，舒张压每增加 5mmHg，脑卒中发病的相对危险度增加 46%。

2. 心脏病　心房纤颤是脑卒中的一个非常重要的危险因素。国外研究显示，非瓣膜病性房颤的患者每年发生脑卒中的危险性为 3%～5%，大约占血栓栓塞性脑卒中的 50%。其他类型心脏病包括扩张型心肌病、瓣膜性心脏病（如二尖瓣脱垂、心内膜炎和人工瓣膜）、先天性心脏病（如卵圆孔未闭、房间隔缺损、房间隔动脉瘤）等也对血栓栓塞性脑卒中增加一定的危险。

3. 糖尿病　糖尿病是脑血管病重要的危险因素。欧美国家流行病学研究表明，2 型糖尿病患者发生脑卒中的危险性增加两倍。脑血管病的病情轻重和预后与糖尿病患者的血糖水平以及病情控制程度有关。

4. 血脂异常　大量研究已经证实血清总胆固醇（TC）、低密度脂蛋白（LDL）升高，高密度脂蛋白（HDL）降低与缺血性脑血管病有密切关系。应用他汀类等降脂药物可降低脑卒中的发病率和死亡率。

5. 吸烟　经常吸烟是一个公认的缺血性脑卒中的危险因素，其危险度随吸烟量的增加而增加。大量前瞻性研究和病例对照研究结果证实，吸烟者发生缺血性脑卒中的相对危险度为 2.5～5.6。

6. 饮酒　酒精可能通过多种机制导致脑卒中增加，包括升高血压、导致高凝状态、心律失常、降低脑血流量等。但国内尚无饮酒与脑卒中之间关系的大样本研究报道。

7. 颈动脉狭窄　国外一些研究发现，65 岁以上人群中有 7% ～10% 的男性和 5% ～7% 的女性颈动脉狭窄大于 50%。

8. 肥胖　肥胖人群易患心脑血管病已有不少研究证据。这与肥胖导致高血压、高血脂、高血糖有关。国内对 10 个人群的前瞻性研究表明，肥胖者缺血性脑卒中发病的相对危险度为 2.2。

9. 其他危险因素

（1）高同型半胱氨酸血症：同型半胱氨酸的血浆浓度随年龄增长而升高，男性高于女性。一般认为（国外标准）空腹血浆同型半胱氨酸水平在 5 ～15μmmol/L 属于正常范围，≥16μmmol/L 可定为高半胱氨酸血症。

（2）代谢综合征：特征性因素包括腹型肥胖、血脂异常、血压升高、胰岛素抵抗（伴或不伴糖耐量异常）等。胰岛素抵抗是其主要的病理基础，故又被称为胰岛素抵抗综合征。

（3）缺乏体育活动：规律的体育锻炼对减少心脑血管病大有益处。适当的体育活动可以改善心脏功能，增加脑血流量，改善微循环，也可通过降低升高的血压、控制血糖水平和降低体重等控制脑卒中主要危险因素的作用来起到保护性效应。

（4）饮食不合理：有研究提示，每天吃较多水果和蔬菜的人脑卒中相对危险度约为 0.69（95% 可信区间为 0.52 ～0.92）。每天增加 1 份（或 1 盘）水果和蔬菜可以使脑卒中的危险性降低 6%。食盐量过多与脑卒中的发生密切相关。

（5）口服避孕药：关于口服避孕药是否增加脑卒中的发生率目前并无定论。对 35 岁以上的吸烟女性同时伴有高血压、糖尿病、偏头痛或以前有血栓病事件者，如果应用口服避孕药可能会增加脑卒中的危险。故建议在伴有上述脑血管病危险因素的女性中，应尽量避免长期应用口服避孕药。

（6）促凝危险因素：主要促凝危险因素包括血小板聚集率、纤维蛋白原、凝血因子Ⅶ等。调控促凝危险因素对心脑血管疾病的预防具有不可忽视的作用。

第七节　慢性阻塞性肺疾病

一、慢性阻塞性肺疾病的临床表现和诊断

1. 概念　慢性阻塞性肺疾病（COPD）是一种以气流受限为特征的疾病，其气流受限不完全可逆、进行性发展，与肺部对香烟烟雾等有害气体或有害颗粒的异常炎症反应有关。

2. 症状和体征

（1）主要症状

1）慢性咳嗽：通常为首发症状。初起咳嗽呈间歇性，早晨较重，以后早晚或整日均有咳嗽，但夜间咳嗽并不显著，也有部分病例虽有明显气流受限但无咳嗽症状。

2）咳痰：咳嗽后通常咳少量黏液性痰，少数病例咳嗽不伴咳痰。

3）气短或呼吸困难：COPD 的标志性症状，早期仅于劳力时出现，后逐渐加重。

4）喘息和胸闷

5）全身性症状：如体重下降、食欲减退、外周肌肉萎缩和功能障碍、精神抑郁和（或）焦虑等。

（2）体征：COPD 早期体征可不明显。随疾病进展，可出现桶状胸、呼吸变浅、频率增快，肺叩诊呈过度清音，两肺呼吸音减低，肺部干、湿啰音等体征；低氧血症者可出现黏膜及皮肤发绀，伴右心衰竭者可见下肢水肿、肝大。

3. 实验室检查及其他监测指标

（1）肺功能检查：吸入支气管舒张剂后 $FEV_1/FVC < 70\%$ 者，可确定为不能完全可逆的气流受限。

（2）胸部 X 线检查：早期 X 线胸片可无明显变化，以后出现肺纹理增多、紊乱等非特征性改变；主要 X 线征为肺过度充气。并发肺动脉高压和肺源性心脏病时，除右心增大的 X 线征外，还可有肺动脉圆锥膨隆，肺门血管影扩大及右下肺动脉增宽等。

（3）血气检查：血气异常首先表现为轻、中度低氧血症。随疾病进展，低氧血症逐渐加重，并出现高碳酸血症。

4. 诊断

（1）根据临床表现、危险因素接触史、体征及实验室检查等资料综合分析确定。

（2）凡具有吸烟史和（或）环境职业污染接触史和（或）咳嗽、咳痰或呼吸困难史者均应进行肺功能检查。

（3）存在不完全可逆性气流受限是诊断 COPD 的必备条件。肺功能测定指标是诊断 COPD 的金标准。用支气管舒张剂后 $FEV_1/FVC < 70\%$ 可确定为不完全可逆性气流受限。

二、 慢性阻塞性肺疾病的危险因素

1. **个体因素** 某些遗传因素可增加 COPD 发病的危险性。支气管哮喘和气道高反应性是 COPD 的危险因素，气道高反应性可能与机体某些基因和环境因素有关。

2. **环境因素**

（1）吸烟：为重要发病因素，吸烟者肺功能的异常率较高，FEV_1 的年下降率较快，吸烟者死于 COPD 的人数较非吸烟者为多。

（2）职业性粉尘和化学物质：如烟雾、变应原工业废气及室内空气污染的浓度过大或接触时间过久，可导致与吸烟无关的 COPD 发生。

（3）空气污染：化学气体如氯、氧化氮、二氧化硫等，对支气管黏膜有刺激和细胞毒性作用。空气中的烟尘或二氧化硫明显增加时，COPD 急性发作显著增多。其他粉尘如二氧化硅、煤尘、棉尘、蔗尘等也刺激支气管黏膜，使气道清除功能遭受损害，为细菌入侵创造条件。

（4）感染：呼吸道感染是 COPD 发病和加剧的重要因素。病毒感染可能对 COPD 的发生和发展起作用；肺炎链球菌和流感嗜血杆菌可能为 COPD 急性发作的主要病原菌。

第八节　其他常见慢性病

一、超重或肥胖

1. 概念及判断标准

（1）超重：指体重超过了相应身高所对应的正常标准，且介于正常和肥胖之间的身体状态。

（2）肥胖：指体重在超重的基础上继续增加，并达到相应身高所对应的另一个标准后所呈现的一种超体重身体状态。

（3）体重指数（BMI）：计算身高比体重的指数，计算方法是体重（kg）与身高（m）平方的比值，单位是（kg/m^2）。目前我国成人 BMI 的切点为：$18.5 \text{ kg/m}^2 \leqslant \text{BMI} < 24\text{kg/m}^2$ 为超重，$\text{BMI} \geqslant 28\text{kg/m}^2$ 为肥胖。

2. 原因

（1）遗传因素：肥胖有明显的家族聚集倾向，在家族遗传中，血缘关系越近，肥胖发生的概率越高。

（2）饮食因素：与肥胖相关的饮食因素主要有能量摄入过多和营养素缺乏。

（3）活动因素：身体活动不足、体育锻炼少或久坐不动生活方式使机体能量消耗减少，从而导致机体能量过剩，引起肥胖。

（4）其他因素：心理因素、社会因素和经济因素也会在不同程度上直接或间接影响饮食习惯，从而增加肥胖的风险。

二、骨质疏松症

1. 定义
骨质疏松症是一种进行性的骨骼系统疾病，其特征是骨组织的骨量低，骨骼微结构退化伴骨脆性增加和易骨折。

2. 诊断
一般以骨量减少、骨密度（BMD）下降和（或）发生脆性骨折等为依据。目前，骨密度检测仍被认为是早期诊断的重要指标。双能 X 线骨密度吸收测定（DXA）测量骨密度，仍是骨质疏松症诊断的主要检查依据。

3. 危险因素

（1）主要危险因素包括性别、年龄、种族、身材、体重、家族骨折史、钙和维生素 D 摄入量、每日日照时长、活动量、吸烟史、饮酒、饮茶或咖啡、过早绝经、绝经时间、绝经后是否激素替代治疗、怀孕次数、患影响骨代谢的疾病、应用影响骨代谢的药物等。

（2）高危人群主要分布在绝经后的女性和 50 岁以上男性，其次是钙和维生素 D 缺乏、吸烟、过量饮酒和咖啡、身体活动少、性激素低下等人群。

三、口腔健康

1. **定义**　无口腔颌面部慢性疼痛、口咽癌、口腔溃疡、先天性缺陷如唇腭裂、牙周（牙龈）疾病、龋病、牙齿丧失以及影响口腔的其他疾病和功能紊乱。

2. **判断标准**

（1）没任何疼痛和不适。

（2）良好的功能，咀嚼、吞咽和语言功能。

（3）心理方面，外观正常、不影响自尊、个人满意。

（4）社会方面，不影响社会交流。

3. **口腔疾病对全身健康的主要危害**

（1）心血管疾病：口腔感染，特别是牙周感染会提高患者外周血中的 C 反应蛋白及其他生物标记物的浓度，导致系统性炎症的水平升高，并通过多种机制参与或促进动脉粥样硬化的形成，从而增加心血管疾病的发病风险。

（2）呼吸道疾病：当口腔卫生状况降低后，易使呼吸道致病菌增殖而发生感染，同时随着牙菌斑的形成和变化，使呼吸道致病菌更易寄生于口腔，最终通过吸入方式造成肺部感染。

（3）糖尿病：糖尿病与牙周炎之间存在双向相关关系，一方面糖尿病是牙周炎的危险因素，另一方面牙周炎作为慢性炎症对糖尿病的代谢调控具有负面影响，从而影响血糖的控制和增加糖尿病并发症的风险。

（4）早产儿和低体重儿：牙周致病菌可通过孕妇菌血症和胎盘通道引起宫内感染，从而导致早产和低体重儿等不良妊娠结局，其中早产是牙周疾病对妊娠妇女最重要的危害。

（5）其他疾病影响：口腔疾病与慢性胃炎、胃溃疡、类风湿关节炎和肾病等多种疾病有关，而且与儿童的生长发育有着密切的关系。

第五章

流行病学和医学统计学基本知识

第一节　流行病学的基本知识

一、流行病学基本概念

1. 含义

（1）概述：流行病学是研究疾病、健康状态和事件在人群中的分布、影响和决定因素，用以预防和控制疾病，促进健康的学科。

（2）基本内涵

1）流行病学的研究对象是人群，这里的人群是一个特定的群体，可以是特定的一群病人，也可以是特定的一群健康人，还可以是特定的一个包含病人和健康人的人群。这是流行病学区别于临床各学科的主要特征之一，也是流行病学被称为群体医学的主要原因。

2）流行病学关注的事件包括疾病与健康状况，疾病包括传染性疾病（含寄生虫病）、非传染性疾病；健康状况包括机体生理的、心理的以及社会适应性的各种状况。

3）流行病学的重点是研究疾病、健康状态和事件的分布、影响和决定因素。

4）为预防和控制疾病，促进健康提供科学的决策依据。

2. **任务**　流行病学的主要研究内容和流行病学研究的三个阶段。

（1）揭示某（些）事件在人群中是怎样分布的，即揭示现象。

（2）什么因素导致某（些）事件在人群中呈现如此分布，即找出原因、影响或决定因素。

（3）用什么策略和措施可以改变这种分布，即提供疾病预防控制的策略和措施。

3. 基本原理

（1）疾病分布论

1）基本思想：疾病或健康状况在不同人群（包括人群特征、地区特征、时间特征）中的发生是非随机的，因此可以通过不同人群疾病或健康状况分布的描述，阐明疾病或健康状态的流行特征。

2）描述疾病与健康状况的分布主要从以下几个方面：

一是人群特征：如不同性别，不同年龄，不同民族，不同职业等。

二是时间特征：如不同季节，不同年份等。

三是地区特征：如沿海与内陆，山区与平原等。

（2）病因论

1）基本思想：人群中疾病的发生发展是由多种原因造成的，这些原因以及互相之间的关系是复杂的、多样的、可变的；对于一种疾病来说，所有能引起疾病发生概率增高的因素都可以称为是该病的病因或危险因素。

2）按病因的自然社会属性大致可以分为：①自然因素：可以是生物的、物理的、化学的等因素，如空气、水、土壤等。②社会因素：如交通运输、人员流动、医疗卫生条件、医疗制度等。③饮食行为因素：如吸烟、饮酒、高脂饮食等。④机体因素：如机体易感状态、营养状况、心理因素等。

（3）健康－疾病连续带的理论

1）主要思想：机体由健康到疾病是一个连续的过程，在这个过程中受多种因素的影响，有一系列相互联系、相互依赖的机体疾病或健康标志发生。

2）冰山现象：了解和认识疾病的"冰山"全貌是十分重要的，因为只看到冰山的顶端对于防治疾病和促进健康是不全面的，有时是非常危险的。如在传染病的防治中，如果只知道对典型病人进行治疗或采取预防控制措施，后果将是非常严重的，因为隐性感染者、病原携带者等对传染病的传播和流行具有无法估量的作用。对于慢性非传染性疾病来说，认识冰山的全貌，对于我们认识疾病的发生发展过程和采取相应的预防控制措施、对于优化医疗卫生资源、对于促进全体人群的健康也具有重要的意义。

（4）疾病预防控制论

1）第一级预防：病因预防，即防止疾病的发生。

2）第二级预防：早发现、早诊断、早治疗或早发现、早诊断、早报告、早隔离、早治疗。

3）第三级预防：是合理治疗疾病促进早日康复并防止伤残或延长生命。

（5）疾病流行数理模型：是指人群中疾病与健康状况的发生、发展及分布变化，受到环境、社会和机体多种因素的影响，它们之间具有一定的函数关系，可以用数学模型来描述疾病或健康状况分布的变化规律及其影响因素。在一定的条件下，可以预测它们未来的变化趋势。

4. 基本原则

（1）群体原则：在人群中宏观地考察事物的动态变化是流行病学区别于其他医学学科最显著的特点。流行病学研究中，虽然其观测对象可以是个体，但其描述、分析、判断事物以及作出疾病预防控制策略和措施都是基于人群的。这里的人群是指具有一定范围和特征的人群，可以是一个家庭、一个单位、一个社区、一个国家乃至全世界。

（2）现场原则：流行病学是将人群与现场结合在一起进行研究的，同样其预防控制策略和措施的研究和实施也是基于人群和现场的。

（3）对比原则：对比是流行病学研究方法的核心。只有通过对比，才能发现疾病发生的原因，才能考察诊断的正确性和治疗方法的有效性。对比的方式可归纳为两类：一类是按结局分，比如比较有病与无病，有效与无效，康复与死亡等不同人群组间因素是否有差别；另一类按因素分，比如暴露与非暴露，干预与非干预，治疗与对照以及不同地区、不同人群、不同时间疾病或其他卫生事件的差别。对照的形式可以千变万化，对比的原则却始终如一。

（4）代表性原则：所谓代表性具有两个特征，一是样本的产生是随机的，二是样本要足够大。只有这样，流行病学研究的结论才能够推论到总体。

二、 流行病学研究方法

1. 分类

（1）观察性研究

1）描述流行病学：横断面研究、生态学研究、比例死亡比研究。

2）分析流行病学：病例对照研究、队列研究（随访研究）。

（2）实验性研究：临床试验、现场试验、社区干预试验和整群随机试验。

（3）理论性研究：理论流行病学、流行病学方法研究。

2. 特点

（1）观察性研究

1）概念：就是不对研究对象施加任何干预或实验措施，观察人群在自然状态下疾病、健康状况及有关因素的分布情况。

2）描述流行病学：主要是揭示人群中疾病或健康状况的分布现象，当然也可以用于描述人群中疾病流行影响因素的分布现象，目的是描述分布、产生病因假设。

3）分析流行病学：主要是在描述分布现象的基础上，通过对比分析，找出影响分布的决定因素或病因，即检验病因假设。

（2）实验性研究：可以人为地控制实验条件，直接验证危险因素或可疑病因与疾病之间是否有关联及是否为因果关联，也用于评价疾病防治和健康促进中的预防干预措施及其效果，所以实验研究可以验证病因假设或评价干预措施的效果。

（3）理论性研究：是用数学模型来定量地表达病因、宿主与疾病发生发展的数学关系，以客观定量地描述疾病流行状况或预测疾病流行趋势，从理论上探讨疾病的流行规律和防制措施的效果。

第二节   流行病学常用指标

一、 率和比

1. 比例

（1）概念：表示同一事物局部与总体之间数量上的比值，分子和分母的单位相同，而且分子包含于分母之中。常用 P = a／（a + b）。

（2）分类：一类是反映事物静止状态内部构成成分占全体的比重，通常也称构成比例，它是可以反映某种概率的数值。另一类为发生频率比例，它与动态的发生变化概率密切相关，反映一定时间内，发生某种变化者占全体的比例。

2. 率

（1）概念：是表示在一定的条件下某现象实际发生的例数与可能发生该现象的总例数之比，来说明单位时间内某现象发生的频率或强度。一般用百分率、千分率、万分率或 10 万分率表示。

（2）公式：率 =（某现象实际发生的例数/可能发生该现象的总人数）×k，k = 100%、1000‰、10000/万、100000/10 万。

二、 发病指标

1. 发病率

（1）定义：指在一定期间内（一般为 1 年）特定人群中某病新发病例出现的频率。

（2）公式：发病率 =（一定时期某人群中某病新病例数/同期暴露人口数）×k，k = 100%、1000‰、10000/万、100000/10 万。

（3）暴露人口数：发病率的分子为新发病例数，新病例是指观察期间发生某病的患者，有时一个人在观察期间内可能多次发生同种疾病，可分别计算为几个新病例。分母中所规定的暴露人口也称危险人口，是指在观察期间内观察地区的人群中有可能发生所要观察疾病的人，才能作为分母；对那些不可能患该病的人，如研究传染病的发病率时，已获得免疫者不应包括在分母之中。由于在实际工作中暴露人口数不易获得，一般使用年平均人口数。

（4）用途：发病率常用来描述疾病的分布，探讨发病因素，提出病因假设和评价防治措施的效果。

（5）注意事项：发病率的准确性受很多因素的影响，如报告制度不健全、漏报、诊断水平不高等，在比较不同地区人群的发病率时，应考虑年龄、性别构成不同，即进行发病率的标化。

2. 患病率

（1）定义：也称现患率、流行率。患病率是指在特定时间点一定人群中某病新病例和旧病例的人数总共所占的比例。

（2）公式：患病率 =（特定时间点某人群中某病新旧病例数/同期观察人口数）×k，k = 100%、1000‰、10000/万、100000/10 万。

（3）影响因素：患病率主要受发病率和病程的影响，当某地某病的发病率和病程在相当长的时间内保持稳定时，则患病率 = 发病率×病程。

（4）用途：对于病程短的疾病价值不大，而对于病程长的一些慢性病的流行状况能提供有价值的信息，可反映某地区人群疾病的分布以及某疾病的疾病负担程度。

3. 患病率与发病率的区别

（1）患病率的分子为特定时间点所调查人群中某病新旧病例数，而不管这些病例的发病时间；发病率的分子为一定时期暴露人群中新发生的病例数。

（2）患病率是由横断面调查获得的疾病频率，衡量疾病的存在或流行情况，是一种静态指标，其本质上是一种比例，不是一种真正的率。发病率是由发病报告或队列研究获得的单位时间内的疾病频率和强度，为动态指标，是一种真正的率。

三、死亡指标

表5-1　常见死亡指标

死亡指标	定义	公式	用途
死亡率	指某人群在单位时间内死于所有原因的人数在该人群中所占的比例。分子为死亡人数，分母为该人群年平均人口数。常以年为单位时间。 粗死亡率：死于所有原因的死亡率，是一种未经调整的死亡率。 死亡专率：按疾病的种类、年龄、性别、职业、种族等分类计算的死亡率	死亡率 =（某人群某年总死亡数/该人群同年平均人口数）× k，k = 1000‰ 或 100000/10 万	死亡率是测量人群死亡危险最常用的指标。是一个国家或地区卫生、经济和文化水平的综合反映，可为当地经济建设及卫生保健工作的规划提供科学依据
病死率	表示一定时期内患某病的全部患者中因该病而死亡的比例。病死率与死亡率不同，病死率并非真正的率，只是一个比值	病死率 =（一定时期内因某病死亡人数/同期确诊的某病病例数）×100%	通常用于病程短的急性病，如各种急性传染病、脑卒中、心肌梗死及肿瘤等，以衡量疾病对人生命威胁的程度
生存率	指患某种病的人（或接受某种治疗措施的患者）经 n 年的随访，到随访结束时仍存活的病例数占观察病例的比例	n 年生存率 =（随访满 n 年的某病存活病例数/随访满 n 年的该病病例数）×100%	常用于评价某些慢性病如恶性肿瘤、心血管等病程长、病情较重、致死性强的疾病的远期疗效

四、相对危险度

1. 相对危险度（RR）或率比

（1）定义：指暴露组发病率（I_e）与非暴露组发病率（I_0）之比，它反映了暴露与疾病的关联强度。

（2）公式：$RR = I_e/I_0$，RR 说明暴露组的发病危险是非暴露组的多少倍。

2. 比值比（OR）

（1）定义：比值比又称优势比、交叉乘积比。指病例组中暴露人数与非暴露人数的比值除以对照组中暴露人数与非暴露人数的比值。

（2）OR 的意义：与 RR 相同，OR 反映暴露者患某种疾病的危险性较无暴露者高的程度。若能满足以下两个条件，则 OR 值接近甚至等于 RR 值。

1）所研究疾病的发病率（死亡率）很低。

2）所选择的研究对象代表性好。

五、 归因危险度 （人群公共卫生意义）

1. 归因危险度

（1）定义：归因危险度（AR）或率差（RD）是指暴露组发病率与非暴露组发病率之差，它反映发病归因于暴露因素的程度。

（2）公式：$AR = I_e - I_0（RR - 1）$。

（3）AR的意义：表示暴露者中完全由某暴露因素所致的发病率或死亡率。

2. 归因危险度百分比

（1）定义：归因危险度百分比是指暴露人群中由暴露因素引起的发病在所有发病中所占的百分比。

（2）公式：$AR\% = [（I_e - I_0）/I_e] \times 100\%$。

3. 人群归因危险度百分比

（1）定义：人群归因危险度百分比（$PAR\%$）表示全人群中由暴露引起的发病在全部发病中的比例。

（2）公式：$PAR\% = [（I_e - I_0）/I_1] \times 100\%$，$I_1$为全人群发病率，或 $PAR\% = \{P_0（RR - 1）/[P_0（RR - 1）+1]\} \times 100\%$，$P_0$为某因素在人群中的暴露率。

六、 反映母婴健康状况的率

1. 婴儿死亡率 （IMR）

（1）定义：指活产儿在不满1周岁死亡的人数与同期活产数的比率。一般以年为单位，用千分率表示。

（2）公式：$IMR =$（某年某地1周岁以内婴儿死亡数/该地同期的活产数）$\times 100\%$。

（3）用途：婴儿死亡率经常作为衡量一个国家、民族居民健康状况和社会经济发展水平的综合指数，是反映妇幼保健工作水平的重要指标。

2. 新生儿期和新生儿后期死亡率

（1）新生儿期死亡率

1）概念：是指死亡发生在出生后28天内的新生儿数与该地同期的活产数之比。

2）公式：新生儿死亡率 =（某年某地小于28天新生儿死亡数/该地同期的活产数）$\times 1000\%$。

（2）新生儿后期死亡率

1）概念：是指死亡发生在出生后28天到满一周岁的新生儿数与同期活产数与新生儿死亡数之差的比。

2）公式：新生儿后期死亡率 =（某年某地28~365天内婴儿死亡数）/（该地同期的活产数 – 新生儿死亡数）$\times 1000\%$。

（3）活产婴儿如果在新生儿期死亡，就不应该归为新生儿后期的人群中，因此，新生儿后期死亡率分母等于活产数减去新生儿期死亡数。当新生儿期死亡数较小时（<5%）时，近似新生儿后期死亡率＝婴儿死亡率－新生儿死亡率。

3. 围生期死亡率和比

（1）定义：是指妊娠28周（即胎儿达到或超过体重1000g或身长35cm）至产后1周内的胎、婴儿死亡数与同期全部出生人数之比。

（2）公式：围生期死亡率＝〔（体重≥1000g死产婴儿数＋体重≥1000g婴儿产后1周内死亡数）／（体重≥1000g死产婴儿数＋体重≥1000g活产婴儿数）〕×1000‰。

（3）用途：围生期死亡率最初是用来评估孕妇产前和分娩期间的护理，以及母婴在产后的看护。近年发展成对所谓的围生期风险的研究，重点是围生期死亡及其导致的低风险人群死亡期望值的增高。

4. 孕产妇死亡率

（1）定义：孕产妇死亡率是评价一个国家或者地区怀孕妇女的营养和医疗保健情况的指标。

（2）公式：孕产妇死亡率＝（怀孕相关死亡数/活产数）×100000/10万。理论上讲，分母应该是怀孕妇女数，但是为了简化，常用活产数来估计怀孕妇女数。

七、其他常用指标

1. 续发率

（1）定义：续发率也称二代发病率，指某传染病易感接触者中，在最短潜伏期与最长潜伏期之间续发病例的人数占所有易感接触者总数的百分率。

（2）公式：续发率＝（易感接触者中续发病例的人数/易感接触者总人数）×100%。

（3）用途：续发率可用于比较传染病传染力的强弱，分析传染病流行因素，如年龄、性别、家庭中儿童数、家庭人口数、经济条件等对传染病传播的影响，衡量日常生活接触传播在传染病流行中的作用，以及评价免疫接种、隔离、消毒等卫生防疫措施的效果。

2. 感染率

（1）定义：感染率是指在某个时间内被检查的人群中，某病现有感染者人数所占的比例。

（2）公式：感染率＝（受检者阳性人数/受检人数）×100%。

（3）用途：在流行病学工作中这一指标常用于研究某些传染病或寄生虫病的感染情况和防治工作的果，估计某病的流行趋势，也可为制定防制措施提供依据。它是评价人群健康状况常用的指，尤其是对乙型肝炎、结核、乙型脑炎、寄生虫等的隐性感染、病原携带及轻型和不典型病例的调查较为有用。

3. 存活率

（1）定义：存活率又称生存率，指随访期终止时仍存活的病例数与随访期满的全部病例数之比。

（2）公式：n年存活率 = （随访n年仍存活的病例数/随访满n年病例数）×100%。研究存活率必须有随访制度。首先确定随访起始时间及终止时间。一般以确诊日期、手术日期或住院日期为起始时间。n通常以1、3、5或10年计算。

（3）用途：存活率是用于评价某些慢性的、病死率较高的疾病（如癌症、心血管病等）的远期疗效的重要指标。

第三节　流行病学常用研究方法

一、现况调查

1. **概念**　是指在某一人群中应用普查或抽样调查等方法收集特定时间内有关变量、疾病或健康状况的资料，以描述目前疾病或健康状况的分布及某因素与疾病的关联。从时间上说，现况调查是在特定时间点进行的，即在某一时点或在短时间内完成，这个时间点犹如一个断面，故又称之为横断面研究。

2. **目的**

（1）描述疾病或健康状况的分布：通过现况调查可以描述疾病或健康状况的三间分布，发现高危人群，分析疾病或健康状况的频率与哪些环境因素、人群特征等因素有关。

（2）发现病因线索：描述某些因素或特征与疾病或健康状况的联系以确定病因假设，供分析流行病学研究。

（3）适用于疾病的二级预防：利用普查或筛选等手段，可早期发现患者，实现"早发现，早诊断，早治疗"的目的。

（4）评价疾病的防治效果：如定期在某一人群中进行横断面研究，收集有关暴露与疾病的资料，通过这种类似前瞻性研究的调查结果，可考核和评价某些疾病防治措施的效果。

（5）疾病监测：在某一特定人群中长期进行疾病监测，可对所监测疾病的分布规律和长期变化趋势有深刻的认识和了解。

（6）其他：还可以用于衡量一个国家或地区的卫生水平和健康状况、卫生服务需求的研究、社区卫生规划的制定与评估和有关卫生或检验标准的制定，为卫生行政部门的科学决策提供依据。

3. **方法及种类**

（1）普查

1）概念：即全面调查，是指在特定时点或时期、特定范围内的全部人群（总体）均为研究对象的调查。

2）优缺点：普查的优点是不存在抽样误差，但不适用于患病率低且无简便易行诊断手段的疾病。

（2）抽样调查

1）概念：通过抽样的方法，对特定时点、特定范围内的人群的一个代表性样本进行调查，以样本的统计量来估计总体参数所在范围。

2）优缺点：抽样的优点是节省时间、人力和物力资源，但设计实施复杂，且不适用于变异较大的研究对象或需要普查普治的疾病。

4. 优缺点

（1）优点

1）现况调查中常用的是抽样调查。抽样调查的样本一般来自人群，即从一个目标群体中，随机地选择一个代表性样本来进行暴露与患病状况的描述研究，故其研究结果有较强的推广意义，以样本估计总体的可信度较高。

2）现况研究是在收集资料完成之后，将样本按是否患病或是否暴露来分组比较，即有来自同一群体的自然形成的同期对照组，使结果具有可比性。

（2）局限性

1）现况研究中，由于调查时疾病与暴露因素一般同时存在，难以确定先因后果的时相关系。

2）现况研究调查得到的是某一时点的是否患病情况，故不能获得发病率资料，除非在一个稳定的群体中，连续进行同样的现况调查。

3）如果在一次现况研究进行过程中，研究对象中一些人若正处在所研究疾病的潜伏期或者临床前期，则极有可能会被误认为是正常人，使研究结果发生偏倚，低估该研究群体的患病水平。

二、队列研究

1. 概念　也称群组研究，是将特定的人群按其是否暴露于某因素或按不同暴露水平分为 n 个群组或队列，追踪观察一定时间，比较两组或各组发病率或死亡率的差异，以检验该因素与某疾病有无因果联系及联系强度大小的一种观察性研究方法。

2. 用途

（1）检验病因假设：由于队列研究是由"因"及"果"的研究，检验病因假设的能力较强，因此它的主要用途是探讨某种因素与某疾病或多种疾病的关联。

（2）描述疾病的自然史：队列研究可以经过前瞻性的随访，观察到人群从暴露到发生疾病直至出现各种结局的全貌，包括亚临床阶段的变化与表现。这些信息对临床医生作出诊断和治疗决策至关重要。

3. 类型

（1）前瞻性队列研究

1）概念：前瞻性队列研究也称同时性或即时性队列研究，研究对象的分组根据研究开始时研究对象的暴露状况而定。

2）优缺点：可以直接获得暴露与结局的第一手资料，因而信息准确，不易产生信息偏倚。但因该研究需长时间随访，费时、费力，所以该方法应用的广度受到了限制。

（2）历史性队列研究

1）概念：也称同时性队列研究或回顾性队列研究，研究对象的分组根据其既往暴露资料而定，研究伊始便可从历史资料中获得每位研究对象的结局，即研究开始之时便是观察结束之日。

2）优缺点：虽然收集暴露资料和判断结局同时完成，但性质还是属于前瞻的。若有完整的历史记录，该方法的资料收集和分析可在较短时间内完成，可达到事半功倍的效果。

（3）双向性队列研究：该方法是以上两个方法的结合。根据历史档案确定暴露与否，随访至将来的某个时间确定结局，故又称混合性队列研究。

4. 特点

（1）在时序上是由前向后的，在疾病发生前开始进行，故属于前瞻性研究。

（2）属于观察性对比研究，暴露与否是自然存在于研究人群，而不是人为给予的。

（3）研究对象根据暴露与否分组，这与实验性研究的随机分型不同。

（4）是从"因"到"果"的研究。

（5）追踪观察的是两组间的发病率或死亡率差异。

5. 研究对象的选择

（1）暴露组的选择

1）特殊暴露人群：由于生活或工作的原因，使得一部分人暴露于某种特殊因素。研究该特殊因素的致病作用时，只能以该因素的特殊暴露人群为研究对象。如研究某化学物质对人体造血功能的影响，就应以接触该化学物质的人员为暴露组成员。

2）一般人群：有时研究的暴露因素是一般人群经常接触的因素，如生活嗜好、饮食习惯、遗传特征等，此时可从一般人群中获得暴露组。

3）有组织的团体：医学会会员、工会会员、机关工作人员、社会团体成员、学校或部队成员等都属于有组织的团体。选择这些人中的暴露者进入暴露组，优点是可以利用其组织系统收集随访资料。

（2）对照组的选择

1）内对照：研究人群内部如果包含暴露与非暴露两种人群，就可将其中暴露于所研究因素者作为暴露组，非暴露者作为对照组。这种对照组称为内对照。

2）外对照：当选择特殊暴露人群为暴露组时，该人群内部往往没有非暴露者，常需在该人群之外寻找对照组，故称外对照。

3）总人口对照：就是以该地区全人群的发病或死亡资料与暴露组比较。总人口对照虽有免去了选择、随访对照组的工作，节省人力、物力的优点，但很难实现比较组间的均衡。

4）多重对照：即从上述对照的形式中选择两组或两组以上对照，以加强结果的说服力。

6. 优点和局限性

（1）优点

1）研究结局是亲自观察获得，一般较可靠。

2）是由"因"至"果"观察，符合因果关系的时间顺序，论证因果关系的能力较强。

3）可计算暴露组和非暴露组的发病率，能直接估计暴露因素与发病的关联强度。

4）一次调查可观察多种结局。

（2）局限性

1）不宜用于研究发病率很低的疾病，否则需要的研究对象数量过大，费用过高。

2）观察时间长，易发生失访偏倚。

3）耗费的人力、物力和时间较多。

4）设计的要求高，实施复杂。

5）在随访过程中，未知变量引入人群，或人群中已知变量的变化等都可使结局受到影响，使分析复杂化。

三、 病例对照研究

1. 概念　病例对照研究为选择一组患所研究疾病的患者与一组无此病的对照组，调查其发病前对某个（些）因素的暴露状况，比较两组中暴露率和暴露水平的差异，以研究该疾病与这个（些）因素的关系。

2. 用途

（1）初步检验病因假设：在有病因假设的前提下，病例对照研究将可疑病因作为研究因素，其研究结果可以初步检验病因假设是否成立。这是病例对照研究最常见的用途。

（2）提出病因线索：病例对照研究也可广泛筛选疾病的相关因素，经过分析提出病因线索。不过，在没有任何病因线索的情况下，一般不首先使用病例对照研究，而是使用描述性研究。

（3）评价防制策略和措施的效果：在病例与对照之间比较接受某预防措施者所占的比例，若病例组接受某预防措施者明显少于对照组，或根本就没人接受过该措施，而对照组接受该措施者比例明显高于病例组，则可提示预防措施效果明显。

3. 特点

（1）在疾病发生后进行，研究开始时已有一批可供选择的病例。

（2）研究对象按发病与否分成病例组与对照组。

（3）被研究因素的暴露状况是通过回顾调查或信息收集获得的。

（4）若按因果关系进行分析，结果已发生，是由果及因的推理顺序。

（5）经两组暴露率或暴露水平的比较，分析暴露与疾病的联系。

4. 种类

（1）非匹配病例对照研究：在病例和对照人群中分别选取一定数量的研究对象，仅要求对照数量等于或多于病例数量，除此之外再无其他规定，这种方法称非匹配病例对照研究。

（2）匹配病例对照研究

1）频数匹配：该方法要求匹配变量所占比例在病例组与对照组之间基本相同。其中，分类变量要求各类别的构成比基本相同，如病例组与对照组成员的性别构成比基本相同；数值变量可划定多个组段，要求各组段在病例组与对照组中的构成比基本相同。

2）个体匹配：以病例和对照的个体为单位，在其间均衡匹配变量的方法叫个体匹配。

5. 研究对象的选择

（1）病例的选择

1）选择病例时应考虑的问题

①疾病的诊断标准：病例对照研究以有无某种疾病为分组标准，因而，对有无疾病的判断尤为重要。疾病应有明确的诊断标准，而且该标准应尽可能是得到公认的。若需要自订标准，应注意控制诊断标准的假阳性率和假阴性率。

②病例的确诊时间：收集病例时，所研究疾病的新发病例、现患病例和死亡病例均可见到。死亡病例仅能从医学记录或他人代述中获得其暴露资料，误差更大，尽量不用。由于新发病例是刚刚确诊，尚未接受临床干预措施，平时的行为习惯尚未因患病而改变，加之收集资料的时间与暴露时间接近，所以由新发病例可以获得较为全面而真实的信息，应作为研究对象的首选。

③病例的代表性：抽样调查的目的是以样本说明总体。病例不仅要在病情、疾病分型等方面能代表总体，而且在人口学特征（如年龄、性别、种族等）、所处的社会环境、生活环境等与疾病发生有关的诸多方面也能代表其总体。

④对病例某些特征的限制：有时为更好地处理干扰因素，病例对照研究允许在选择研究对象时对研究对象某些特征加以限制。

2）病例的来源

①来源于医院的病例：医院来源的病例具有易收集、好配合、信息质量高的优点，但易发生选择偏倚是其明显缺陷。到某医院就医的病例在住址、病情、职业、经济水平、病种等方面可能具有某些特征，而这些特征又往往与病因有着千丝万缕的联系。

②来源于社区的病例：该类病例是在某一地区内，通过普查、疾病统计或医院资料得到的全部病例或其随机样本，称为以社区为基础的病例对照研究。

以社区为基础的病例对照研究，结论可推及该社区人群。

（2）对照的选择

1）选择对照时应考虑的问题

①确认对照的标准：对照应是经过与病例相同的诊断技术确认的不患所研究疾病的人。

②对照的代表性：对照应是产生病例的人群中全体未患该病者的一个随机样本。

③对照与病例的可比性：要求除了研究因素之外，所有与疾病发生有关的因素在病例与对照之间均有可比性。这是求异法所要求的基本条件，否则研究将无科学性可言。

④对照不应患有与研究因素有关的其他疾病

⑤可同时选择两种以上对照：一种方法是既从一般人口中选择对照，又从住院病人中选择对照，若研究结果一致，则能增加评价的依据；若研究结果不一致，则需分析其原因，找出可能存在的偏倚。

2）对照的来源

①同一或多个医疗机构中诊断的其他疾病病例。

②社区人口中未患该病的人。

③病例的邻居中未患该病的人。

④病例的配偶、同胞、亲戚。

⑤病例的同事。

6. 优点和缺点

（1）优点

1）病例对照研究所需样本量小，病例易获取，因此工作量相对小，所需物力、人力较少，易于进行，出结果快。

2）可以同时对一种疾病的多种病因进行研究。

3）适合于对病因复杂、发病率低、潜伏期长的疾病进行研究。

4）在某些情况下，还可以对治疗措施的疗效与副作用作初步评价。

（2）缺点：由于受回忆偏倚的影响，选择合理的对照又较困难，因此结果的可靠性不如队列研究。此外，不能计算暴露与无暴露人群的发病率及相对危险度（RR），只能计算比值比（OR）。

四、 实验性研究

1. 概述 实验性研究的基本性质是研究者在一定程度上掌握着实验的条件，主动给予研究对象某种干预措施。其主要研究类型有临床试验、现场试验、社区试验和类实验等。

2. 特点

（1）属于前瞻性研究：实验性研究必须是干预在前，效应在后，所以是前瞻性研究。

（2）随机分组：严格的实验流行病学研究应采用随机方法把研究对象分配到实验组或对照组，以控制研究中的偏倚和混杂，如果条件受限不能采用随机分组方法，两组基本特征应该均衡可比。

（3）设立对照组：设立对照的目的是为了通过比较其与实验组结局的差别，说明实验措施的效果。流行病学实验性研究不仅要求设立对照组，而且还要求是平行随访的对照组。含义是在同一时点划分实验组与对照组，各组同时前瞻性随访，收集研究结果。

（4）有干预措施：这是实验的最重要特征，没有干预措施不能称为实验。

3. 分类

（1）临床试验：是在医院或其他医疗照顾环境下进行的试验。该方法以临床病人为研究对象，常用于评价药物或治疗方法的效果。

（2）社区试验：也有人称生活方式干预试验，是以尚未患所研究疾病的人群作为整体进行试验观察，常用于对某种预防措施或方法进行考核或评价。社区试验接受干预的基本单位是整个社区，有时也可以是某一人群的各个亚群，如某学校的班级。如果某种疾病的危险因子分布广泛，不易确定高危人群时，也需要采用社区试验。

五、诊断试验的评价研究

1. 诊断试验的相关概念

（1）定义：诊断试验是对疾病进行诊断的试验方法。它包括各种实验室检查、病史体检所获得的临床资料、X 线及超声诊断等。

（2）诊断指标

1）客观指标：即能用客观仪器测定的指标，很少依赖诊断者的主观判断和被诊断者的主诉，如用体温计测定体温、用 X 线片观察肺部或骨骼病变等。

2）主观指标：即完全根据被诊断者的主诉来决定，如疼痛、乏力、食欲缺乏等。

3）半客观指标：即根据诊断者的主观感知判断，如肿物的硬度、大小等。

（3）诊断标准

1）方法：生物统计学方法、临床判断法和 ROC 曲线法。

2）原则

①对于一些严重疾病，如能早期诊断则可获得较好的治疗效果，而漏掉一个可能的病例则其后果严重，此时应尽可能保证所有的患者都被诊断出来，即选择敏感度较高的指标。

②对于治疗效果不理想的疾病，且确诊及治疗费用又较昂贵时，或者误诊一个非患者为患者时后果严重，造成严重的精神负担，则可选择特异度较高的诊断标准。

③当假阳性和假阴性的重要性相等时，一般可把诊断标准定在"特异度 = 灵敏度"的分界线处。

2. 评价指标

（1）真实性：又称有效性，是指筛检试验或诊断试验所获得的测量值与实际情况的符合程度。

1）灵敏度：也称真阳性率，即实际有病且按该诊断试验被正确地判为有病的概率。只与病例组有关，理想的试验灵敏度为 100%。

2）特异度：也称真阴性率，即实际无病按该诊断试验被正确地判为无病的概率。特异度只与非病例组有关，理想的试验特异度为 100%。

3）假阳性率：也称误诊率或第一类错误，即实际无病但根据该诊断试验被定为有病的概率。

4）假阴性率：也称漏诊率或第二类错误，即实际有病但根据该诊断试验被定为非病者的概率。

5）正确诊断指数：系指灵敏度和特异度之和减去1，正确诊断指数可用于两个诊断方法的比较，理想的正确诊断指数为100%。

（2）可靠性：又称信度，指相同条件下同一试验对相同人群重复试验获得相同结果的稳定程度。可靠性高，说明试验结果受随机误差的影响不大。

1）变异系数：当某试验是进行定量测定时，可用变异系数来表示可靠性，即所测平均数的标准差与测定的均数之比，比值越小，可靠性越好。

2）符合率：又称准确度，当某试验进行定性测定时，同一批研究对象两次诊断结果均为阳性与均为阴性的人数之和占所有进行诊断试验人数的比率。

3）诊断试验的一致性分析：若要衡量临床医生的诊断水平如何，他们之间对同一人群的诊断结果是否存在差异，可采用 Kappa 分析。Kappa 分析所得值，是评价不同地点或不同操作者对同一试验结果一致性的指标，该值考虑了机遇因素对一致性的影响并加以校正，从而提高了判断的有效性。

（3）收益：反映诊断试验结果与实际符合的概率，包括阳性预测值和阴性预测值。

1）阳性预测值：指试验阳性结果中真正患病的比例。患病率相同时，特异度越高，阳性预测值越好，临床医生越有理由判断阳性结果为患者。

2）阴性预测值：指试验阴性结果中真正未患病的比例。患病率相同时，诊断试验的灵敏度越高，则阴性预测值越好，临床医生更有把握判断阴性结果为非患者。

3. 评价标准

（1）同金标准诊断方法进行同步盲法比较。在对一项新的诊断试验进行研究和评价时，只有以金标准为基础进行考核，才能获得准确的结果。但实际工作中金标准的选择有时是比较困难的，此时，可用目前公认的最好的临床诊断试验作为金标准。

（2）研究对象的代表性。为保障试验结果的代表性和可推论性，所选择的病例组和非病例组最好是目标人群的一个随机样本。对象的选择具有统一的临床诊断标准和纳入研究的标准。

（3）要有足够的样本量。

（4）诊断界值的确定要合理。既要考虑该试验检验的目的（筛检或确诊），也要兼顾灵敏度和特异度。

（5）不仅评价真实性，也评价可靠性。

（6）试验的方法和步骤要具体，有可操作性。

4. 提高诊断质量方法

（1）联合试验

1）平行（并联）实验：指几个试验中只要有一个试验呈现阳性即诊断为阳性。其优点是灵敏度增高，漏诊率降低；但同时特异度降低，误诊率增高。

2）系列（串联）实验：指几个试验中有一个阴性即诊断为阴性，全部阳性才能判为阳性。其优点是特异度增高，误诊率降低；缺点为灵敏度降低，漏诊率增高。

（2）选择患病率高的人群：一方面可使新发现的病例数增加；另一方面可使阳性预测值升高，试验成本下降。其结果是使试验的效率提高。

六、　筛检试验的评价研究

1. 含义

（1）概念：通过快速的检验、检查或其他措施，将可能有病但表面上健康的人，同那些可能无病的人区分开来。

（2）与诊断试验的区别：筛检试验是把患者及可疑有该病的人与健康人区别开来，而诊断试验是进一步把患者与可疑有病但实际无病者区别开来。因此，筛检是第一步，诊断是第二步，治疗是第三步。

2. 用途

（1）筛检最初用于早期发现那些处于临床前期或临床初期的可疑患者，以进行早诊断和早治疗，提高治愈率或延缓疾病的发展，改善预后。

（2）近年来，筛检试验越来越多地应用于发现某些疾病的高危个体，以预防疾病的发生。如筛检高血压以预防脑卒中，筛检高胆固醇血症以预防冠心病等。

（3）开展流行病学监测，了解疾病的患病率及其趋势，为公共卫生决策提供科学依据。

（4）了解疾病的自然史。通过对人群疾病的筛检，可以了解疾病处于不同病理生理变化及不同临床时期的状态变化，了解疾病发生、发展的过程。

3. 筛检试验的评价指标　真实性评价指标是灵敏度和特异度，计算方法与诊断试验的评价指标相同。

4. 筛检试验的类型和方法

（1）类型

1）群体筛检：指当疾病的患病率较高时，需要开展普遍筛检，筛检的对象可以是一定范围的整个人群。

2）选择性筛检：将工作重点集中在高危险人群组，如在 40 岁以上的超重肥胖人群中筛检糖尿病。

（2）方法

1）单项筛检：指用一种筛检试验检查某一种疾病。

2）多项筛检：指多种筛检方法联合使用。

5. 应用原则

（1）合适的疾病

1）筛检的疾病应具有可识别的潜伏期或早期症状期。

2）对疾病的自然史，包括从潜伏期发展到临床期、疾病结局的过程应有足够的了解。

3）对被筛检和诊断出来的病例应有有效而易被群众接受的治疗方法。

（2）合适的筛检试验：必须快速、简单、经济、有效，且乐于被群众所接受。

（3）合适的筛检计划

1）筛检计划应是一个连续的过程，应对可疑病例提供诊断、治疗的方便。对筛检试验阴性者，还应进行定期检查。

2）要考虑筛检、诊断和治疗整个过程的成本与效益问题。

第四节　医学统计学的基本知识

一、基本概念

1. 定义

（1）统计学通常被定义为"关于数据收集、表达和分析的普遍原理和方法"。

（2）医学统计学则可定义为"根据统计学的原理和方法，研究医学数据收集、表达和分析的一门应用学科"。

2. **研究对象**　具有不确定性的医学数据，其基本的研究方法是通过收集大量资料，通常是人、动物或生物材料的测量值，发现蕴含其中的统计学规律。

3. **主要内容**

（1）统计设计

1）调查设计：主要有抽样方法、调查技术、质量控制技术等。

2）实验设计：主要有各种实验设计模型、分组方法、样本量估计等。

（2）统计描述：对原始数据进行归纳整理，用相应的统计指标，如率、均数等，表示出研究对象最鲜明的数量特征，必要时选择统计表或统计图。

（3）统计推断：统计描述的基础上，对统计指标的差别和关联性进行分析和推断。

4. **医学统计资料的类型**

（1）计量资料：也称数值变量，通常用专用仪器测量，并有计量单位，如身高（cm）、体重（kg）等。

（2）计数资料

1）二分类：观察结果只有两种相互对立的属性，如"阳性"或"阴性"，"死亡"或"存活"，"正常"或"异常"。

2）多分类：多分类的定性观察结果有两种以上互不包含的属性，如新生儿出生缺陷、某病患者的死亡原因等。

（3）等级资料：介于定量测量和定性观察之间的半定性观察结果，通常有两个以上等级，如阴性、阳性、强阳性，治愈、好转、有效、无效等。常与计数资料统称为分类变量。区别在于，等级资料虽然也是多分类资料，但各个类别间还存在大小或程度上的差别。

5. 医学统计工作的基本步骤

（1）研究设计

1）调查设计（不加干预）：主要是了解客观实际情况的现场工作。

2）实验设计（加干预）：根据研究对象不同分为动物实验和临床试验（或现场试验）。

（2）收集资料

1）统计资料的来源

①经常性资料：一般指医疗卫生工作中的原始记录。如医疗卫生工作记录和报告单（卡）、医院各科门诊病历、住院病例、健康检查记录等。

②一时性资料：根据专题调查或实验研究的需要而临时设计的调查表或调查问卷，如临床试验的病例报告单、动物实验的数据记录等。

2）统计资料的要求

①资料必须完整、正确和及时。

②要有足够的数量。

③注意资料的代表性和可比性。

（3）整理资料

1）原始数据的检查与核对

①统计数据的常规检查：如检查原始记录的数据有无错误和遗漏；调查项目是否按要求或填表说明填写；统计表格的行栏合计应与总计相符。

②数据的取值范围检错：可利用频数分布表检查是否有异常值的出现。

③数据间的逻辑关系检错：逻辑检查是为了查明资料项目之间是否有矛盾。

2）数据的分组设计和归纳汇总

①质量分组：按事物的性质或类型分组，这种方法多适用于分类变量资料或等级资料。如患者按性别、病情轻重等分组作为分组变量；疗效按治愈、好转和无效等分组作为结局变量。根据研究需要，有时也可将计量资料转换成计数资料或等级资料，进行质量分组。

②数量分组：按观察值的大小进行分组，这种方法多适用于数值变量的资料。分几组合适要根据研究内容的特点和分析目的来定。

（4）分析资料

1）用一些统计指标、统计图表等方式表达和描述资料的数量特征和分布规律，不涉及由样本推论总体的问题。

2）对样本统计指标作参数估计和假设检验，并结合专业知识解释分析结果，目的是用样本信息推断总体特征。

6. 统计学的重要概念

（1）同质与变异

1）同质：指研究对象具有相同的背景、条件、属性。

2）变异：指同一性质的事物，其个体观察值之间的差异。

（2）总体与样本

1）总体：根据研究目的的确定的同质观察单位的全体，更确切地说，是同质的所有观察单位某种变量值的集合。这里的观察单位亦称个体，是统计研究中最基本的单位。

2）样本：指从总体中随机抽取有代表性的一部分观察单位，其测量值（或观察值）的集合。

（3）参数与统计量

1）参数：指总体指标，如总体均数、总体率、总体标准差等。

2）统计量：指样本指标，如样本均数、样本率、样本标准差等。

（4）误差：医学科学研究中的误差通常指测量值与真实值之差。其中包括系统误差和随机测量误差；以及样本指标与总体指标之差，即抽样误差。系统误差应该通过周密的研究设计和调查（或测量）过程中的严格质量控制措施予以解决；随机测量误差及抽样误差都属于随机误差，随机测量误差不可避免，但应尽量的小；抽样误差不可避免。

（5）概率与频率

1）概率：指某随机事件发生的可能性大小的数值，常用符号 P 来表示。随机事件的概率在 0 与 1 之间，即 $0 \leqslant P \leqslant 1$，常用小数或百分数表示。$P$ 越接近 1，表明某事件发生的可能性越大，P 越接近 0，表明某事件发生的可能性越小。

2）频率：指一次实验结果计算得到的样本率。统计中的许多结论都是带有概率性的。一般常将 $P \leqslant 0.05$ 或 $P \leqslant 0.01$ 称为小概率事件，表示某事件发生的可能性很小。

二、 统计描述

（一）数值变量资料的统计描述

1. 频数表

（1）定义。相同观察结果出现的次数称为频数。将所有观察结果的频数按一定顺利排列在一起便是频数表。

（2）定量测量结果通常不一一列出各测量值的频数。此时，应将所有测量值中最小值与最大值之间的范围划分成若干等长度的组段，以各个组段内的变量个数作为频数。由于样本量有限，组段的数量不宜过多或过少，通常取 10 个左右，组段长度（组距）的选取以方便阅读为原则。

2. 频数分布图　为了更直观地反映计量资料的分布特点，可进一步绘制频数分布图，以评分组段（每段 2 分）为底，相应频数为高做一系列密闭的矩形，频数分布图又称直方图，它能直观地反映连续变量各种取值出现的机会。

3. 描述集中趋势的指标

（1）算数均数：当资料服从对称分布时，统计中常采用算术均数描述其平均水平（或集中趋势）。

（2）中位数

1）概念：指一组由小到大顺序排列的观测值中位次居中的那个观测值。

2）特点：中位数具有不受两端特大或特小值影响的特点，当资料的一端或两端无确定数值时，算数均数不能计算，而中位数却可以。

（3）几何均数：是描述偏态分布资料集中趋势的另一种重要指标。

1）等比资料，如医学上血清抗体滴度、人口几何增长资料等。

2）对数正态分布资料（有些正偏态分布的资料，原始数据经过对数转换后服从正态分布），如正常成人血铅值或某些疾病的潜伏期等。

4. 描述离散趋势的指标

（1）方差与标准差：是描述对称分布资料离散趋势的重要指标。方差与标准差的数值越大，说明观测值的变异度越大，即离散程度越大，此时的数据就会越分散，均数的代表性越差。

（2）极差（R）

1）概念：也称全距，极差是一组观察值中最大值与最小值之差，用于反映观察值变异的范围大小。极差大，说明变异度大。用极差描述变异度大小，简单明了。

2）缺点

①除最大值和最小值外，不能反映组内其他数据的变异度。

②不够稳定。

（3）百分位数：是一个位置指标，用符号 P_x 表示。将由小到大顺序排列的观察值分成100等份，对应于第 x% 位的观察值即为第 x 百分位数，P_{50} 百分位数就是中位数，所以，中位数是一个特定的百分位数，百分位数常用于描述偏态分布资料在某百分位置上的水平及确定偏态分布资料医学参考值范围。

（二）分类资料的统计描述

1. 频数表　分类资料的变量值是定性的，表现为互不相容的属性或类别。在一个样本中，相同情形出现的次数称为频数，将互不相容的各情形的频数用统计表的形式列出就是频数表。

2. 相对数　包括比例 和率 。

三、 统计表和统计图

1. 统计表

（1）结构：包括标题、标目、线条、数字等部分，有些统计表还有备注。

1）标题：是表格的总名称。

2）标目：包括横标目和竖标目，横标目说明横行数字的属性，位于表格的左侧，纵标目说明每一列数字的属性，位于表格的第一横行。

（2）制表原则和要求

1）原则：重点突出，简单明了。一张表只有一个中心内容，明确显示需要说明的问题。主谓分明，层次清楚。合理安排横纵标目。

2）要求

①标题：概括说明表的内容，位于表的上方，内容简洁扼要。

②标目：用以指明表内数字含义，横标目为主语，表示被研究事物；纵标目为谓语，表示被研究事物的各项统计指标。

③线条：除必需的顶线、底线、标目线以外，应尽量减少其他不必要的线条，不使用竖线、斜线。

④数字：一律使用阿拉伯数字，应准确无误；同一指标的数字的小数位应一致，位次对齐。

2. 统计图

（1）制图的基本要求

1）根据资料的性质和分析目的，选择合适的图形。

2）统计图要有标题，位于图体下方的中央位置。

3）绘制有坐标轴的图形，纵、横轴要有标目，标注原点、尺度、单位等，纵横轴的比例以 5∶7 为宜。

4）同一张图内比较不同事物时，须用不同颜色或样式的线条区别表示，并附图例说明。

（2）常用统计图的类型（表5-2）

表5-2　常用统计图的类型

类型	用途
直方图	主要用于表示连续变量的频数分布情况，图中直条连续排布，各直条宽度代表各组段组距，直条高度代表相应组段频数或频率
折线图	用于描述一个变量随另一个变量的变化而变化的趋势和幅度，通常是变量随时间的变化情况。绘制折线图时横轴和纵轴的刻度均可以不从"0"开始，用短直线依次连接相邻各点，注意不应将折线绘制成光滑曲线
误差条图	常用于比较多组连续变量的均值和标准差（或可信区间），直条的高度表示均值，直条顶端用"T"形图标或"工"形图标表示标准差（或可信区间），图标中竖线长度表示标准差的大小（或可信区间范围）
箱式图	当连续变量为偏态分布时，用误差条图展示多组间比较不够恰当，可使用箱式图比较多组间的平均水平和变异程度
直条图	常用于比较统计指标数值的大小和对比关系，各等宽直条间隔排布，直条高度表示统计指标的数值大小。可分为单式条图和复试条图
圆图	用于表示构成比，圆的总面积为100%，圆内各扇形区域表示各部分所占比例。绘制时各扇形的排布顺序通常按比例从大到小或分类的自然顺序由12点位置起始，顺时针排布，每3.6度角为1%
百分条图	当要同时比较多组构成比时，采用百分条图比圆图更为直观便捷。百分条图中直条的全长代表100%，其中每段的长度对应该部分在全体中的占比

四、 统计推断

1. 假设检验的基本原理

（1）概念：也称显著性检验，是统计推断的核心，也是实际应用最广的内容。

（2）统计假设：通常把需要判断的总体特征叫统计假设，简称假设。利用样本信息判断假设是否成立的统计方法称为假设检验。

2. 假设检验的步骤

（1）建立检验假设，确定检验水准

1）根据统计推断目的提出对总体特征的假设，检验假设有两种：

①无效假设，又称零假设，用 H_0 表示。一般将欲否定的假设设为 H_0。它是计算检验统计量的基础。

②备择假设，用 H_1 表示。H_1 是与 H_0 相互对立的假设，当 H_0 被拒绝时，则接受 H_1。

2）确定检验水准：也称为显著性水准，符号为 α，是事先确定的允许犯 I 类错误的概率，也是是否拒绝 H_0 的界值。

（2）选定检验方法，计算检验统计量：要根据统计推断的目的、研究设计的类型和样本量的大小等条件，选用不同的检验方法和计算相应的统计量。实际应用时，应注意各种检验方法的适用条件。

（3）确定 P 值，作出推断结论

1）当 $P \leqslant \alpha$ 时，按所取检验水准 α，拒绝 H_0 接受 H_1，可以认为差别有统计学意义，两总体均数不相等。

2）当 $P > \alpha$ 时，按所取的检验水准 α，不拒绝 H_0，差别无统计学意义，即不能认为两总体均数不相等。然后结合实际资料作出专业结论。

3. 假设检验的注意事项

（1）检验方法的正确选择：定量资料符合参数检验条件，应选用参数检验，其中两个独立样本均数比较可用 t 检验，多个独立样本均数比较可用 方差分析；配对设计资料可用配对设计 t 检验，随机区组资料可用随机区组设计的方差分析等。定量资料不符合参数检验条件的可用非参数检验，根据资料设计类型选择相应的 秩和检验。

（2）结果的解释：一般情况，假设检验中 $P \leqslant 0.05$，称为差别有统计学意义；$P \leqslant 0.01$，称为差别有高度统计学意义。此时由于样本信息不支持 H_0，因此"拒绝 H_0，接受 H_1"，可以认为两个总体均数不同。α 愈小，拒绝 H_0 时犯 I 类错误的概率越小，越有理由相信 H_0 不真，但这不意味着两个总体均数相差很大，差别的大小及差别有无实际意义应根据专业知识来确定。当"不拒绝 H_0"时，称为差别无统计学意义，不能认为两个总体均数相差不大，或一定相等，即应同时考虑其统计学意义与临床意义。

第六章

健康教育学

第一节   健康教育与健康促进概述

一、 健康教育

1. **定义**   通过信息传播和行为干预，帮助个人和群体掌握卫生保健知识、树立健康观念，自愿采纳有利的健康行为和生活方式的教育活动与过程，其目的是消除或减轻影响健康的危险因素，预防疾病，促进健康和提高生活质量。

2. **健康教育与卫生宣教区别**

（1）比之于过去的卫生宣教，健康教育明确了自己特定的工作目标——促使人们改善健康相关行为，从而防治疾病、增进健康，而不是仅仅作为一种辅助方法为卫生工作某一时间的中心任务服务。

（2）健康教育不是简单的、单一方向的信息传播，而是既有调查研究又有干预的，有计划、有组织、有评价的，涉及多层次多方面对象和内容的系统活动。

（3）健康教育在融合医学科学和行为科学（社会科学、心理学、文化人类学等）、传播学、管理科学等学科知识的基础上，已经初步形成了自己的理论和方法体系。

3. **目的**   通过健康教育的过程，达到改善、维持和促进个体及社会的健康状况，也就是通过健康教育手段普及医药科学知识，教育和引导人民群众破除迷信，摒弃陋习，积极参加全民健身活动，促进合理营养，养成良好卫生习惯和文明的生活方式，培养健康的心理素质，提高健康水平，从而使国家与民族繁荣昌盛，人民生活幸福美满。

4. **任务**

（1）提供卫生信息，协助领导层制定增进群众健康策略，动员各有关部门共同协作开展维护群众健康的活动。

（2）通过教育，建立和促进个人、社会预防疾病和保持健康的责任感，帮助人们学习健康知识，增进自我保护意识和自我保健能力，养成良好的卫生习惯。

（3）教育全社会关心健康与疾病，关心环境保护和卫生保健，积极支持和促进环境的改善与治理，维护生态平衡，促进个人、家庭和社会共同承担保健任务。

（4）动员各有关部门共同为社会创造一个安全、舒适、愉快和良好的生活、劳动、工作环境。

（5）积极参与社区活动，帮助社区分析存在的健康问题，协助制定规则，并在实施中承担相应的保健任务。

（6）促进社会主义精神文明建设，提倡文明、科学、健康的生活方式和行为习惯，努力提高生活质量。

5. 意义

（1）健康教育是实现初级卫生保健的开路先锋：健康教育位居初级保健工作8项基本内容的榜首，表明实现初级保健工作首先要依靠健康教育进行舆论开导工作，以保证它们能贯彻落实到实处。因此，可以把健康教育视为贯彻实现整个卫生工作方针、初级保健卫生工作的开路先锋。

（2）健康教育是落实初级卫生保健的基础工程：健康教育是所有卫生问题、预防方法和控制措施中最为重要的。健康教育是带有根本性的卫生基本建设，是能否实现初级卫生保健任务的关键。健康教育对实现所有健康目标、社会目标和经济目标均有重要的影响。

（3）健康教育是一项投入少、产出高、效益大的卫生保健措施：健康教育在改变人们不良的行为习惯和生活方式，降低自身制造的危险性上发挥重要作用。

6. 原则

（1）思想性

1）指导思想：我国的健康教育应坚持以马列主义、毛泽东思想和邓小平理论为指导方针，以建设有中国特色的社会主义理论为依据，坚持四项基本原则，符合宪法法律和社会主义精神文明建设的需要。

2）体现时代精神：健康教育内容要随科技发展、时代进步而不断更新充实。

（2）科学性

1）内容要有科学性：要保证健康教育内容正确、先进、可行、有效。在知识、信息爆炸的当代，要注意新知识、新信息、新成果与先进技术的教育，并纳入健康教育内容中。

2）教育方法和手段上要有科学性：实事求是是健康教育的灵魂，不搞片面性和以偏概全，既不夸大、歪曲，也不缩小、贬低，在手段上应充分利用现代传播媒体的作用，以提高健康教育质量和效果。

3）在科学基础上提高健康教育质量：健康教育在我国尚处于起步、萌芽、成长阶段，为发展事业壮大队伍，争取达到预期的效果与目标，就必须运用教育学的原理，注重科学性。

（3）针对性：健康教育是面向全民的事业，因此，应按广大人民群众的年龄段、性别、经济、教育、文化、职业、地域和民族不同而有所差别，不可能是单一雷同的内容与要求。

（4）群众性：全国对健康教育的覆盖率即普及率均有明确要求，所以动员广大人民群众积极参与，是健康教育最有效、最重要、最实际的组织工作，也是衡量效果的一项重要标志。

（5）长期性：改变人们的生活方式和行为习惯不是一件容易的事，健康教育也不是一蹴而就的。由于科学技术不断发展，人们对健康与疾病认识也在不断深入，还可能发现和认识危害人民生命与健康新的疾病和致病危险因素。因此，健康教育必须坚持反复地、经常地进行，不可能一劳永逸。

二、健康促进

1. 定义

（1）世界卫生组织给健康促进的定义：健康促进是促进人们维护和提高他们自身健康的过程，是协调人类与他们环境之间的战略，规定个人与社会对健康各自所负的责任。

（2）美国教育学家格林定义：健康促进是指一切能促使行为和生活条件向有益于健康改变的教育与环境支持的综合体。

2. 健康促进涉及的主要活动领域

（1）建立促进健康的公共政策：促进健康的公共政策多样而互补：政策、法规、财政、税收和组织改变等。由此可将健康问题提到各级各部门的议事日程上，使之了解其决策对健康的影响并需承担健康责任。

（2）创造健康支持环境：健康促进必须为人们创造安全的、满意的和愉快的生活和工作环境。系统地评估快速变化的环境对健康的影响，以保证社会和自然环境有利于健康的发展。

（3）增强社区的能力：提高社区人民生活质量的真正力量是他们自己。充分发动社区力量，积极有效地参与卫生保健计划的制定和执行，发掘社区资源，帮助他们认识自己的健康问题，并提出解决问题的办法。

（4）发展个人技能：通过提供健康信息和教育来帮助人们提高作出健康选择的能力，并支持个人和社会的发展。由此可使人们更有效地维护自身健康和生存环境。学校、家庭和工作场所均有责任在发展个人技能方面提供帮助。

（5）调整卫生服务方向：健康促进中的卫生服务责任由个人、社会团体、卫生专业人员、卫生部门、工商机构和政府等共同分担。他们必须共同努力，建立一个有助于健康的卫生保健系统。

3. 健康促进的 3 项基本策略

（1）倡导：倡导政策支持、社会各界对健康措施的认同和卫生部门调整服务方向，激发社会关注和群众参与，从而创造有利健康的社会经济、文化与环境条件。

（2）促成：是指健康促进工作者以增权的方式与服务对象个体或群组共同采取行动的过程。所谓增权，是指通过积极参与从而让人们增强自我决策、排除障碍和采取行动的能力，来改变影响他们自身健康的因素和促进健康的过程。它包括个体及人际水平、组织水平和社区水平三个层面。在健康促进中，个人、组织或者社区通过这一过程表达他们的需求，在参与决策中阐明他们的想法，并参与实现他们需求的政治、社会和文化的行动。

（3）协调：协调不同个人、社区、卫生机构、社会经济部门、政府和非政府组织（NGOs）等在健康促进中的利益和行动，组成强大的联盟与社会支持体系，共同努力实现健康目标。

三、 健康教育与健康促进的联系

健康促进是一个综合的调动教育社会、经济和政治的广泛力量，改善人群健康的活动过程。健康教育是健康促进的基础和先导，一方面健康教育在促进行为改变中起重要作用，另一方面健康教育对激发领导者拓展健康促进的政治意愿，促进群众的积极参与，促成健康促进氛围的行为有着重要作用，政府的承诺、政策、法律、组织等社会支持条件和社会、自然环境的改善对健康教育是强有力的支撑，而健康教育如不向健康促进发展，其作用就会受到极大限制。

四、 健康教育在健康管理中的应用

1. 健康教育与健康管理的区别和联系 （表6－1）

表6－1 健康教育与健康管理的区别和联系

	健康教育	健康管理
内涵	有计划、有组织、有评价的教育活动和过程	健康监测、健康维护以及生活方式管理、疾病管理的过程
侧重点	知识、信念和行为改变，提高人们的健康素养	健康风险评估、健康危险因素管理、改善人们的健康水平
对象	个体和群体，侧重群体	个体和群体，侧重个体
基本步骤	需求评估－计划制定－干预实施－效果评价	信息收集－风险评估－干预、咨询、指导－效果评价
干预方法	信息传播、行为干预	行为干预、健康和疾病的咨询与指导、生活方式管理、疾病管理
效果评价	活动实施、人群参与情况，知识、信念、行为的变化，健康指标的改善	健康相关行为、生活方式的改变、健康指标的改变等

2. 健康教育在健康管理中的作用

（1）在个体健康管理中的作用：在对个体进行的健康教育干预时，要应用健康教育中常用的人际传播和行为干预策略，因此，熟悉和掌握健康教育的理论和实践技能是实现有效的个体健康管理的基础。

（2）在群体健康管理中的作用：健康教育和健康促进是群体健康管理工作的重要工具、方法和策略。在群体健康干预中，健康管理师要运用到比针对个体更加全位、多样化的手段，创造有利于健康的社会/社区环境，以及工作和家庭氛围，包括健康促进的社会动员策略、群体行为干预的理论与方法、大众传播和人际沟通的技巧与方法。

第二节 健康相关行为改变的理论

1. "知信行" 模式 是知识、信念和行为的简称。认为卫生保健知识和信息是建立

积极、正确的信念与态度，进而改变健康相关行为的基础，而信念和态度则是行为改变的动力。只有当人们了解了有关的健康知识，建立起积极、正确的信念与态度，才有可能主动地形成有益于健康的行为，改变危害健康的行为。

2. 健康信念模式

（1）定义：认为信念是人们采纳有利于健康的行为的基础，人们如果具有与疾病、健康相关的信念，他们就会采纳健康行为，改变危险行为。

（2）在健康信念模式中，是否采纳有利于健康的行为与下列因素有关：见表6-2。

表6-2　与是否采纳有利于健康行为相关的因素

感知疾病的威胁	**易感性**：指个体对自身患某种疾病或出现某种健康问题的可能性的判断。 **严重性**：既包括疾病对躯体健康的不良影响，还包括疾病引起的心理、社会后果，如意识到疾病会影响到工作、家庭生活、人际关系等
感知健康行为的益处和障碍	**益处**：指人体对采纳行为后能带来的益处的主观判断，包括对保护和改善健康状况的益处和其他边际收益。 **障碍**：指个体对采纳健康行为会面临的障碍的主观判断，包括行为复杂、时间花费、经济负担等
自我效能	是后被补充到健康信念模式中的一个因素，强调自信心对产生行为的作用
提示因素	诱发健康行为发生的因素，如大众媒介的疾病预防与控制运动、医生建议采纳健康行为、家人或朋友患有此种疾病等
社会人口学因素	包括个体特征，如年龄、性别、民族、人格特点、社会阶层、同伴影响，以及个体所具有的疾病与健康知识

3. 自我效能理论

（1）定义：指个体对自己组织、执行某特定行为并达到预期结果的能力的主观判断。

（2）途径

1）**自己成功完成过某行为**：一次成功能帮助人们增加其对熟练掌握某一行为的期望值，是表明自己有能力执行该行为的最有力的证据。

2）**他人间接的经验**：看到别人成功完成了某行为并且结果良好，而增强了自己通过努力和坚持也可以完成该行为的自信心。

3）**口头劝说**：通过别人的劝说和成功经历的介绍，对自己执行某行为的自信增加。

4）**情感激发**：焦虑、紧张、情绪低落等不良情绪会影响人们对自己能力的判断，因此，可通过一些手段消除不良情绪，激发积极的情感，从而提高人们对自己能力的自信心。

4. 行为改变的阶段理论

（1）依据：人的行为变化是一个过程而不是一个事件，而且每个改变行为的人都有不同的需要和动机，只有针对其需要提供不同的干预帮助，才能促使教育对象向下一阶段转变，最终采纳有益于健康的行为。

（2）阶段

1）**没有打算阶段**：在最近6个月内，没有考虑改变自己的行为，或者有意坚持不改变，他们不知道或没意识到自己存在不利于健康的行为及其危害性，对于行为转变没有兴趣，或者觉得浪费时间，或者认为自己没有能力改变自己的行为。

2）打算阶段：在最近 6 个月内，人们开始意识到问题的存在及其严重性，意识到改变行为可能带来的益处，也知道改变行为需要代价，因此在益处和代价之间权衡，处于犹豫不决的矛盾心态。

3）准备阶段：在最近 30 天内，人们郑重地作出行为改变的承诺，如向亲属、朋友宣布自己要改变某种行为，并有所行动等。

4）行动阶段：在 6 个月内，人们已经开始采取行动，但是由于许多人的行动没有计划性，没有设定具体目标、实施步骤，没有社会网络和环境的支持，最终导致行动的失败。

5）维持阶段：改变行为已经达到 6 个月以上，人们已经取得行为转变的成果并加以巩固，防止复发。

6）终止阶段：人们不再受到诱惑，对行为改变的维持有高度的自信心。可能有过沮丧、无聊、孤独、愤怒的情绪，但能坚持、确保不再回到过去的行为习惯上去。

第三节　健康传播

一、传播的基本概念与模式

1. **概念**　通常是指人与人之间通过一定的符号进行的信息交流与分享，是人类普遍存在的一种社会行为。健康传播是健康教育与健康促进的重要手段和策略。

2. **传播模式**

（1）传播者：是指在传播过程中"传"的一端的个人（如有关领导、专家、医生、讲演者、节目主持人、教师等）或团体（如报社、电台、电视台等）。他是信息传播的主动发出者和媒介的控制者。

（2）信息与讯息

1）信息：泛指情报、消息、数据、信号等有关周围环境的知识。

2）讯息：是由一组相关联的信息符号所构成的一则具体的信息，是信息内容的实体。

（3）媒介渠道：是讯息的载体，传递信息符号的中介、渠道。一般特指非自然的电子类、印刷类及通俗类传播媒介。

（4）受传者：指在传播过程中"受"的一端的个体或团体的谈话者、听众、观众的总称。受传者一般被视为信息传播中的被动者，但其拥有接受或不接受和怎样接受传播的主动选择权。

（5）效果：指受传者接受信息后，在情感、思想、态度、行为等方面发生的反应。

二、 人际传播

1. 含义

（1）概念：人际传播又称人际交流，是指人与人之间进行直接信息沟通的一类交流活动。

（2）方式：主要是通过语言来完成，但也可以通过非语言的方式来进行，如动作、手势、表情、信号（包括文字和符号）等。

（3）形式：个人之间、个人与群体之间、群体与群体之间。

2. 特点

（1）直接的人际传播不需要任何非自然的媒介。因此，人际传播简便易行，不受机构、媒介、时空等条件的限制。所以在健康教育的传播活动中，人际传播是广泛应用的基本传播形式。

（2）就传播活动中信息的发出者和接受者而言，在同一次人际传播活动中交流的双方可以互为传播者和受传者。

（3）交流的双方都可以即时了解对方对信息的接受情况和自己的传播效果，这样就能够及时地调整自己的传播策略和技巧，以提高传播的针对性。在健康管理的人际传播活动中，健康管理师应该根据传播的目的、信息内容和传播对象的反馈随时了解传播效果，随时调整传播技巧，以提高传播效果，实现传播目标。

（4）相对大众传播而言，人际传播的信息量比较少；覆盖的范围比较小；传播的速度也比较慢。在一定时限内，人际传播的信息覆盖的人群远不及大众传播。

（5）在开展人际传播活动时要特别注意对传播者的培训，使其理解、记忆和掌握信息的内容，并在传播活动的实际开展过程中注意对信息质量的监测。

三、 大众传播

1. 概念 是指职业性信息传播机构和人员通过广播、电视、电影、报纸、期刊、书籍等大众媒介和特定传播技术手段，向范围广泛、为数众多的社会人群传递信息的过程。

2. 特点

（1）传播者是职业性的传播机构和人员，并需要借助非自然的特定传播技术手段。

（2）大众传播的信息是公开的、公共的，面向全社会人群。

（3）大众传播信息扩散距离远，覆盖区域广泛，速度非常快。

（4）大众传播对象虽然为数众多，分散广泛，互不联系，但从总体上来说是大体确定的。

（5）大众传播是单向的，很难互换传受角色，信息反馈速度缓慢而且缺乏自发性。

四、 传播材料制作

1. 概念 指配合健康教育与健康促进活动使用的印刷材料与声像材料。在制定健康传播计划时首先应考虑在现有的传播材料中选择可利用的材料，使用这些材料可以节约时间

和资源。

2. 程序

（1）分析需求和确定信息：在制定传播材料之前，首先需要以查阅文献、受众调查等方法对目标人群所处的外部环境、有关政策、组织机构能力、媒介资源、文化背景、生活习俗、宗教信念和健康需求等进行调查分析，为初步确定符合目标人群需求的健康传播材料提供依据，从而保证传播材料的针对性和可行性。

（2）制定计划：在需求分析基础之上，根据信息内容和技术、资源条件等，制定出详细材料制作计划，计划应包括确定目标人群、材料种类、数量、使用范围、发放渠道、使用方法、预试验与评价方案、经费预算、时间进度等。

（3）形成初稿：初稿的设计过程就是讯息的研究与形成过程。要根据确定的信息内容和制作计划，设计出材料初稿，印刷材料的初稿包括文字稿和画稿；录像带的初稿应有文字稿和重点画面；录音带初稿也应有文字稿。

（4）传播材料预试验

1）概念：预试验是指材料最终在定稿和投入生产之前，健康教育传播材料设计人员一定要在一定数量的目标人群的典型代表中进行试验性使用，从而系统收集目标人群对该讯息的反应，并根据反馈意见对材料进行反复修改的过程。

2）方法：预试验的方法主要采用定性研究的快速评估方法，包括重点人群专题小组讨论、中心场所阻截式调查、可读性测试、个人访谈、把关人调查、音像资料观摩法等。

（5）材料的生产发放与使用：预试验结束后，将材料终稿交付有关负责人员审阅批准，按照计划安排制作和生产。确定和落实材料的发放渠道，以保证将足够的材料发放到目标人群手中，同时对材料的使用人员（社区积极分子、专职健康教育人员、兼职健康教育人员）进行必要的培训，使他们懂得如何有效地使用这些材料。

（6）监测与评价：在材料使用过程中，认真监测材料的发放和使用情况，在实际条件下对材料的制作过程、制作质量、发放与使用状况、传播效果等作出评价，以便总结经验，发现不足，用以指导其他的传播材料制作活动和计划。

五、 常用健康教育传播方法

1. 语言教育方法

（1）个别教育：针对单个对象或针对单个对象的问题，进行的健康教育，是对整体教育形式的补充。

1）特点：具有随时随地、简便易行、针对性强、反馈及时等特点，不受对象、场地及时间的影响，且谈话自由，易于相互了解，灵活性强。

2）基本要求

①有声语言：语言要正确、准确、明确、有逻辑、朴实、丰富、精练、纯洁、生动、和谐美等。

②体态语言：手势运用恰当、触摸选择合理、目光专注自然、面部表情亲切、仪容朴素大方。

（2）小型座谈：是一种带有讨论性质的口头教育形式，且针对小部分人进行的健康教育活动。

1）特点：具有人数较少、精力集中、针对性强、可及时掌握反馈信息的特点，还可通过互相交流、提醒、讨论、提问，达到较好的教育效果。

2）基本要求人员：健康问题座谈会，一般以10~20人为宜，12人左右为最佳。

3）座次与时间的安排：座次安排应尽量选择平等性座次排列，使与会者感到成员间相互地位平等，而且视线接触好，利于交流信息和感情。座谈时间，一般每次应在1.5~2h。

2. 现代教育技术方法

（1）广播

1）特点

①传播速度快、覆盖面广、不受空间限制。

②教育对象不受文化程度限制。由于广播以口头语言和音响作为传播手段，因此极易普及。

③广播人员使用口头语言，能够十分方便地表达感情，引起听众共鸣。

④节目制作简易，方便迅速、成本较低廉，应用广泛。

⑤广播电话热线业务的开设，听众可直接对播放中的健康知识提出问题，弥补了以往广播教育因广播员与听众无法见面而不能沟通及不能收集反馈信息的弱点。

2）形式的运用

①讲座：即请一些有关医学专家来进行健康知识科普讲座。

②对话：这种方式给人以亲切感，易于接受。但应用过程一定要精心设计，话题要集中，提问要有代表性，说理要透彻，要平易近人，便于理解。

③录音报道：这是以一种新闻采访的形式来表达教育者意图的方式，它能给听众以真实感、现场感，如临其境，可信性强。

④广播小品：以设计一定情节的方式传播健康知识，主要作用是提高听众的兴趣，寓教于乐。但要注意所表现的相关情节一定是为了说明科学道理而设计的，而且要注意情节的科学性、合理性和其中含义的深刻性。

⑤配乐广播：根据广播教育的内容，配上表现类似情感的音乐或音响效果，与文字交融一体，可以增强健康教育的气氛和感染力，加深听众印象。

（2）幻灯

1）特点

①以形象直观的形式传播知识，使人们便于接受。

②题材可就地选取，有利于反映现实。

③可根据小同场合、对象的具体情况，随意增减画面。

④放映顺序和速度不受限制，可随时停下来或倒回去，重复学习，仔细讲解。

⑤可针对教育对象，任意调整解说词，也便于用人们熟悉的地方语言讲解，使其更贴近观众。

⑥成本低廉、制作和使用简单，易于掌握。

⑦放映场地灵活，设备轻便，不受更多的条件限制。

2）制作及放映要求

①制作：幻灯片除了可制成单片，也可制成复合片。

②放映要求：可在固定的放映室，如医院或保健站等，也可借公共娱乐场所放映，如在部队每周定期的放映电影前可放映几分钟健康教育小幻灯片，还可巡回流动放映或在卫生展览会上放映。

（3）电视

1）特点：生动活泼，具有群众喜闻乐见的娱乐形式。电视集中了各种视听工具的优点，是声音、图像、色彩、动作一并俱全的传播媒介。

2）电视录像片的选择原则

①录像片的主题思想要鲜明、集中、单一。要能科学地阐述健康知识，解释现代医学的观点和道理，有助于官兵个体和群体树立科学的健康观，寓思想教育于健康知识之中。题材要符合社会需要，要对部队教育有普遍意义。

②录像片中涉及的科学原理要准确无误，选材要具有代表性、真实性、典型性，所引用的例证、数据等资料要翔实可靠。以实验方法介绍医学道理时，操作、设备要符合科学原理和要求，能反映科学本质。此外，还要求概念清楚，判断、推导、论证严谨，医学术语运用准确，比喻恰当。

③录像片的制作，要求图像清晰、彩色均衡、声音流畅、发音准确、效果逼真。

六、 常用人际传播形式与传播媒介

（一）人际传播的应用

1. **讲课** 指健康管理师充当"教师"，主要通过语言和文字的方式，向目标人群传达健康知识、信息、技能，启发目标人群的健康意识、动机的过程。

（1）准备：首先要了解教育对象的特点，如年龄、职业、文化程度，关注哪些健康问题，目前的健康知识、技能水平等。根据教育对象的特点，设计培训内容和方法。查阅资料，包括知识、信息、数据、图片、图表等。将讲授内容按照便于培训对象学习、理解的逻辑关系制作成幻灯片（PPT）。

（2）PPT 设计与制作：选择庄重、明快的幻灯片设计，如背景颜色为蓝色、白色，页面设计简单；文字颜色与背景颜色反差大，文字显示效果好；每一页面上文字少，字号在24～32为宜，便于阅读等。

2. **同伴教育** 同伴教育就是以同伴关系为基础开展的信息交流和分享。

（1）征募同伴教育者

1）在与同伴交流时，思维敏捷、思路清晰，并且有感召力。

2）具备良好的人际交流技巧，包括倾听技巧。

3）具有与目标人群相似的社会背景，如年龄、性别、社会地位等。

4）应为目标人群所接受和尊敬，并成为目标人群中的一员。

5）应持客观态度、公正立场。

6）有实现项目目标的社会责任感。

7）充满自信，富有组织和领导才能。

8）有一定的时间和精力投入工作。

9）对同伴教育所涉及的内容有符合社会健康观的认识，在同伴中应成为行为的典范。

（2）培训同伴教育者

1）了解项目目标，干预策略与活动，了解同伴教育在其中的作用，以及如何与其他干预活动进行配合。

2）掌握与教育内容有关的卫生保健知识和技能。

3）掌握人际交流基本技巧和同伴教育中使用的其他技术，如组织游戏、辩论，电脑使用、幻灯放映等。

（3）实施同伴教育：以一定的组织方式在社区、学校、工作场所等地开展同伴教育。

（4）同伴教育评价：主要关注同伴教育实施过程和同伴教育者的工作能力，可以采用研究者评价、同伴教育对象评价、同伴教育者自我评价的形式进行。

(二)针对个体的传播材料

1. 传单

（1）适用场所：放置于社区卫生服务机构，当居民来就诊时发放到他们手中；直接入户发放，每户一份；在开展义诊、举行大型健康讲座时发放。

（2）设计制作要点：主题突出，一张传单最好只宣传一方面的信息。内容简洁，使传单看上去内容清晰明了等。

2. 折页

（1）优点：常用的折页有二折页和三折页，通常彩色印刷，图文并茂、简单明了、通俗易懂，适合文化程度较低的居民，可以宣传知识、倡导理念，也可以具体指导某项操作技能，便于携带和保存。

（2）适用场所：可以放置在卫生服务机构的候诊区、诊室、咨询台，供居民自取；也可以门诊咨询或入户访视时发给居民，并进行讲解或演示；还可以组织居民围绕折页的内容进行小组讨论、有奖问答。

3. 小册子

适用于较为系统、全面地传播健康知识、信息、技术；以文字为主，适宜于有阅读能力的人群使用；可发放到有阅读能力，并且愿意与周围人分享的人手中，如社区骨干，这样可以更好地发挥小册子的作用。

(三) 针对群体的传播材料

1. 宣传栏

（1）宣传栏是社区、医疗卫生机构置于室外、悬挂于走廊墙壁等处的常用健康教育形式。

（2）使用要点

1）适宜于宣传目标人群共同需要的卫生知识，由于内容可以及时更新，所以能及时跟进健康问题的动态，如国家卫生政策法规、季节性疾病、社区健康问题、重大疾病、重点人群健康教育、不同时期的热点问题、突发公共卫生事件等。

2）宣传栏要做到字迹清楚、字体大小适合近距离阅读，整体版面美观，适当配以插图美化版面，但不能喧宾夺主。

3）定期更换，一般1~3个月要进行一次更新。黑板报、没有玻璃橱窗的宣传栏，最好1个月就进行更换，否则可能因为字迹不清影响阅读效果；有橱窗的宣传栏可以持续3个月。

4）放置地点要选择人们经常通过而又易于驻足的地方，如候诊室、街道旁等；放置高度应以成人看阅时不必过于仰头为宜；同时应是光线明亮的位置，如果挂在医院走廊里，需要有照明。

2. 招贴画或海报

（1）适用场所：可以张贴在社区、医院的宣传栏中，也可以张贴在居民楼道、电梯里，以及社区卫生服务中心（站）室内。

（2）设计制作要点

1）信息简洁、突出。

2）内容中最好有图示，字数不宜过多。

3）字体大小合适，站在距离1m处，能看清其上的宣传文字。

4）书写规范，字迹清晰，不写错别字，不写繁体、异体字；尽量不要竖写，如果要竖写，应自右而左，标题居右。

5）数字一般用阿拉伯数字，尽量不要用英文、化学名称、学术用语。

3. 标语和横幅

（1）特点：文字少，字号大，既可以用来短期挂放，如纸质标语、布质横幅等，也可以长期保留，如农村常见的墙体标语等。

（2）设计制作要点：一般要选择最重要的信息进行传播，必须选择与目标群众健康利益密切相关的，对群众认知疾病、预防疾病、保护健康有直接帮助的信息内容，信息还需要简练、通俗。同时，这些信息内容是让群众直接懂得最关键的知识，懂得应该怎么做，而且要制作出一看就懂的一句话来，只有这样才能取得好的效果。

（四）针对大众的传播媒介

1. 报纸、杂志

（1）优点

1）报纸优点：种类多，发行量大，内容深浅适宜，信息量大；读者对内容的选择有主动权；内容可以反复阅读，有利于积累效果；便于保存、检索、方便灵活，随时可读，价格较低廉。

2）杂志优点：专业性强，内容比报纸更深入、详尽，具有学术和史料价值；信息量大；有比较固定的读者队伍；比报纸更易长久保存；携带方便，易检索。

（2）缺点

1）报纸缺点：不适于文化水平低的人群；不如电视、广播时效性强；与电视、电影相比，不够生动、活泼、逼真，缺少感染力。

2）杂志缺点：出版周期长，时效性不如报纸；要求读者有一定的文化水平和一定的专业知识。

2. 广播、电视

（1）优点

1）广播优点：传播速度快，覆盖面广，不受空间的限制，具有最广泛的接受听众；传播对象不受文化程度限制；节目制作简易、方便、迅速。

2）电视优点：既有音像，又有图像，生动活泼，观众有真实感和现场感，能留下比较深刻的印象；覆盖面广，在电视发射范围内可自由观看；录像带或 DVD 可多次重复，可复制。

（2）缺点

1）广播缺点：信息稍纵即逝，听众稍不注意便无法寻找；如不及时录音，内容无法保存，因此缺少记录性，无图像，不直观。

2）电视缺点：设备昂贵；播放时间、内容固定，观众处于被动收看地位。

（五）新型传播媒介的应用

1. 互联网

（1）网站：是网络健康教育方式和手段的综合应用，健康教育网站的建立与管理过程通常是委托工程师或网络公司一起完成，从建站目的、建站方向、建站方针、目标访问者等方面入手提出需求、设想、内容。

（2）健康管理互动平台

1）使用者操作页面：为个人用户提供自我健康监测及管理功能，为健康管理师、医生提供风险筛查及追踪监控指导流程，为管理者提供后续的客户关系管理及统计分析功能等。

2）健康档案管理模块：用于储存健康体检资料及服药情况等。

3）健康风险评估模块：通过个人化的信息采集与分析来鉴别健康危险因素，估算个人未来的疾病发病风险，以图形化呈现健康趋势分析，并通过与干预措施的衔接来达到维护健康和预防疾病的效果。

4）智能化膳食、运动管理数据库：用于整合分析个人健康信息，产出个性化膳食处方、运动处方，分析反馈相关数据并产生分析报告，动态更新处方。

5）个人健康教育资料库：为个人提供不同类别的健康教育知识及建议。

6）依从性提醒及互动功能：有助于健康管理师及时指导个人执行健康改善行动及监理健康管理师与个人之间的紧密关系。

2. 手机

（1）短信通常分为一般短信和个性化短信。一般短信是由专家根据大多数人的一般情况设计健康信息短信；个性化短信是根据人群特征的不同（例如性别、年龄、教育程度等）制定有针对性的短信内容。

（2）优点

1）阅读方便：具有一定的持久性，可以随时翻出短信来阅读，以提醒自己。

2）即时性：短信具有即时性，可以根据患者的时间适时地发送，还可以通过短信随时进行咨询。

3）成本低：短信在最初设计阶段需要大量的调查和专家讨论等工作，但是一旦短信系统开发成功后，系统便可自动发送短信，对操作人员的医学专业水平要求相对较低。

第四节　健康教育计划的设计、 实施与评价

一、计划设计步骤

1. 需求评估

（1）社会诊断：评估目标社区或人群的生活质量，并确定影响生活质量的主要健康问题，了解目标社区或人群的社会、经济、文化环境，与健康问题相关的政策、社区资源。

（2）流行病学诊断：运用流行病学方法，可以进一步明确健康问题的严重性与危害，从而明确社区的主要健康问题、健康问题的主要危险因素，并最终确定应优先干预哪个健康问题的分析过程。

（3）行为与环境诊断

1）区分引起健康问题的行为与非行为因素：对已知的一个健康问题必须分析其是否因行为因素的影响所致。

2）区别重要行为与不重要行为

①行为与健康问题密切相关，科学研究证明两者有明确的因果关系。

②经常发生的行为。如果行为与健康的关系不甚密切或者它们的关系仅仅是间接的，而且行为也很少出现，即可认为是不重要的行为。

3）区别高可变性行为与低可变性行为

①高可变性行为：正处在发展时期或刚刚形成的行为；与文化传统或传统的生活方式关系不大；在其他计划中已有成功改变的实证；社会不赞成的行为。

②低可变性行为：形成时间已久；深深地植根于文化传统或传统的生活方式之中；既往没有成功改变的实例。

（4）教育与组织诊断

1）倾向因素：又称为动因因素或前置因素，是产生某种行为的动机、愿望，或是诱发某行为的因素。包括知识、态度、信念和价值观、行为动机与意向等。

2）促成因素：又称实现因素，是指促使某种行为动机或愿望得以实现的因素，即实现某行为所必需的技术和资源。包括保健设施、医务人员、诊所、医疗费用、交通工具、个人保健技术等。

3）强化因素：又称加强因素，是激励行为维持、发展或减弱的因素。强化因素既包括正向的强化因素，例如朋友对某些健康行为的肯定；也包括负向的强化因素，例如对不健康行为的批评、谴责，甚至惩罚措施，均可对改变不利于健康的行为发挥一定作用。

（5）管理与政策诊断

1）核心：评估开展健康教育的资源与环境，包括组织资源、外部力量，以及政策环境。

2）组织内分析：包括本组织机构的人力资源情况，以往工作经验，组织机构拥有的设备、技术力量，时间与经费是否充足等。

3）组织间分析：包括本地区是否有其他开展类似工作的组织机构，他们开展哪些工作，有哪些成功的经验和失败的教训，可以发展成为合作伙伴的组织机构有哪些等。

（6）确定优先项目：通过需求评估，可以发现社区的需求是多方面、多层次的，然而，在现实中资源有限的情况下，不可能同时解决众多的健康问题、满足人们多方面的需求，为此，需要在众多的需求中，确定应优先解决的健康问题、优先干预的行为，并以此为基础，确定优先的健康教育项目。

2. 确定教育目标

（1）计划的总体目标：指计划执行后预期达到的最终结果。总目标是宏观的、长远的，描述项目总体上的努力方向。

（2）计划的具体目标：对总体目标更加具体的描述，用以解释和说明计划总目标的具体内涵。因此，健康教育计划的具体目标需要包含具体的、量化的、可测量的指标。

3. 制定干预策略

（1）教育策略

1）大众传媒活动，如电视节目。

2）通过印刷媒介开展的活动，如分发小册子。

3）人际传播活动，如入户指导。

4）因地制宜的社区活动，如义诊。

5）民俗、文体活动，如庙会、赶集等。

（2）环境策略：作用对象是影响行为的促成因素，即物质环境、条件，从而使人们采纳健康行为的意愿得以实现。

（3）政策策略：政策可以支持并促使这些行为得以实现。政策策略还可以通过影响资源配置、环境改善从而促进健康行为乃至健康。

4. 健康教育策略和活动执行的质量如何，是否能按照项目的时间要求完成各项活动，直接关系到项目的成败。因此，健康教育的计划要包含实施和评价方案。

二、计划的实施

1. 制定实施的工作时间表

（1）活动内容。

（2）活动指标，即活动应该达到的要求和标准。

（3）活动时间。

（4）负责人员。

（5）活动资源，即活动需要的经费、设施设备。

2. 实施的质量控制

（1）目的：确保项目各项活动的质量都达到要求，符合质量标准。

（2）监测内容：进度监测、内容监测、数量（健康教育材料或受众）与覆盖范围监测、费用监测以及目标人群监测。

3. 组织机构建设

（1）建立项目领导机构，全面对项目工作进行管理和协调。

（2）项目执行机构是具体负责实施和运行各项项目活动的机构，一般情况下由具体的业务机构担任。

（3）组织间协调，需要动员多部门的参与，并协调有关部门在项目中发挥积极作用。

（4）政策与环境支持，通过项目领导小组和协调机制，有效利用和制定有益于项目实施以及卫生工作发展的政策，并通过政策动员、资源投入、发展合作伙伴，营造有益于项目实施的环境。

4. 实施人员培训

（1）项目背景与目标，帮助项目工作人员对项目的意义、目的有比较全面的了解与理解，以增加其能动性。

（2）专业知识与技能，尤其是与特定项目相关的专业理论、知识和技能。

（3）项目管理知识与技能。

5. 设施设备与健康教育材料　健康教育/健康促进项目实施阶段，为了确保项目工作与活动的顺利进行，相关设施设备是必要的条件。

三、计划的评价

1. 评价的内容与指标

（1）过程评价：指对健康教育/健康促进计划实施过程进行的评价，起始于计划实施开始之时，贯穿计划实施的全过程。针对目标人群的参与情况、活动的组织情况，要进行下述内容的评价：

1) 哪些个体参与了活动?

2) 在干预中运用了哪些干预策略和活动?

3) 这些活动是否在按计划进行? 计划是否作过调整? 为什么调整? 是如何调整的?

4) 目标人群对干预活动的反应如何? 是否满意并接受这些活动?

5) 目标人群对各项干预活动的参与情况如何等。

(2) 效应评价

1) 概述: 在健康教育中, 效应评价用来评估健康教育/健康促进项目导致的目标人群健康相关行为及其影响因素的变化。

2) 内容: 包括目标人群的卫生保健知识、健康价值观、对健康相关行为的态度、信念、健康相关行为的变化等。

(3) 结局评价: 在健康教育中, 结局评价着眼于评价健康教育与健康促进项目实施后导致的目标人群健康状况乃至生活质量的变化。对于不同的健康问题, 从行为改变到出现健康状况改善所需的时间长短不一, 但均在行为改变之后出现, 故结局评价也常被称为远期效果评价。

2. **效果评价方案**　①不设对照组的前后比较(干预组自身前后比较)。②非等同比较组设计。③简单时间系列设计。④复合时间系列设计。

(1) 非等同比较组设计

1) 概述: 是类实验设计的一种, 其设计思想是设立与接受干预的目标人群(干预组)相匹配的对照组, 通过对干预组、对照组在项目实施前后变化的比较, 来评价健康教育与健康促进项目的效应和结局。

2) 优势: 通过与对照组的比较, 有效地消除一些混杂因素, 如时间因素、测量与观察因素等对项目效果和结局的影响, 从而更科学、准确地确定干预对人群卫生保健知识、行为、健康状况乃至生活质量的作用。在非等同比较组设计中, 对照组的选择会在很大程度上影响方案的精确性。选择各主要特征十分接近干预组的人群作为对照组, 可以保证两组的可比性, 也能有效避免选择因素对项目效果的准确评估。

(2) 简单时间系列设计与复合时间系列设计

1) 特点。可以了解目标人群在没有实施干预时健康相关行为等的自然变化规律, 并了解干预后目标人群各项指标的长期变化规律, 有可能揭示干预与行为改变之间的计量-反应关系, 时间延续得越长, 越可能找出规律。

2) 复合时间系列设计融合了简单时间系列设计与非等同比较组设计, 在设计思想上既设立了对照组, 又进行多次观察。

第七章

营养与食品安全

第一节　营养学基础

一、营养素

1. **营养概念**　机体通过摄取食物，经过体内消化、吸收和代谢，利用食物中对身体有益的物质作为构建机体组织器官、满足生理功能和身体活动需要的生物学过程。

2. **营养素概念**　营养素是指食物中所包含的营养成分，是机体为了维持生存、生长发育、身体活动和健康，以食物的形式摄入的必需物质。人体所需的营养素有碳水化合物、脂类、蛋白质、矿物质、维生素、水和膳食纤维。

3. **营养素的分类**

（1）**宏量营养素**：指碳水化合物、蛋白质和脂类，因为需要量多，在膳食中所占的比重大。

（2）**微量营养素**：指矿物质和维生素，因需要量相对较少，在膳食中所占比重较小。

（3）**常量营养素**：指矿物质中有的在人体内含量较多，大于体重的0.01%，每日膳食需要量都在100mg以上者，包括钙、镁、钾、钠、磷、氯、硫，共7种。

（4）**微量元素**：指体内含量小于体重的0.01%，每日膳食需要量为微克至毫克的矿物质，人体必需的微量元素包括铁、碘、锌、硒、铜、钼、铬、钴，共8种，氟属于可能必需的微量元素。

（5）**维生素**：包括脂溶性的维生素A、维生素D、维生素E、维生素K，以及水溶性的维生素C、维生素B_1、维生素B_2、维生素B_6、维生素B_{12}、烟酸、泛酸、叶酸、胆碱、生物素。

4. **植物化学物**

（1）概念：植物性食物中除了某些营养素外，还有一些生物活性成分，具有保护人体、预防心脑血管疾病和恶性肿瘤等慢性非传染性疾病的作用，这些生物活性成分被统称为植物化学物。

（2）分类：主要包括类胡萝卜素、植物固醇、多酚、蛋白酶抑制剂、植物雌激素、硫化物、单萜类、植酸等。

5. **膳食营养素参考摄入量**　是一组每日平均膳食营养素摄入量的参考值。包括平均需要量、推荐摄入量、适宜摄入量、可耐受最高摄入量、宏量营养素可接受范围、预防非传染性慢性病的建议摄入量和特定建议值。

（1）平均需要量（EAR）：是群体中各个体需要量的平均值，由个体需要量研究资料计算而得；是根据某些指标进行判断，可以满足某一特定性别、年龄及生理状况群体中50%个体需要的摄入水平，是制定推荐摄入量的基础。

（2）推荐摄入量（RNI）：可以满足某一特定性别、年龄及生理状况群体绝大多数（97%～98%）个体需要量的摄入水平；长期摄入推荐摄入量水平，可以满足身体对该营养的需要，保持健康和维持组织中有适当的储备。

（3）适宜摄入量（AI）：通过观察或实验获得的健康人群某种营养素摄入量，亦可用作个体摄入量的目标，该量可满足目标人群中几乎所有个体的需要。

（4）可耐受最高摄入量（UL）：是平均每日可以摄入该营养素的最高量；"可耐受"是指这一摄入水平时是可耐受的，对一般人群几乎所有个体都不至于损害健康，当摄入量超过UL而进一步增加时，损害健康的危险性也随之增加。

（5）宏量营养素可接受范围（AMDR）

1）概念：指脂肪、蛋白质和碳水化合物理想的摄入范围，该范围可以提供人体对这些必需营养素的需要，并且有利于降低慢性病的发生危险，常用占能量摄入量的百分比表示。

2）特点：具有上限和下限，如果一个个体的摄入量高于或低于推荐的范围，可能引起罹患慢性病的风险增加，或导致必需营养素缺乏的可能性增加。

（6）预防非传染性慢性病的建议摄入量（PI－NCD）：简称建议摄入量（PI），膳食营养素摄入量过高或过低导致的慢性病一般涉及肥胖、糖尿病、高血压、血脂异常、脑卒中、心肌梗死以及某些恶性肿瘤。其是以非传染性慢性病的一级预防为目标，提出的必需营养素的每日摄入量。

（7）特定建议值（SPL）：近几十年的研究证明营养素以外的某些膳食成分，其中多数属于植物化学物，具有改善人体生理功能、预防慢性疾病的生物学作用。某些疾病易感人群膳食中这些成分的摄入量达到或接近SPL时，有利于维护人体健康。

二、 能量和宏量营养素

1. **产能营养素** 碳水化合物、蛋白质和脂类的主要作用是提供能量来满足人体的需要。碳水化合物和脂肪是最重要的产能营养素，蛋白质具有双重作用，它既能产生能量，也可以为构建机体的组织提供原料。

2. **能** 在自然界有多种形式，如太阳能、化学能、机械能、电能，它们之间可以相互转换。国际上统一的单位为焦耳或卡。

（1）能量单位换算：1kcal = 4.184kJ；1kJ = 0.239kcal；1000kcal = 4.18MJ；1MJ = 239kcal。

（2）能量系数：指每克产能营养素在体内氧化所产生的能量值。每克脂肪可以释放9kcal能量，每克蛋白质和碳水化合物都可以产生4kcal能量，每克酒精可以产生7kcal能量

（但酒精不是营养素，对身体组织的生长、维持和修复无益），每克膳食纤维可以产生 2kcal 能量。

3. 碳水化合物

（1）碳水化合物是人体的主要能量来源。碳水化合物经消化产生的葡萄糖等被吸收后，一部分以糖原的形式贮存在肝脏和肌肉。肌糖原是骨骼肌随时可动用的贮备能源，用来满足骨骼肌的需要。肝糖原也是一种贮备能源，但贮存量不大，主要用于维持血糖水平的相对稳定。

（2）根据分子聚合度可分为糖、寡糖和多糖三类。

1）糖：单糖（葡萄糖、半乳糖、果糖等）、双糖（蔗糖、乳糖、麦芽糖、海藻糖等）、糖醇（山梨醇、甘露醇、木糖醇等）。

2）寡糖：异麦芽低聚寡糖（麦芽糊精）、其他寡糖（棉子糖、水苏糖、低聚果糖等）。

3）多糖：淀粉（直链淀粉、支链淀粉、变性淀粉、抗性淀粉）、非淀粉多糖（纤维素、半纤维素、果胶、亲水胶质物）。

（3）血糖生成指数（GI）

1）概念：血糖生成指数简称血糖指数，指分别摄入某种食物与等量葡萄糖 2 小时后血浆葡萄糖曲线下面积比，是用来衡量某种食物或某种膳食组成对血糖浓度影响的一个指标。

GI ＝（某食物在食后 2 小时血糖曲线下面积/相当含量葡萄糖在食后 2 小时血糖曲线下面积）×100%。

2）表现：GI 高的食物或膳食，表示进入胃肠后消化快、吸收完全，葡萄糖迅速进入血液，血糖浓度波动大；反之则表示在胃肠内停留时间长，释放缓慢，葡萄糖进入血液后峰值低，下降速度慢，血糖浓度波动小。

（4）碳水化合物的功能：碳水化合物可供能和贮能，是机体的重要组成成分，参与营养代谢（节约蛋白质和抗生酮作用），具有解毒作用，改变食物的色、香、味和形，提供膳食纤维，增加胃的充盈感，增强肠道功能。膳食纤维主要来自植物细胞壁的复合碳水化合物，其生理功能如下：

1）增强胃肠功能，利于粪便排出：大多数膳食纤维具有促进肠蠕动和吸水膨胀的特性，利于粪便的排出。

2）控制体重和减肥：膳食纤维尤其是可溶性纤维可减少食物由胃进入肠道的速度和吸水作用，从而产生饱腹感而减少能量摄入，达到控制体重和减肥的作用。

3）可降低血糖和血胆固醇：可溶性纤维可减少小肠对糖的吸收，因而减少胰岛素的释放；可影响血浆胆固醇水平，各种纤维可吸附胆汁酸、脂肪等使其吸收率下降，达到降血脂作用；另外，可溶性纤维在大肠中被肠道细菌分解产生一些短链脂肪酸，它们一旦进入肝脏，可减弱肝中胆固醇合成。

4）预防结肠癌：癌症的流行病学研究表明膳食纤维或富含纤维的食物及蔬菜摄入量与结肠癌的发生呈负相关，因而推断某些膳食纤维的成分可能起预防结肠癌的作用。

（5）碳水化合物参考摄入量与食物来源

1）参考摄入量：中国营养学会根据目前我国居民膳食碳水化合物的实际摄入量和国际粮农组织和世界卫生组织（FAO/WHO）的建议，建议中国居民膳食碳水化合物的参考摄入量为占总能量摄入量的 50%～65%（宏量营养素可接受范围 AMDR）。

2）来源要求：应包括复合碳水化合物淀粉、不消化的抗性淀粉、非淀粉多糖和低聚糖等碳水化合物；限制纯能量食物如糖的摄入量，以保障人体能量和营养素的需要及改善胃肠道环境和预防龋齿的需要。

3）来源：主要来源是粮谷类和薯类食物。粮谷类食物一般含碳水化合物 60%～80%，薯类含量为 15%～30%，豆类为 40%～60%。单糖和双糖的来源主要是蔗糖、糖果、甜食、糕点、甜味水果、含糖饮料和蜂蜜等。

4. 脂类   正常情况下，人体所消耗能量的 40%～50% 来自体内的脂肪，其中包括从食物中摄取的碳水化合物所转化成的脂肪。

（1）脂类的组成和分类

1）脂肪：指中性脂肪，由一分子甘油和三分子脂肪酸组成，故称三酰甘油或甘油三酯。脂肪大部分分布在皮下、大网膜、肠系膜以及肾周围等脂肪组织中，常以大块脂肪组织形式存在。

2）脂肪酸：是构成甘油三酯的基本单位。常见分类包括：

①按脂肪酸碳链长度可分为：长链脂肪酸（含 14～24 个碳原子），中链脂肪酸（含 8～12 个碳原子）、短链脂肪酸（含 2～6 个碳原子）。

②按脂肪酸饱和程度可分为：饱和脂肪酸（碳链中不含双键）、单不饱和脂肪酸（碳链中只含一个不饱和双键）、多不饱和脂肪酸（碳链中含两个或多个双键）。

③按不饱和脂肪酸第一个双键的位置分类：$\omega-3$、$\omega-6$、$\omega-9$（又称为 $n-3$、$n-6$、$n-9$）等系列脂肪酸。不饱和脂肪酸的第一个不饱和双键所在碳原子的序号是 3，则为 $\omega-3$（或 $n-3$）系脂肪酸，依次类推。

④按脂肪酸空间结构可分为：顺式脂肪酸（联结到双键两端碳原子上的两个氢原子在碳链的同侧）、反式脂肪酸（联结到双键两端碳原子上的两个氢原子在碳链的不同侧）。

3）类脂：包括磷脂、糖脂、类固醇等。

①磷脂：含有磷酸根、脂肪酸、甘油和氮的化合物。体内除甘油三酯外，磷脂是最多的脂类。主要形式有甘油磷脂、卵磷脂、神经鞘磷脂等。甘油磷脂存在于各种组织、血浆，并有小量储存于体脂库中，它是构成细胞膜的物质并与机体的脂肪运输有关。卵磷脂又称为磷脂酰胆碱，存在于血浆中。神经鞘磷脂存在于神经鞘。

②糖脂：含有碳水化合物、脂肪酸和氨基乙醇的化合物。糖脂包括脑苷脂类和神经苷脂。糖脂也是构成细胞膜所必需的。

③类固醇及固醇：类固醇是含有环戊烷多氢菲的化合物。类固醇中含有自由羟基者视为高分子醇，称为固醇。常见的固醇有动物组织中的胆固醇和植物组织中的谷固醇。

（2）脂类的生理功能

1）供给能量：脂肪是人体能量的重要来源，每克脂肪在体内氧化可供给能量37.67kJ（9kcal）。

2）促进脂溶性维生素吸收：脂肪是脂溶性维生素的溶媒，可促进脂溶性维生素的吸收。

3）维持体温、保护脏器：脂肪是热的不良导体，在皮下可阻止体热散失，有助于御寒。在器官周围的脂肪，有缓冲机械冲击的作用，可固定和保护器官。

4）增加饱腹感：脂肪在胃内停留时间较长，使人不易感到饥饿。

5）提高膳食感官性状：脂肪可使膳食增味添香。

6）类脂的主要功能：构成身体组织和一些重要的生理活性物质。

（3）必需脂肪酸

1）概念：指机体不能合成，必须从食物中摄取的脂肪酸。人体的必需脂肪酸是亚油酸和α-亚麻酸两种。

2）生理功能

①构成线粒体和细胞膜的重要组成成分：人体缺乏必需脂肪酸时，细胞对水的通透性增加，毛细血管的脆性和通透性增高，皮肤出现水代谢紊乱，出现湿疹样病变。

②合成前列腺素的前体：前列腺素可抑制甘油三酯水解、促进局部血管扩张、影响神经刺激的传导等，作用于肾脏影响水的排泄等。

③参与胆固醇代谢：胆固醇需要和亚油酸形成胆固醇亚油酸酯后，才能在体内转运，进行正常代谢。如果必需脂肪酸缺乏，胆固醇则与一些饱和脂肪酸结合，由于不能进行正常转运代谢，而在动脉沉积，形成动脉粥样硬化。

④参与精子的形成：膳食中长期缺乏必需脂肪酸，可出现不孕症，哺乳过程也可发生障碍。

⑤维护视力：α-亚麻酸的衍生物DHA（二十二碳六烯酸），是维持视网膜光感受器功能所必需的脂肪酸。α-亚麻酸缺乏时，可引起光感受器细胞受损，视力减退。长期缺乏α-亚麻酸时，对调节注意力和认知过程也有不良影响。

（4）膳食脂肪参考摄入量及脂类食物来源：脂肪的需要量易受饮食习惯、季节和气候的影响，变动范围较大。脂肪在体内供给的能量，也可由碳水化合物来供给。

5. 蛋白质

（1）组成：蛋白质是生命的物质基础，没有蛋白质就没有生命。经元素分析，蛋白质组成为：碳（50%～55%）、氢（6.7%～7.3%）、氧（19%～24%）、氮（13%～19%）及硫（0%～4%）；有些蛋白质还含有磷、铁、碘、锰、硒及锌等元素。

（2）分类

1）完全蛋白：所含必需氨基酸种类齐全、数量充足、比例适当，不但能维持成人的健康，并能促进儿童生长发育。如乳类中的酪蛋白、乳白蛋白，蛋类中的卵白蛋白、卵磷蛋白，肉类中的白蛋白、肌蛋白，大豆中的大豆蛋白等。

2）半完全蛋白：所含必需氨基酸种类齐全，但有的数量不足，比例不适当，可以维持生命，但不能促进生长发育，如小麦中的麦胶蛋白等。

3）不完全蛋白：所含必需氨基酸种类不全，既不能维持生命，也不能促进生长发育，如玉米中的玉米胶蛋白，动物结缔组织和肉皮中的胶质蛋白，豌豆中的球蛋白等。

（3）氮折算成蛋白质的折算系数：大多数蛋白质的含氮量相当接近，平均约为16%。因此在任何生物样品中，每克氮相当于6.25g蛋白质（100÷16），其折算系数为6.25。只要测定食物样品中的含氮量，就可以算出其中蛋白质的大致含量：样品中蛋白质的百分含量（g%）＝每克样品中含氮量（g）×6.25×100%。

（4）氨基酸：是组成蛋白质的基本单位，是分子中具有氨基和羧基的一类化合物，具有共同的基本结构。

1）氨基酸的分类和命名：组成蛋白质的氨基酸有20多种，但绝大多数的蛋白质只由20种氨基酸组成。在营养学上分为必需氨基酸、非必需氨基酸和条件必需氨基酸。

①必需氨基酸：指不能在体内合成或合成速度不够快，必须由食物供给的氨基酸。包括异亮氨酸、亮氨酸、赖氨酸、蛋氨酸、苯丙氨酸、苏氨酸、色氨酸、缬氨酸、组氨酸。

②非必需氨基酸：天冬氨酸、天冬酰胺、谷氨酸、谷氨酰胺、甘氨酸、脯氨酸、丝氨酸、精氨酸、胱氨酸、丙氨酸。

③半胱氨酸和酪氨酸：在体内可分别由蛋氨酸和苯丙氨酸转变而成，称为条件必需氨基酸或半必需氨基酸。

2）限制氨基酸

①食物蛋白质的必需氨基酸组成与参考蛋白质相比较，缺乏较多的氨基酸称限制氨基酸，缺乏最多的一种称第一限制氨基酸。

②优质蛋白质指动物蛋白质中的蛋、奶、肉、鱼等以及大豆蛋白质的氨基酸组成与人体必需氨基酸需要量模式较接近，所含的必需氨基酸在体内的利用率较高。

3）蛋白质的消化、吸收和代谢

①蛋白质未经消化不易吸收。一般食物蛋白质水解成氨基酸及小肽后方能被吸收。

②由于唾液中不含水解蛋白质的酶，所以食物蛋白质的消化从胃开始，但主要在小肠。胃内消化蛋白质的酶是胃蛋白酶。胃蛋白酶最适宜作用的pH为1.5～2.5。

③氮平衡：指氮的摄入量和排出量的关系。当摄入氮和排出氮相等时为零氮平衡，健康成年人应维持零氮平衡并富余5%。

4）蛋白质的生理功能

①构成身体组织。

②调节生理功能。

③供给能量。每克蛋白质在体内被氧化后可供给人体16.7千焦（4千卡）能量。

5）蛋白质的互补作用

①概念：指两种或两种以上食物蛋白质混合食用，其中所含有的必需氨基酸取长补短，相互补充，达到较好的比例，从而提高蛋白质利用率的作用。

②原则：食物的生物学种属愈远愈好，如动物性和植物性食物之间的混合比单纯植物性食物之间的混合要好。搭配的种类愈多愈好。食用时间愈近愈好，同时食用最好。

6）蛋白质推荐摄入量：若按提供的能量计算，蛋白质摄入量应占总能量摄入量的10%～15%。《中国居民膳食营养素参考摄入量》指出，成年人蛋白质每日推荐摄入量（RNI）为男性65g/d，女性为55g/d。

7）蛋白质食物来源：可分为植物性蛋白质和动物性蛋白质两大类。

①植物性蛋白质：主食谷类含蛋白质10%左右，蛋白质含量虽不算高，但仍然是膳食蛋白质的主要来源。豆类含有丰富的蛋白质，特别是大豆含蛋白质高达36%～40%，氨基酸组成也比较合理，在体内的利用率较高，是植物蛋白质中非常好的蛋白质来源。

②动物性蛋白质：蛋类是优质蛋白质的重要来源，奶类是婴幼儿除母乳外蛋白质的最佳来源。肌肉蛋白质营养价值优于植物蛋白质，是人体蛋白质的重要来源。

（5）食物蛋白质营养价值评价

1）生物价（BV）：即蛋白质利用率，指食物蛋白质被消化吸收后在体内利用的程度。生物价越高表明其被机体利用的程度越高。

2）氨基酸评分（AAS）：指被测食物蛋白质的必需氨基酸评分模式与推荐的理想模式或参考蛋白模式比较来反映蛋白质构成和利用率的关系。

3）蛋白质净利用率（NPU）：是反映食物中蛋白质被利用程度的指标，即机体利用的蛋白质占食物中蛋白质的百分比，包含了食物蛋白质的消化和利用两个方面，因此更为全面，是将食物蛋白质的消化率和生物价结合起来以评定蛋白质营养价值的一个指标。

三、微量营养素

1. 维生素

（1）概念：维生素是维持身体健康所必需的一类有机化合物。

（2）共同特点

1）它们都是以其本体形式或可被机体利用的前体形式存在于天然食物中。

2）大多数维生素不能够在体内合成，也不能大量储存在组织中，必须经常由食物供给。

3）不是构成机体各种组织的原料，也不提供能量。

4）每日生理需要量很少，但在调节物质代谢过程中起着十分重要的作用。

5）维生素常以辅酶或辅基的形式参与酶的功能。

（3）分类：通常按溶解性质将其分为脂溶性和水溶性两大类。

1）脂溶性维生素：主要有维生素 A（视黄醇），维生素 D（钙化醇，抗佝偻病维生素），维生素 E（生育酚，抗不育维生素），维生素 K（凝血维生素）。

2）水溶性维生素：主要有 B 族维生素和维生素 C。B 族中主要有维生素 B_1（硫胺素，抗脚气病维生素），维生素 B_2（核黄素），维生素 PP（尼克酸或烟酸，抗癞皮病维生素），维生素 B_6（吡哆醇，抗皮炎维生素），泛酸（遍多酸），生物素，叶酸，维生素 B_{12}（钴胺素，抗恶性贫血维生素）。

（4）维生素 A：也称视黄醇。

1）生理功能：维护上皮组织结构及其功能；增加对感染的抵抗力；参与视网膜视紫红质的合成与再生，维持正常的视力；促进生长和发育。

2）缺乏与过量：维生素 A 缺乏可导致暗适应能力下降，严重可致夜盲症；结膜干燥角化可形成眼干燥症，严重可致失明；皮肤干燥；儿童生长发育迟缓，易感染；血红蛋白合成代谢障碍，免疫功能低下。摄入大剂量维生素 A 可引起急性、慢性及致畸毒性；大量摄入类胡萝卜素可出现高胡萝卜素血症。

3）食物来源及推荐摄入量：富含维生素 A 的食物有动物肝脏、鱼肝油、鱼卵、全奶、奶油、禽蛋等，富含胡萝卜素的食物有西兰花、芒果、菠菜、生菜、小白菜、苋菜、杏、胡萝卜、红心甜薯等。

（5）维生素 D

1）生理功能：吸收后的维生素 D 被运到肝、肾，转化为具有生理活性的形式后，再发挥其促进钙磷吸收、调节钙磷代谢的作用，有利于骨骼和牙齿的正常生长和发育。

2）缺乏与过量：缺乏维生素 D 对于婴儿、儿童可引起佝偻病，成年人可发生骨质软化症和骨质疏松。摄入过量可引起维生素 D 中毒。

3）食物来源及推荐摄入量：富含维生素 D 的食物有鱼肝油、奶油、鸡肝、鸡蛋等。成年人膳食维生素 D 的 RNI 为 $5\mu g/d$。$1\mu g$ 维生素 D $=40U$。

（6）维生素 C

1）生理功能：又名抗坏血酸，有较强的还原性，不稳定，很容易氧化。维生素 C 在体内生理功能表现为：参与体内氧化还原过程；促进胶原纤维的合成；参与胆固醇与酪氨酸、色氨酸的代谢；促进铁的吸收和储存；具有解毒作用，并能阻断某些致癌物的形成等作用。

2）缺乏与过量：维生素 C 严重摄入不足可引起坏血病，临床症状为牙龈肿胀出血、结膜出血、毛囊角化、皮下瘀斑、紫癜和关节疼痛等。尽管维生素 C 的毒性很小，但服用量过多仍可产生一些不良反应。

3）食物来源及推荐摄入量：富含维生素 C 的食物是新鲜蔬菜和水果，特别是柿子椒、番茄、菜花及各类深色叶菜等，水果中柑橘、柠檬、青枣、山楂、猕猴桃等维生素 C 含量也十分丰富。成年人膳食维生素 C 的 RNI 为 100mg/d。

（7）脂溶性维生素和水溶性维生素的区别

1）脂溶性维生素不溶于水，而溶于脂肪及脂溶剂中。被肠道吸收后，大部分被储存在体内，故脂溶性维生素缺乏需要较长的时间才会出现缺乏症状，但过量摄入可致中毒，最常见的是维生素 A 和维生素 D 中毒。

2）水溶性维生素容易从尿中和汗中排出体外，故在体内仅有少量存在，必须通过饮食经常摄入。当摄入不足时，易出现缺乏症。这类维生素一般虽不会使机体中毒，但摄入太多也会有副作用。

2. 矿物质

（1）概念：人体内的元素除碳、氢、氧、氮以有机的形式存在外，其余的统称为矿物质。

（2）分类：分为常量元素、微量元素。

1）常量元素：有钙、镁、钠、钾、磷、氯、硫共 7 种。

2）微量元素：在人体内含量很少，包括铁、碘、锌、硒、铜、锰、铬、钴共 8 种。锰、硅、镍、硼、钒属于可能必需微量元素；氟、铅、镉、汞、砷、铝、锡和锂为具有潜在毒性，且低剂量可能具有功能作用的微量元素。

（3）生理功能：构成人体组织，如骨骼、牙齿中的钙、磷、镁；调节细胞膜的通透性，控制水分，维持细胞内外液的正常渗透压和酸碱平衡以及神经肌肉的兴奋性；构成酶、激素、维生素、蛋白质和核酸，参与酶的激活。

（4）钙：是人体内含量最多的一种无机元素，占人体重的 1.5%～2.0%，正常人体内含有 1000～1200g 的钙。

1）生理功能：构成骨骼和牙齿；维持神经与肌肉活动；促进体内某些酶的活性，对许多参与细胞代谢合成、转运的大分子酶有调节作用；参与血凝过程、激素分泌，维持体液酸碱平衡及细胞内胶质稳定性。

2）缺乏与过量：钙缺乏可引起骨骼病变，如儿童佝偻病、成人骨质软化症及老年人骨质疏松症。钙过量可增加肾结石的危险性，也可引起乳碱综合征。

3）食物来源及推荐摄入量：钙的食物来源应从钙含量和吸收利用率两方面考虑。奶及奶制品是钙的良好来源，含量丰富，吸收率高；水产品中小虾皮含钙高，其次是海带；黄豆及其制品、黑豆、赤小豆、各种瓜子、芝麻酱、绿色蔬菜等含钙丰富。

（5）铁

1）生理功能：铁是人体含量最多的必需微量元素之一，是构成血红蛋白、肌红蛋白、含铁酶、细胞色素等的重要成分；参与体内氧与二氧化碳的转运、交换和组织呼吸过程；与红细胞形成和成熟有关；还参与抗体的产生、脂类的转运及药物在肝脏的解毒等。

2）缺乏与过量：铁缺乏的临床表现有：食欲减退、烦躁乏力、面色苍白、心悸、头昏眼花、免疫功能下降，儿童可有异食癖，生长发育迟缓。对儿童智能发育与行为的影响：注意力不能集中、易疲劳、易激惹、记忆力差、学习成绩下降等。服用大剂量治疗铁以后可发生明显的急性铁中毒，表现为呕吐和血性腹泻、凝血不良、代谢性酸中毒、休克等；慢性铁中毒表现为器官纤维化。

3）食物来源及摄入量：膳食中铁的良好来源是动物肝脏、动物全血、畜禽肉类、鱼类、海带、黑木耳等。中国居民正常成人膳食铁的 AI 为男性 15mg/d，女性 20mg/d。

（6）锌

1）生理功能：是人体的必需微量元素之一，参与人体内许多金属酶的组成；促进机体的生长发育和组织再生；促进食欲；参与维生素 A 的正常代谢；促进性器官和性功能的正常发育；保护皮肤健康；促进机体免疫功能等。

2）缺乏与过量：锌缺乏时表现为生长迟缓、性成熟受抑制、味觉和嗅觉异常、食欲减退、伤口愈合延缓，还可表现为皮肤干燥、粗糙、面部痤疮及复发性口腔溃疡等症状。锌的缺乏常与食物中植酸和纤维素的含量有关。消化道出血和肾脏疾病可增加体内锌的丢失。

3）食物来源及推荐摄入量：动物性食品是锌的良好来源，尤其是海产品、红色肉类及动物肝脏是锌的良好来源，而植物性食品含锌较少，吸收率也较低。RNI 成年男性为 15mg/d，成年女性为 11.5mg/d。

四、膳食纤维

1. **分类**　分为可溶性膳食纤维、非可溶性膳食纤维。

（1）可溶性膳食纤维：包括部分半纤维素、果胶和树胶等。

（2）非可溶性膳食纤维：包括纤维素、木质素等。

2. **功能**

（1）有利于食物的消化过程。

（2）降低血清胆固醇，预防冠心病。

（3）预防胆石形成。

（4）促进结肠功能，预防结肠癌。

（5）防止能量过剩和超重与肥胖。

（6）维持血糖正常平衡，防治糖尿病。

3. **参考摄入量**　我国成年人膳食纤维的适宜摄入量（AI）为 25g/d。过多摄入对机体无益，还可影响微量营养素的吸收利用，因为膳食纤维可与钙、铁、锌等结合，从而影响这些元素的吸收利用。

4. **膳食纤维的食物来源**　主要来源是植物性食物，如谷粒（小麦、大米、燕麦、小黑麦、小米和高粱等）、豆类、蔬菜、水果和坚果等。

（1）整谷粒含有大量的膳食纤维，包括抗性淀粉和不可消化性低聚糖，同时还富含营养成分和一些植物化学物质。

（2）麸皮和米糠中含有大量纤维素、半纤维素和木质素。柑橘、苹果、香蕉、柠檬等水果和白菜、甜菜、苜蓿、豌豆、蚕豆等蔬菜含有较多的果胶。

第二节　平衡膳食

膳食必须由多种食物组成。同时，要保证三大宏量营养素的合理比例，即碳水化合物提供的能量占总能量的 50% ~65% ，蛋白质提供的能量占 10% ~15% ，脂肪提供的能量占 20% ~30% 。还必须做到蛋白质食物来源组成合理，脂肪食物来源组成合理以及各种营养素摄入量均达到供给量标准。

一、 食物的分类

1. 第一类为谷类及薯类

（1）谷类：谷类包括米、面、杂粮。

（2）薯类：包括马铃薯、甘薯、木薯等，主要提供碳水化合物、蛋白质、膳食纤维及 B 族维生素。

2. 第二类为动物性食物　包括肉、禽、鱼、奶、蛋等，主要提供蛋白质、脂肪、矿物质、维生素 A、B 族维生素和维生素 D。

3. 第三类为豆类和坚果　包括大豆、其他土豆类及花生、核桃、杏仁等坚果类，主要提供蛋白质、脂肪、膳食纤维、矿物质、B 族维生素和维生素 E。

4. 第四类为蔬菜、 水果和菌藻类　主要提供膳食纤维、矿物质、维生素 C、胡萝卜素、维生素 K 及有益健康的植物化学物质。

5. 第五类为纯能量食物　包括动植物油、淀粉、食用糖和酒类，主要提供能量。动植物油还可提供维生素 E 和必需脂肪酸。

二、 平衡膳食的基本要求

1. 供给的能量和各种营养素要充足适量　摄取的食物应供给足够的能量和各种营养素，以保证机体活动和劳动所需要的能量；保证机体生长发育、组织修复、维持和调节体内的各种生理活动；提高机体免疫力和抵抗力，适应各种环境和条件下的机体需要。但要强调的是各种营养素的供给应该适量，否则将适得其反。

2. 各种营养素之间的比例要平衡　摄取的食物应保持各种营养素平衡，既包括各种营养素摄入量和消耗量以及各种营养素之间的平衡，如三种产热营养素的能量来源比例平衡，维生素 B_1、维生素 B_2、维生素 PP 之间的平衡，蛋白质中必需氨基酸之间的平衡，各种脂肪酸之间的平衡等；也包括其他方面的平衡，如酸性食物与碱性食物的平衡，荤与素的平衡，饥与饱的平衡，摄入与排出的平衡等。

3. 食物的烹调加工要合理　食物通过合理加工烹调，尽可能减少食物中各种营养素的损失，并提高其消化吸收率，并具有良好的色、香、味、形，使食物多样化，促进食欲，满足饱腹感。

4. 食物要清洁卫生　食物本身清洁无毒害，不受污染，不含对机体有害物质，食之无害。

5. 一日三餐制度要合理　有合理的膳食制度，三餐定时定量，比例合适，三餐分配要合理。一般早、中、晚餐的能量分别占一日总能量的 30% 、40% 、30% 为宜。

三、 膳食指南和平衡膳食宝塔

1. 一般人群膳食指南内容

（1）食物多样，谷类为主。

（2）吃动平衡，健康体重。

（3）多吃蔬果、奶类、大豆。

（4）适量吃鱼、禽、蛋、瘦肉。

（5）少盐少油，控糖限酒。

（6）杜绝浪费，兴新食尚。

2. 中国居民膳食宝塔

（1）谷薯类食物位居底层，每天摄入谷薯类食物250~400g，其中全谷物和杂豆类50~150g，薯类50~100g。谷类食物是人体最经济、最重要的能量来源。全谷物可降低糖尿病、肥胖、心血管疾病和结肠癌的发生风险。

（2）蔬菜类和水果类居第二层，每天应分别摄入300~500g和200~350g；蔬菜水果是平衡膳食的主要组成部分，奶类富含钙，大豆富含优质蛋白质。蔬菜水果提供丰富的微量营养素、膳食纤维和植物化学物。

（3）畜禽肉、水产品、蛋类等动物性食物位于第三层，每天分别应摄入40~75g、40~75g和40~50g；鱼、禽、蛋和瘦肉可提供人体所需要的优质蛋白质、维生素A、B族维生素等，有些也含有较高的脂肪和胆固醇。人体内的胆固醇主要有两个来源：一是内源性的，主要由肝脏合成。人体内每天合成的胆固醇约1~1.2g，是人体内胆固醇的主要来源。二是外源性的，即通过食物摄入，仅占体内合成胆固醇的1/7~1/3。

（4）奶及奶制品、大豆及坚果类合居第四层，每天应吃相当于液体奶300g的奶类及奶制品和25~35g的大豆及坚果类。奶类提供优质蛋白质、维生素B_2和钙。

（5）第五层塔顶是烹调油和食盐，推荐成人每天食盐不超过6g，每天烹调油25~30g。推荐每天摄入糖不超过50g，最好控制在25g以下。

3. 膳食宝塔的应用

（1）确定每个人的需要量：应用时要根据个人年龄、性别、身高、体重、劳动程度、季节等情况适当调整。年轻人、劳动强度大的人需要能量高，应适当多吃些主食；年老、活动少的人需要的能量少，可少吃些主食等。

（2）同类互换，调配丰富多彩的膳食：应用平衡膳食宝塔应当把营养与美味结合起来，按照同类互换、多种多样的原则调配一日三餐。同类互换就是以粮换粮、以豆换豆、以肉换肉等。

（3）合理分配三餐食量：三餐食物量的分配及间隔时间应与作息时间和劳动状况相匹配，一般早、晚餐各占30%，午餐占40%为宜，特殊情况可适当调整。

（4）因地制宜，充分利用当地资源：我国幅员辽阔，各地的饮食习惯及物产不尽相同，只有因地制宜充分利用当地资源，才能有效地应用平衡膳食宝塔。

（5）养成习惯，长期坚持：膳食对健康的影响是长期的结果。应用平衡膳食宝塔需要自幼养成习惯，并坚持不懈，只有如此才能充分体现其对健康的重大促进作用。

4. 水是膳食的重要组成部分，是一切生命必需的物质，其需要量主要受年龄、环境温度、身体活动等因素影响。在温和气候条件下生活的轻身体活动成年人每日至少饮水1500～1700mL（7～8杯）；在高温或强体力劳动条件下应适当增加。饮水不足或过多都会对人体健康带来危害。饮水应少量多次，要主动，不应感到口渴时再喝水。建议成年人每天进行累计相当于步行6000步以上的身体活动，如果身体条件允许，最好每天进行30分钟中等强度的身体运动。

5. 每天的膳食应包括谷薯类、蔬菜水果类、畜禽肉蛋奶蛋、大豆坚果类等食物。每天摄取12种以上食物，每周25种以上。在一段时间内，比如一周，各类食物摄入量的平均值应当符合膳食宝塔的建议量。

四、 特殊人群膳食指南

1. 备孕妇女膳食指南

（1）调整孕前体重至适宜水平。

（2）常吃含铁丰富的食物，选用碘盐，孕前3个月开始补充叶酸。

（3）禁烟酒，保持健康生活方式。

2. 孕期妇女膳食指南

（1）补充叶酸，常吃含铁丰富的食物，选用碘盐。

（2）孕吐严重者，可少量多餐，保证摄入含必要量碳水化合物的食物。

（3）孕中晚期适量增加奶、鱼、禽、蛋、瘦肉的摄入。

（4）适量身体活动，维持孕期适宜增重。

（5）禁烟酒，愉快孕育新生命，积极准备母乳喂养。

3. 哺乳期妇女膳食指南

（1）增加富含优质蛋白质及维生素 A 的动物性食物和海产品，选用碘盐。

（2）产褥期食物多样不过量，重视整个哺乳期营养。

（3）愉悦心情，充足睡眠，促进乳汁分泌。

（4）坚持哺乳，适度运动，逐步恢复适宜体重。

（5）忌烟酒，避免浓茶和咖啡。

4. 6 月龄内婴儿母乳喂养指南

（1）产后尽早开奶，坚持新生儿第一口食物是母乳。

（2）坚持 6 月龄内纯母乳喂养。

（3）顺应喂养，培养良好的生活习惯。

（4）生后数日开始补充维生素 D，不需补钙。

（5）婴儿配方奶是不能纯母乳喂养时的无奈选择。

（6）监测体格指标，保持健康生长。

5.7～24 月龄婴幼儿喂养指南

（1）继续母乳喂养，满 6 月龄起添加辅食。

（2）从富铁泥糊状食物开始，逐步添加达到食物多样。

（3）提倡顺应喂养，鼓励但不强迫进食。

（4）辅食不加调味品，尽量减少糖和盐的摄入。

（5）注重饮食卫生和进食安全。

（6）定期监测体格指标，追求健康生长。

6. 学龄前儿童膳食指南（2～5 岁）

（1）规律就餐，自主进食不挑食，培养良好饮食习惯。

（2）每天饮奶，足量饮水，正确选择零食。

（3）食物应合理烹调，易于消化，少调料、少油炸。

（4）参与食物选择与制作，增进对食物的认知与喜爱。

（5）经常户外活动，保障健康生长。

7. 学龄儿童膳食指南（6～17 岁）

（1）认识食物，学习烹饪，提高营养科学素养。

（2）三餐合理，规律进餐，培养健康饮食行为。

（3）合理选择零食，足量饮水，不喝含糖饮料。

（4）不偏食节食，不暴饮暴食，保持适宜体重增长。

（5）保证每天至少活动 60 分钟，增加户外活动时间。

8. 中国老年人膳食指南

（1）少量多餐细软；预防营养缺乏。

（2）主动足量饮水；积极户外活动。

（3）延缓肌肉衰减；维持适宜体重。

（4）摄入充足食物；鼓励陪伴进餐。

9. 素食人群膳食指南

（1）谷类为主，食物多样；适量增加全谷物。

（2）增加大豆及其制品的摄入，每天 50～80g；选用发酵豆制品。

（3）常吃坚果、海藻和菌菇。

（4）蔬菜、水果应充足。

（5）合理选择烹调油。

五、 合理营养

1. **概念** 合理营养 即为平衡而全面的营养。

（1）为满足机体对各种营养素及能量的需要。

（2）各营养素之间比例要适宜。

2. 营养失衡造成的危害

（1）营养不良：指由于一种或一种以上营养素的缺乏或过剩所造成的机体健康异常或疾病状态。包括营养缺乏和营养过剩。

（2）营养素摄入不足：可导致营养缺乏病，如目前世界上流行四大营养缺乏病，蛋白质－能量营养不良、缺铁性贫血、缺碘性疾病、维生素 A 缺乏病，此外还有钙、维生素 D 缺乏引起的佝偻病，维生素 B_1 缺乏可以引起脚气病，维生素 C 缺乏可以引起坏血病，锌缺乏可引起厌食症等，各种营养素的缺乏都可产生相应的缺乏病。

（3）营养摄入过多：可产生营养过剩性疾病，如高热量、高脂肪、高蛋白、特别是动物脂肪摄入过多，可以引起营养过剩性疾病，如肥胖症、高血脂、冠心病、糖尿病等。

第三节　常见疾病的营养调理

一、 冠心病病人的营养调理

1. 饮食致病因素　高热、高脂肪、高糖、高动物蛋白以及其他营养过剩和营养缺乏都可能是冠心病的诱发因素。

2. 冠心病病人膳食营养调理的意义　通过改变饮食习惯和合理膳食来预防和控制冠心病的发生和发展是最有效和最重要的防治措施之一。

3. 冠心病病人营养调理的原则

（1）热量的供给。维持标准体重为防治冠心病的理想膳食。体重过重或肥胖者，应注意控制热量使体重下降，同时，注意增加体力活动时增加热量并不会对血脂有影响。

（2）控制脂肪摄入量及其成分。

（3）糖类的供给。宜选用复杂的糖类，一般占热量的 60% 左右，限制精制糖的摄入。

（4）蛋白质的供给。每日 1~2g/kg 体重。动物蛋白质占总蛋白质的 20%~30%，不应超过 50%。

（5）供给充足的维生素和无机盐。适宜的各种维生素几乎对心血管病的防治都具有积极的作用，而一旦缺乏，对心血管功能和血液循环都会产生一定障碍，因此应提供足够的维生素。

（6）限食食物。去掉可见脂肪的牛羊猪肉及火腿、蛋黄等。

（7）禁用食物含动物脂肪高的食物，如肥肉等；含胆固醇高的食物，如动物内脏；含高热量及高糖的食物，如冰淇淋、甜点心等刺激性食物，如芥末、胡椒等。

二、 高脂血症病人的营养调理

1. 饮食致病因素　由于饮食中糖和脂肪长期过量，引起胰岛素分泌过多和 胰岛素抵抗，产生内源性高脂血症，同时肥胖、高血压、动脉粥样硬化也是其多发因素之一。

2. 高脂血症病人营养调理的意义　通过营养调配，控制外源性高脂成分的摄取，从而降低血液中血脂的含量，改善病人症状，防止并发症的发生。

3. 原则

（1）A 型单纯甘油三酯增高

1）限制总热量的摄入。因患者常伴有超重或肥胖，故当体重减轻后，血中甘油三酯亦可随体重的减轻而降低。

2）糖类宜占总热量的50%左右。不宜吃蔗糖、果糖、水果糖、蜂蜜以及含糖的点心罐头及中草药糖浆，烹调菜肴及牛奶、豆浆中均不宜加糖。

3）每日限制胆固醇<300mg，每周可进食鸡蛋3只。

4）适当补充蛋白质。尤其是豆类及其制品、瘦肉、鸡、鸭（去皮）、鱼类等可适当进食。

5）脂肪量除非为了控制体重，一般不必严格限制。以多不饱和脂肪酸（植物油含量高）代替饱和脂肪酸（动物油含量高），P（多不饱和脂肪酸）/S（饱和脂肪酸）比值1.5~2.0为宜。

6）适宜的无机盐及维生素。新鲜蔬菜和水果可增加食物纤维及饱腹感，并可提供充足的无机盐和维生素。

（2）B 型单纯性高胆固醇血症

1）限制胆固醇的摄入量，血胆固醇轻度增高患者每日胆固醇摄入量<300mg，中度和重度胆固醇增高患者每口胆固醇摄入量<200mg。

2）限制脂肪。主要是限制动物脂肪，适当增加植物油，使 P/S 比值达 1.5~2.0比较理想。

3）热量及糖类等。除合并超重和肥胖者外，一般无须严格限制，蛋白质也不需限制。

4）宜多进食新鲜蔬菜及瓜果类，增加膳食纤维，以利于胆固醇的排出。

5）多食用可降低血胆固醇含量的食物，如洋葱、大蒜、香菇、木耳、苜蓿、大豆及其制品等。

（3）C 型高胆固醇、高甘油三酯血症

1）控制热量，使体重降低并维持在标准体重范围。

2）限制胆固醇的摄入量，每日<200mg。禁食含胆固醇高的食物。

3）脂肪宜占总热量的30%以内，用多不饱和脂肪酸代饱和脂肪酸，使 P/S 比值在1.5~2.0。

4）糖类应控制摄入量，禁止进食蔗糖、果糖、甜点心及蜂蜜等单糖和双糖的食品。

5）蛋白质可适当增加，宜占总热量的15%~20%，尤其是豆类及其制品。

6）多吃新鲜蔬菜、瓜果，以增加膳食纤维、多种维生素和无机盐。

（4）预防型：为中老年人预防心血管疾病的膳食。总热量宜随年龄增加而相应减少。

三、 高血压病人的营养调理

1. **饮食致病因素** 饮食中热能过高以至引起肥胖或超重，以及高盐饮食等是高血压的诱发因素。

2. **高血压病人膳食营养调理的意义** 高血压是一种常见病，它与营养因素密切相关，而营养调理不仅具有一定的疗效，而且可以满足生理需要，避免了药物的副作用。

3. 原则

（1）限制钠盐摄入，每日食盐应限制在 2~5g 以下，对有高血压家族史的成人，应及早采用少盐膳食，以预防高血压的发生，应从儿童甚至婴儿开始，养成少盐清淡饮食的习惯。

（2）钾的补充，要补给含钾多的食物或含钾药物，同时注意镁、锌的补充。

（3）应适当控制饱和脂肪酸和胆固醇的摄入，每日胆固醇应限制在 300mg 以内。

（4）若肥胖者应控制热量摄入，每周使体重减少 1~1.5kg，以求逐步降到标准体重，血压可随之下降。

（5）适当限制糖类的供给。

（6）除合并慢性肾功能不全者外，一般无须严格限制蛋白质，按每日每千克体重 1g 左右供应即可。鱼类蛋白质及大豆蛋白质可防止脑卒中的发生，可适当增加。

（7）维生素的供给。在对高血压患者给予利尿降压的同时，水溶性维生素丢失也较多，应注意补充，尤其是维生素 B_{12} 的补充供给，以预防贫血。其他，如维生素 B_6 及维生素 C 也宜补给充足。

（8）饮食禁忌一切过咸的食物及腌制品，蛤贝类、虾米、皮蛋及含钠高的绿叶蔬菜等。烟、酒、浓茶、咖啡以及辛辣等刺激性食品，要严格控制或禁用。

四、 消化性溃疡病人的营养调理

1. 溃疡病的饮食因素

（1）坚硬的食物，过酸过辣的食物，过量酒精、咖啡、浓茶等因素可损害胃黏膜屏障，造成消化性溃疡。

（2）进食情况对消化性溃疡亦有影响，如胃溃疡为 进食→疼痛→缓解。十二指肠为 进食→缓解→疼痛。

2. **消化性溃疡病人营养调理的意义** 通过膳食治疗后，可减轻机械性和化学性刺激，缓解和减轻疼痛。合理的营养有利于改善营养状况，使贫血得到纠正，并可促进溃疡面的愈合，避免并发症的发生。长期注意膳食治疗，有利减少复发的诱因。

3. 原则

（1） 营养素的供给需求

1）足够的蛋白质，每日每千克体重按 1g 供给，有利于溃疡面的愈合。若有出血或贫血时每日每千克体重 至少 1.5g 蛋白质。

2）脂肪可抑制胃酸的分泌，每日可供给 70～90g。选择易消化吸收的乳状脂肪（如奶油、牛奶、蛋黄、黄油、奶酪等），也可用适量的植物油。适当的脂肪对胃肠黏膜没有刺激，但脂肪过高可引起胃胀痛。

3）每日可供给糖类 300～350g。选择易消化食物，如稠粥、面条、馄饨等。但蔗糖不宜供给过多，一般情况可在奶中添加 5% 的蔗糖，若蔗糖量过多可使胃酸分泌增加，且易胀气。

4）供给充足的维生素和矿物质，尤其是能促进伤口愈合的维生素 C 和锌等。

（2）食物选择及烹调

1）宜选用营养价值高、质软而易消化的平衡膳食，如牛奶、鸡蛋、豆浆、鱼、嫩的瘦猪肉等食物，注意牛奶用量不可过量，每日 500g 左右为宜。同时还应注意经常选择润肠通便的食物，如琼脂制品、果冻、果汁及菜汁等，以防便秘。

2）烹调食物时，宜选用蒸、煮、软烧、烩、焖等方法，不宜用爆炒、滑溜、干炸、油煎、生拌、烟熏及腌腊等烹调方法，以保证食物彻底软烂，易消化。

（3）餐次要求：少量多餐，定时定量。每日 5～7 餐，每餐量不宜过饱，约为正常量的 2/3。因少量多餐可中和胃酸，减少胃酸对溃疡面的刺激，又可供给足够营养。若每餐进食过多，过度地扩张胃窦部，能刺激胃酸分泌过多，不利溃疡面的愈合。

（4）溃疡病患者饮食禁忌

1）禁食刺激胃酸分泌过多的食物，如咖啡、浓茶、巧克力、浓肉汤、肉汁、味精、香料、酒精等。

2）避免有机械性刺激的食物，如含粗纤维多的食物（粗粮、蔬菜、干豆）、油煎炸的食物、硬果类物质等。

3）易产酸的食物，如红薯、土豆、糖醋食物、过甜的点心等。

4）产气多的食物，如生葱、生萝卜、洋葱、蒜苗等。

5）生冷的食物，如大量冷饮、凉拌菜等。

6）坚硬的食物，如腊肉、火腿、香肠、蚌肉等。

7）强烈的调味品，如芥末、胡椒、茴香、桂皮、花椒等。

8）食盐不宜过多。

第四节　临床营养

一、基本膳食

1. 普通膳食

（1）概述：普通膳食简称普食，与健康人的膳食基本相同。其中总能量、蛋白质、无机盐、维生素等各种营养素应供给充足，达到平衡膳食的要求；保持适当体积以满足饱腹感；品种多样化，科学加工烹调以增进食欲、促进消化等。

（2）适用对象：普通膳食主要适用于消化道功能正常、无发热、无腹泻患者和产妇以及恢复期患者。

2. 软食

（1）概述：一种比普食更易消化的膳食，是由半流质膳食向普食过渡的中间膳食。

（2）适用对象：软食主要适用于轻微发热、消化不良、肠道疾病恢复期、口腔疾病患者及咀嚼不便的幼儿和老人等。

3. 半流质饮食

（1）概述：一种介于软食与流质膳食之间的膳食，外观呈半流体状态，易于咀嚼和消化。

（2）适用对象：半流质膳食主要适用于发热、消化道疾病、口腔疾病、身体虚弱的患者及刚分娩的产妇等。

4. 流质饮食

（1）概述：呈液体状态或在口中能溶化为液体的膳食。易消化，含渣少。所供给能量及各种营养素均较缺乏，不宜长期食用；它属于不平衡膳食，在食用期间应辅以肠外营养，以补充能量和营养素的不足等。

（2）适用对象：流质膳食主要适用于高热、急性传染病、消化道出血、咀嚼困难、术后患者等。

二、 治疗膳食

治疗膳食是指根据不同的病理与生理状况，调整病人膳食的营养成分和性状，治疗或辅助治疗疾病、促进病人康复的膳食。

1. 低蛋白膳食

（1）特点：控制膳食中的蛋白质含量，以减少含氮的代谢产物，减轻肝、肾负担，在控制蛋白质摄入量的前提下，提供充足的能量、优质蛋白质和其他营养素，以改善患者的营养状况。要根据患者的肾功能损伤情况，决定其蛋白质的摄入量，一般每日蛋白质总量在 20 ~ 40g。

（2）适用对象：肾脏疾病，如急性肾炎、急性肾衰竭、慢性肾衰竭、肾病综合征、尿毒症及肾透析。肝脏疾病中的肝性脑病各期。

（3）膳食原则

1）每日膳食中的能量应供给充足，碳水化合物不低于55%，必要时可采用纯淀粉食品及水果增加能量。

2）肾功能不全者在蛋白质定量范围内选用优质蛋白质，如鸡蛋、牛奶、瘦肉、鱼虾。

3）肝功能衰竭患者应选用高支链氨基酸、低芳香族氨基酸的豆类蛋白为主的食物，要避免肉类蛋白质。

4）维生素、无机盐等营养素应充分供给。

5）增加膳食纤维摄入量，可减少氨类吸收或增加排出，制作方法要细、软、烂，预防出血。

2. 低盐饮食

（1）特点：通过调整膳食中的钠盐摄入量来纠正水、钠潴留以维持机体水、电解质的平衡。

（2）适用对象：高血压、心力衰竭、急性肾炎、妊娠期高血压疾病，各种原因引起的水、钠潴留患者。

（3）膳食原则

1）食盐量以克为单位计算，限制每日膳食中的含盐量在 $1 \sim 4g$。

2）根据具体病情确定每日膳食中的具体食盐量，如水肿明显者食盐量为 $1g/d$，一般高血压患者为 $4g/d$。

3）此类膳食的用盐量在食物准备和烹调前应用天平称量后加入。

4）已明确含盐量的食物先计算后称重配制，其他营养素按正常需要。

3. 低嘌呤饮食

（1）特点：限制全天膳食中嘌呤的摄入量在 $150 \sim 250mg$，减少外源性嘌呤的来源，降低血清尿酸的水平。调整膳食中成酸性食物和成碱性食物的配比，增加水分的摄入量，促进尿酸排出体外，防治急性痛风的发作。

（2）适用对象：急性痛风、慢性痛风、高尿酸血症、尿酸性结石。

（3）膳食原则

1）肥胖或超重患者：应适当控制能量，使体重控制在理想体重的下限，一般为 $6280 \sim 7530kJ/d$（$1500 \sim 1800kcal/d$）或 $105kJ/（kg \cdot d）$ ［$25kcal/（kg \cdot d）$］。鼓励患者适当增加身体活动。

2）适量的蛋白质：按理想体重为 $1g/（kg \cdot d）$。全日 $50 \sim 65g$，优质蛋白质选用不含或少含核蛋白的奶类、鸡蛋、干酪等。限制肉类、鱼、虾、禽类等核蛋白较高的食物。

3）低脂肪：高脂肪可减少尿酸排出体外，也不利减体重，脂肪的供给量可占总能量 $20\% \sim 25\%$。

4）维生素及无机盐：宜供给富含 B 族维生素和维生素 C 的食物。食盐每日 $2 \sim 5g$ 为宜。

5）水分：无肾功能不全时宜多喝水，每日摄入水量保持 $2000 \sim 3000mL$ 以增加尿酸的排出。

三、肠内营养

1. **概念** 肠内营养指经鼻胃（鼻肠）管或经胃肠造瘘管滴入要素制剂，也有人愿经口摄入。肠内营养可以提供各种必需的营养素以满足病人的代谢需要，导管应放在空肠内。

2. **优点** 费用较省，使用较安全，监护较易，并由于膳食的机械刺激与刺激消化道激素的分泌而加速胃肠道功能与形态的恢复。

3. **适应证** 经口摄食不足或禁忌；胃肠道疾病；术前或术后营养补充；心血管疾病；肝功能与肾功能衰竭；先天性氨基酸代谢缺陷病等。

4. **肠内营养投给途径** 常用的肠内营养投给途径有经口或鼻胃途径、鼻十二指肠（鼻空肠）或空肠造口途径、食管造口途径、胃造口途径。

四、 肠外营养

1. **概念** 肠外营养是指通过肠道以外的通路即静脉途径输注能量和各种营养素，以达到纠正或预防营养不良，维持营养平衡目的的营养补充方式。

2. **适用对象** 主要适用于暂时或永久不能经消化道进食、进食后不能吸收或胃肠道需要充分休息的患者。

3. **途径**

（1） 中心静脉营养（CPN）

1）概念：指将全部营养素通过大静脉输入的方法，是通过外科手术将导管置入体内，由锁骨静脉插入中心静脉或由颈静脉插入上腔静脉。由于静脉管径大且血流速度快，可将输入的高浓度营养素带至全身以供利用。

2）适用对象：主要适用于长期无法由肠内营养途径提供机体所需营养物质，且周边静脉营养无法提供大量营养素的患者。

（2） 周围静脉营养（PPN）

1）概念：指将营养物质由外周静脉输入的方法。采用时间不超过2周，主要是改善患者手术前后的营养状况，纠正疾病所致的营养不良。该方法操作简便，容易实施，对静脉损伤小，在普通病房内即可实施。

2）适用对象：主要适用于胃肠道功能障碍或衰竭的患者，包括消化系统疾病（消化道瘘、肠炎、短肠综合征、中重症急性胰腺炎、胃肠道梗阻等）、大面积烧伤、败血症、术前准备、急性肾衰竭、妊娠剧吐和神经性厌食，以及神志不清、腹膜炎、肿瘤放疗或化疗引起的胃肠道反应等患者。

第五节 保健食品

一、 我国保健食品的发展历史

1987年原卫生部发布《中药保健药品管理规定》。修订《食品卫生法（试行)》时，提出了"保健食品"的概念。

1995年《食品卫生法》正式列入保健食品管理的有关内容，确定了保健食品的法律地位。同时原卫生部制定了《保健食品管理办法》等系列保健食品相关规定和标准，初步建立了保健食品法律、法规和标准体系。

1996 年，原卫生部开始审批保健食品，停止审批中药保健药品。

2000 年，原国家食品药品监督管理局开展保健药品整顿，并要求自 2004 年 1 月 1 日起不得在市场上流通。

2003 年 10 月，原国家食品药品监督管理局正式开始履行保健食品的注册审批职能。

2005 年 7 月，正式颁布《保健食品注册管理办法》及其相关配套文件。

2008 年 9 月，原卫生部将承担的保健食品监管职能移交原国家食品药品监督管理局。

2009 年 6 月 1 日《中华人民共和国食品安全法》及其实施条例规定，食品药品监管部门负责对保健食品实施严格监管。

二、 保健食品的分类

1. 概念 指声称具有特定保健功能或者以补充维生素、矿物质为目的的食品，即适宜于特定人群食用，具有调节机体功能，不以治疗疾病为目的，并且对人体不产生任何急性、亚急性或者慢性危害的食品。

2. 分类

（1）营养补充剂: 是以补充一种或多种人体所必需的营养素为目的，内容包括维生素和矿物质，尚未将三大营养素（碳水化合物、蛋白质和脂肪）包括在内。

（2）声称具有特定保健功能的食品

1）以中国传统养生保健理论和现代医学理论为指导，以满足群众保健需求、增进人体健康为目的。

2）功能定位应为调节机体功能，降低疾病发生的风险因素，针对特定人群，不以治疗疾病为目的。

3）功能声称应被科学界所公认，具有科学性、适用性、针对性，功能名称应科学、准确、易懂。

4）功能评价方法和判断标准应科学、公认、可行。

5）功能调整和管理应根据科学发展、社会需求和监管实际，按照相关程序，实施动态管理。

3. 功能 增强免疫力功能、辅助降血脂功能、辅助降血糖功能、抗氧化功能、辅助改善记忆功能、缓解视疲劳功能、促进排铅功能、清咽功能、辅助降血压功能、改善睡眠功能、促进泌乳功能、缓解体力疲劳、提高缺氧耐受力功能、对辐射危害有辅助保护功能、减肥功能、改善生长发育功能、增加骨密度功能、改善营养性贫血、对化学肝损伤有辅助保护功能、祛痤疮功能、祛黄褐斑功能、改善皮肤水分功能、改善皮肤油分功能、调节肠道菌群功能、促进消化功能、通便功能和对胃黏膜损伤有辅助保护功能。

4. 我国对保健食品实行备案、 注册和审评制度

（1）保健食品注册: 指食品监督管理部门根据注册申请人申请，依照法定程序、条件

和要求，对申请注册的保健食品的安全性、保健功能和质量可控性等相关申请材料进行系统评价和审评，并决定是否准予其注册的审批过程。

（2）保健食品备案：指保健食品生产企业依照法定程序、条件和要求，将表明产品安全性、保健功能和质量可控性的材料提交食品监督管理部门进行存档、公开、备查的过程。

（3）原则：应当遵循科学、公开、公正、便民、高效的原则。

（4）保健食品必须符合下列要求

1）经必要的动物和（或）人群功能试验，证明其具有明确、稳定的保健作用。

2）各种原料及其产品必须符合食品卫生要求，对人体不产生任何急性、亚急性或慢性危害。

3）配方的组成及用量必须具有科学依据，具有明确的功效成分。如在现有技术条件下不能明确功能成分，应确定与保健功能有关的主要原料名称。

4）标签、说明书及广告不得宣传疗效作用。

三、 特殊医学用途配方食品

1. **概念**　为了满足进食受限、消化吸收障碍、代谢紊乱或特定疾病状态人群对营养素或膳食的特殊需要，专门加工配制而成的配方食品。

2. 全营养配方食品

（1）概述：可作为单一营养来源满足目标人群营养需求的特殊医学用途配方食品。

（2）适用人群：适用于需对营养素进行全面补充且对特定营养素没有特别要求的人群。

3. 特定全营养配方食品

（1）概述：特定全营养配方食品，可作为单一营养来源，能够满足目标人群在特定疾病或医学状况下营养需求的特殊医学用途配方食品。

（2）适用人群：适用于特定疾病或医学状况下需对营养素进行全面补充的人群，并可满足人群对部分营养素的特殊需求。

4. 非全营养配方食品　非全营养配方食品，可满足目标人群部分营养需求的特殊医学用途配方食品，适用于需要补充单一或部分营养素的人群，不适用于作为单一营养来源。该类产品应在医生或临床营养师的指导下，按照患者个体的特殊医学状况，与其他特殊医学用途配方食品或普通食品配合使用。

四、 如何看待和选择营养和保健食品

1. 2005 年制定的《保健食品注册管理办法（试行）》明确规定，保健食品"是指声称具有特定保健功能或者以补充维生素、矿物质为目的的食品，即适宜于特定人群食用，具有调节机体功能，不以治疗疾病为目的，并且对人体不产生任何急性、亚急性或者慢性危害的食品"。

2. 如何学会购买和食用安全的保健品

（1）保健食品不是药品，不要相信"疗效""速效"的字样：保健食品只是特殊的食

品，虽然可以调节机体功能，但并不是以治疗疾病为目的。一些人尤其是老年人，对于一些保健品虚假宣传中的"功效"非常看重，而且还有一些老年人经常将保健食品代替药品来使用，这种做法不可行，一定程度上还会延误疾病的治疗时间。

（2）选择保健食品，必须针对自己的身体状况：如免疫力低下、失眠、单纯性肥胖者，可以选择相应的增强免疫力、改善睡眠、减肥类保健食品；绝经妇女、老年人等骨质疏松高危人群可以选择增加骨密度的保健食品等。

（3）学会理性购买保健食品：人体健康是一个复杂的系统工程，营养素过多和不足都不合理，人体需求的绝大部分营养素能够从膳食中直接摄取。工作压力大时，人体常处于一种紧张状态，容易引起身体内部的失调，也可以适度选用保健品，选用时最好请专业人士指点。服用保健食品一般需要较长时间，才有可能对身体发挥保健作用。对有病的人来说，无论哪一种保健食品都不能代替医生的治疗。

（4）购买保健食品要认准蓝色草帽样标志和批准文号：一定要到正规的经销场所（如大型超市、卖场、连锁药房等）购买。

（5）从科学角度讲，平时注意营养合理的平衡膳食、有规律的生活习惯、适时适量的运动、保持开朗的性格才是身体健康的根本保证。需要使用保健食品的特殊人群只有掌握了保健品的基本知识，才能真正做到"花钱买健康"。

五、 如何鉴别保健食品

1. 保健食品不是药品，切忌听信会议讲座、街头小报的虚假宣传，用保健食品代替药品，以致延误治疗时间，加重病情。

2. 选择保健食品，必须针对自己的身体状况，切忌在选购时轻信广告、盲目跟风。应当按照标签说明书载明的使用方法，科学使用保健食品。

3. 购买保健食品，须认准保健食品标志和批准文号。保健食品产品外包装上有蓝色草帽样标志，标志下方为批准文号和批准部门。每个保健食品批准文号只能对应一个产品。

第六节   食品安全

一、 食源性疾病

1. **概念**   指食用不安全食品，从而使食品中的各种致病因子通过摄食方式进入人体内引起具有感染或中毒性质的一类疾病。

2. **基本特征**

（1）在食源性疾病暴发流行过程中，食物本身并不致病，只是起了携带和传播病原物质的媒介作用。

（2）导致人体罹患食源性疾病的病原物质是食物中所含有的各种致病因子。

（3）人体摄入食物中所含有的致病因子可以引起以急性中毒或急性感染两种病理变化

为主要发病特点的各类临床综合征。

3. 分类

（1）按致病因子分为：细菌性食源性疾病、食源性病毒感染、食源性寄生虫感染、食源性化学性中毒、食源性真菌毒素中毒、动物性毒素中毒和植物性毒素中毒。

（2）按发病机制分类分为：食源性感染和食源性中毒。

二、食品添加剂和非法添加物

1. **概念** 食品添加剂是现代食品工业的重要组成部分，广泛应用于粮食类、肉类、乳类、豆类等各类食品的生产、加工和储存，对食品的产品质量、安全卫生发挥着十分重要的作用。

2. 分类

（1）按原料来源分类

1）天然食品添加剂：利用动、植物组织或微生物的代谢产物或矿物质等天然物质为原料，经提取、纯化等工艺后所获得的物质。

2）人工化学合成食品添加剂：通过化学方法，使元素或化合物经过化学反应合成所得，有一般化学合成品和人工合成天然同等物两大类。

（2）按功能特点分类：包括酸度调节剂、抗结剂、消泡剂、抗氧化剂、漂白剂、膨松剂、着色剂、护色剂、乳化剂、酶制剂、增味剂、面粉处理剂、被膜剂、水分保持剂、营养强化剂、防腐剂、稳定和凝固剂、甜味剂、增稠剂、食品用香料、胶基糖果中基础剂物质、食品工业用加工助剂和其他。

（3）按安全性评价分类

1）安全的物质：该类添加剂可按正常需要使用，无须建立人体每日容许摄入量（ADI）。

2）A 类：其中 A_1 类是经过安全性评价，毒理性质清楚，允许使用并已制定出正式 ADI 值者；A_2 类是毒理学资料尚不完善，暂时允许使用，有暂定 ADI 者。

3）B 类：毒理学资料不足，未建立 ADI 值者，其中 B_1 类为进行过安全性评价，B_2 类为未进行过安全性评价。

4）C 类：为原则上禁止使用的食品添加剂，其中 C_1 类是被认为在食品中使用不安全者，C_2 类是严格限制在某些食品中作特殊使用者。

3. 使用

（1）使用的食品添加剂应当符合相应的质量规格要求。

（2）在下列情况下可使用食品添加剂

1）保持或提高食品本身的营养价值。

2）作为某些特殊膳食用食品的必要配料或成分。

3）提高食品的质量和稳定性，改进其感官特性。

4）便于食品的生产、加工、包装、运输或者贮藏。

（3）食品添加剂使用时应符合以下基本要求

1）不应对人体产生任何健康危害。

2）不应掩盖食品腐败变质。

3）不应掩盖食品本身或加工过程中的质量缺陷或以掺杂、掺假、伪造为目的而使用食品添加剂。

4）不应降低食品本身的营养价值。

5）在达到预期目的前提下尽可能降低在食品中的使用量。

（4）带入原则

1）根据 GB2760—2011，食品配料中允许使用该食品添加剂。

2）食品配料中该添加剂的用量不应超过允许的最大使用量。

3）应在正常生产工艺条件下使用这些配料，并且食品中该添加剂的含量不应超过由配料带入的水平。

4）由配料带入食品中的该添加剂的含量应明显低于直接将其添加到该食品中通常所需要的水平。

4. 食品非添加物

（1）吊白块：化学名为甲醛次硫酸氢钠（$NaHSO_2 \cdot CH_2O \cdot 2H_2O$），有强烈的还原作用，是一种工业用制剂。如用于食品中则具有漂白、增色、防腐及改善口感等作用，常常非法添加于米粉、面粉、粉丝、银耳、腐竹、白糖等食物中。由于残留的甲醛对机体细胞有原浆毒作用，可造成食用者肺、肝、肾等脏器的损害，具有强致畸、致癌作用。

（2）苏丹红：是一类人工合成的含萘化学染色剂，工业上用于产品增色、增光，不易褪色。苏丹红对机体肝、肾脏器具有明显的毒性作用，在体内可代谢为 Ⅱ 类致癌物。非法添加苏丹红的食品可能有香肠、泡面、熟肉、馅饼、辣椒粉、调味酱、红心鸭蛋等产品。

（3）瘦肉精：是一类禁止使用的兽药，如将其非法添加到饲料中喂养动物，能够促进其肌肉，特别是骨骼肌蛋白质的合成，有增加瘦肉生长之功效，俗称"瘦肉精"。人摄取一定量"瘦肉精"就会中毒，表现头晕、头痛、呕吐、腹泻、两手发抖、心慌、心动过速和神经紊乱等不良反应，尤其对患有高血压、冠心病、甲亢的人来说危险性极大，严重者会危及生命。长期食用则会对人体心、肝、肾等器官造成损害或诱发恶性肿瘤。

（4）三聚氰胺：是一种以尿素为原料生产的含氮杂环有机化合物，为工业用化工原料，如将其非法添加到食品中，可造成食品含蛋白质高的假象，主要见于奶制品造假。长期摄入三聚氰胺易造成生殖和泌尿系统损害，在膀胱、肾脏形成结石，对以奶制品为主食的婴幼儿影响最大，主要表现有不明原因哭闹、血尿、少尿或无尿、尿痛、排尿困难、高血压甚至威胁生命安全，严重危害儿童的生长发育和身心健康。

三、食物中毒

1. **概述**　食物中毒是一类最重要的食源性疾病，指摄入含有生物性、化学性有毒有害物质的食品或把有毒有害物质当作食品摄入后所出现的非传染性的急性、亚急性疾病。

2. **特点** （表7-1）

表7-1 食物中毒的特点

特点	临床特征
季节性	食物中毒的季节性与食物中毒的种类有关，细菌性食物中毒多发生在夏季，化学性食物中毒全年均可发生
暴发性	潜伏期一般在24~48小时内，来势急剧，短时间内可能有多人发病，发病曲线呈突然上升趋势
相似性	患者有食用同一食物史，临床表现基本相似，以恶心、呕吐、腹痛、腹泻为主要症状
非传染性	流行波及范围与污染食物供应范围相一致，停止污染食物供应后，流行即告终止，人与人之间无直接传染

3. **分类**

（1）细菌性食物中毒：食用被致病菌或毒素污染的食品引起的食物中毒，是食物中毒中的常见类型。其特点是发病率通常较高，但病死率较低；发病有明显的季节性，5~10月最多；引起细菌性食物中毒的主要食品为肉及肉制品，禽、鱼、乳、蛋也占一定比例。

（2）真菌及其毒素食物中毒：食用被真菌及其毒素污染的食物引起的食物中毒。一般烹调加热方法不能破坏食品中的真菌毒素，发病率较高，死亡率也较高，发病有明显的季节性和地区性，如霉变甘蔗中毒常见于初春的北方，赤霉病麦中毒常发生于5~7月，且多见于长江中下游地区。

（3）动物性食物中毒：食用动物性有毒食品引起的食物中毒，发病率及死亡率均较高。引起动物性食物中毒的食品主要有两种：

1）将天然含有有毒成分的动物当作食物，如河豚中毒。

2）在一定条件下产生大量有毒成分的动物性食品。

（4）有毒植物中毒：食用植物性有毒食品引起的食物中毒，如毒蕈、未炒熟的四季豆、木薯等引起的食物中毒。发病特点因导致中毒的食物而异，最常见的为毒蕈中毒，春秋暖湿季节及丘陵地区多见，病死率较高。

（5）化学性食物中毒：食用化学性有毒食物引起的食物中毒，如有机磷农药、鼠药、某些金属或类金属化合物、亚硝酸盐等引起的食物中毒。发病无明显的季节性和地区性，死亡率较高。

4. **预防** 吃新鲜卫生的食物是防止食源性疾病、实现食品安全的根本措施。

（1）保证食物新鲜卫生的第一关是正确采购食物。一般来说，正规的商场和超市、有品牌的食品企业比较注重产品的质量，也更多地接受政府和消费者的监督，在食品卫生方面具有较大的安全性。

（2）合理储藏可以保持新鲜，避免受到污染。高温加热能杀灭食物中大部分微生物，延长保存时间；冷藏温度常为4℃~8℃，一般不能杀灭微生物，只适于短期贮藏；而冻藏

温度低达 $-23℃ \sim -12℃$，可抑制微生物生长，保持食物新鲜，适于长期贮藏。

（3）烹调加工过程是保证食物卫生安全的一个重要环节。需要注意保持良好的个人卫生以及食物加工环境和用具的洁净，避免食物烹调时的交叉污染。对动物性食物应当注意加热熟透，煎、炸、烧烤等烹调方式如使用不当容易产生有害物质，应尽量少用。食物腌制要注意加足食盐，避免高温环境，但一定要少吃。

四、 食物中毒调查与处理

1. 目的

（1）确定是否为食物中毒、何种类型的食物中毒、中毒事件的三间分布（时间、地点、人群）。

（2）查明中毒原因，包括引起中毒的食品、食品中的致病因子及导致中毒的途径等。

（3）为中毒病人的急救治疗、中毒食品和中毒现场的处理等提供科学依据。

（4）收集导致中毒事件违法者的违法证据。

（5）积累相关资料进行分析与总结，为今后加强食物中毒的预防打下基础。

2. 流行病学调查

（1）人群流行病学调查：制定病例定义，开展病例搜索；统一个案调查方法，开展个案调查；采集有关标本和样品；描述发病人群、发病时间和发病地区分布特征；初步判断事故可疑致病因素、可疑餐次和可疑食品；根据调查需要，开展病例对照研究或队列研究。

（2）危害因素调查：访谈相关人员，查阅有关资料，获取就餐环境、可疑食品、配方、加工工艺流程、生产经营过程危害因素控制、生产经营记录、从业人员健康状况等信息；现场调查可疑食品的原料、生产加工、储存、运输、销售、食用等过程中的相关危害因素；采集可疑食品、原料、半成品、环境样品等，以及相关从业人员生物标本。

（3）实验室检验：送检标本和样品应当由调查员提供检验项目和样品相关信息，由具备检验能力的技术机构检验。标本和样品应当尽可能在采集后 24 小时内进行检验。实验室应当妥善保存标本和样品，并按照规定期限留取样品。

3. 技术处理原则

（1）对病人采取紧急处理，并及时向当地卫生行政部门和食品安全综合监管部门报告。

1）停止食用中毒食品。

2）采取病人标本，以备送检。

3）对病人急救治疗，包括急救（催吐、洗胃、清肠），对症治疗和特殊治疗。

（2）对中毒食品控制处理

1）保护现场，封存中毒食品或疑似中毒食品。

2）追回已售出的中毒食品或疑似中毒食品。

3）对中毒食品进行无害化处理或销毁。

（3）对中毒场所采取消毒处理，根据不同的中毒食品，对中毒场所采取相应的消毒处理。

第八章

身体活动基本知识

第一节　身体活动及其健康益处

一、概述

1. 身体活动概念与基本要素

（1）概念：身体活动（PA）指由于骨骼肌收缩引起机体能量消耗增加的所有活动。

（2）基本要素：频率、强度、时间、类型（FITT 原则）＋身体活动量和进度（FITT – VP 原则）。

2. 身体活动不足的流行趋势和相关负担

（1）趋势：由于社会发展和技术提高，一方面人们处于活跃状态的活动减少，而未能满足有关身体活动指南的建议水平，称为缺乏身体活动；另一方面连续长时间的静坐行为增加，称为久坐行为过多。

（2）负担：身体活动不足是造成高血压、糖尿病、心脑血管疾病、多种恶性肿瘤等慢性非传染性疾病（也简称慢性病）的重要危险因素。

二、身体活动的类型

1. 按日常生活分类

（1）职业性身体活动：指工作中的各种身体活动；职业及工作性质不同，工作中的各种身体活动消耗能量也不同。

（2）交通往来活动：指从家中前往工作、购物、游玩地点等往来途中的身体活动；采用的交通工具不同，如步行、骑自行车、乘坐公共汽车、地铁或自驾车等，身体消耗能量也不同。

（3）家务性身体活动：指在院子里或者室内进行的各种家务劳动；手洗衣服、擦地等活动消耗能量较大；做饭、清洁台面、用吸尘器吸尘等消耗能量较小。

（4）业余休闲身体活动：指职业、家务活动之余有计划、有目的进行的运动锻炼。运动锻炼是为了增进健康水平或增强体适能而进行的有计划、有组织、强度较大的重复性身体活动。

2. 按能量代谢分类

（1）有氧运动

1）概念：指躯干、四肢等大肌肉群参与为主，有节律、时间较长、能够维持在一个稳定状态，以有氧代谢为主要供能途径的运动形式（如长跑、步行、骑车、游泳）等。

2）作用：有助于增进心肺功能、降低血压和血糖、增加胰岛素的敏感性、改善血脂和内分泌系统的调节功能，能提高骨密度、减少体内脂肪蓄积、控制体重增加等。

（2）无氧运动

1）概念：指以无氧代谢为主要供能途径的身体活动形式，一般为肌肉的强力收缩活动。

2）作用：无氧运动同样具有促进心血管健康和改善血糖调节能力等方面的作用，特别是对骨骼、关节和肌肉的强壮作用更大。抗阻力强壮肌肉活动不仅可以保持或增加瘦体重，延缓身体运动功能丧失，还有助于预防老年人的骨折和跌倒、缓解因其造成的伤害。

3. 其他分类

（1）柔韧性活动（伸展性活动）：指促进提高关节柔韧性和灵活性的活动。如各种伸展性活动、瑜伽、太极等。

（2）强壮肌肉活动：指保持或增强肌肉力量、体积和耐力的活动。如日常各种负重活动、举哑铃、俯卧撑等。

（3）平衡性活动：指利于保持姿势的活动。如单腿站立、倒着走、平衡板练习等都属于平衡练习。强壮肌肉的核心练习和下肢练习也都有助于提高平衡能力。

（4）健骨运动：作用于骨骼并产生了骨骼肌性和压力性负荷的活动。这类活动可以改善骨结构或骨密度，从而增加对于骨折的抵抗力。例如蹦、跳、舞蹈等活动属于健骨运动，同时也是属于肌肉力量运动。

（5）高强度间歇训练：包含大强度有氧运动并间或短时间低强度有氧运动恢复期的组合型活动。目前尚缺乏明确的有氧运动类型和强度建议，也缺乏明确的间歇周期时长建议。

三、 身体活动的强度及其衡量

（一）身体活动强度的常用指标

1. **概念**   指单位时间内身体活动的能耗水平或对人体生理刺激的程度。

2. **常用指标**

（1）绝对强度：根据身体活动的绝对物理负荷量测定的强度水平，通常为普通健康成年人的某种运动测定结果。常用指标为代谢当量（MET）。代谢当量是指相对于安静休息时运动的能量代谢水平，1MET相当于每分钟每千克体重消耗3.5mL的氧，或每千克体重每分钟消耗1.05千卡（44千焦耳）能量的活动强度。

（2）相对强度

1）主观性的疲劳感，常用指标为自觉运动强度量表等级，可以分为轻、中、重三个水平。

2）客观的心率水平、耗氧量等。常用指标为最大心率百分比、最大耗氧量百分比、靶心率等。

①最大心率百分比：成年人安静时的正常心率有显著的个体差异，健康成人安静状态下的正常心率为 60～100 次/分。当人体剧烈运动时，人体耗氧量和心率可达极限水平，此时的心率即为最大心率。

②最大耗氧量百分比：最大耗氧量是机体在进行有大肌肉群参与的肌肉动力性收缩活动（如跑步或骑自行车运动）中，达到本人极限水平时的耗氧量。最大耗氧量也被称为最大有氧功率和心肺耐力，是力竭运动试验过程中所观察到的最高耗氧率。

③靶心率的监测方法：通常情况下，可以通过自测脉搏的方法来进行监测，一般运动后的即刻心率可代表运动中的靶心率。但由于运动终止后，心率下降较快，一般采用终止运动后立即测 10 秒脉搏数，然后乘以 6 表示 1 分钟脉率，这和运动中的心率非常接近。测脉率的部位常用桡动脉、耳前动脉或颞动脉。

（二）身体活动强度的衡量

1. 绝对强度的衡量 依据绝对强度指标，即代谢当量水平，身体活动可分为：

（1）高强度活动，≥6METs。

（2）中等强度活动，3～5.9METs。

（3）低强度活动，1.6～2.9METs。

（4）静态行为活动，1.0～1.5METs。

2. 相对强度的衡量

（1）最大心率百分比法：中等强度的心率一般定义在 $60\%～75\% HR_{max}$。其中粗略估算最大心率的公式，即 $HR_{max} = 220 -$ 年龄（岁）。目前有推荐公式 $HR_{max} = 207 - 0.7 \times$ 年龄（岁），被认为可适用于所有年龄段和体适能水平的成年男女。

（2）Borg 量表法：常用 6～20 级的表。按照主观疲劳程度分级，中等强度通常在 11～14 的区间内。主观的疲劳程度"6"为最低水平（最大程度的轻松感，无任何负荷感），"20"作为最高水平（极度疲劳感），见表 8-1。

表 8-1 自觉运动强度（RPE）分级表

分级	6	7	8	9	10	11	12	13	14	15	16	17	18	19	20
RPE	非常轻		很轻		有点累		稍累		累		很累		非常累		

四、身体活动量的衡量

1. 身体活动的频度和持续时间

（1）频度：指在一段时间内进行身体活动的次数。一般以"周"为单位。身体活动对心血管、呼吸、代谢、骨骼、肌肉等器官和组织的功能改善和健康效益，有赖于长期坚持；同时机体在重复一定强度的活动过程中所产生的适应性，也可降低发生运动意外伤害的风险。

（2）持续时间：指进行一次某种身体活动时所持续的时间，包括持续维持一定强度或以一定节奏重复运动的时间，通常以"分钟"表示。每次活动应持续的时间与活动强度有关。

2. 国际通用的身体活动量

国际通用的身体活动量是指身体活动强度与单次或累计时间的乘积，一般用梅脱·分钟（MET·min）或梅脱·小时（MET·h）表示。

3. 千步当量

我国 2011 年推出的《中国成人身体活动指南（试行）》中的身体活动量的基本衡量单位定义为"千步当量"。1 个千步当量相当于普通人中等速度步行 10 分钟约 1 千步，即 3 梅脱×10 分钟＝30 MET·min 的身体活动量。千步当量可以根据体重转换为能量消耗，也就是说 60 千克体重的人从事 1 千步当量的活动，约消耗能量 132 千焦（31.5 千卡）。

五、 身体活动的生理反应、 运动后恢复

1. 身体活动中的反应   人体承受体力负荷时，心血管、呼吸、神经肌肉骨骼关节系统和有关的代谢过程等都会发生反应性的变化。这些变化与体力负荷量、机体对体力负荷的适应程度、身体运动素质、个人健康和疾病状况等多种因素有关。应通过测量和分析这些变化，了解机体所承受体力负荷的耐受、适应程度，并据此判断产生的健康效益和存在伤害风险的可能性。

2. 身体活动后的恢复   人在身体活动过程中的三个关键环节是疲劳、恢复和适应。体力负荷使人体产生疲劳，停止活动后疲劳逐渐缓解。机体经历从疲劳到恢复的过程后，会对一定体力负荷逐渐适应，耐受疲劳能力增强。合理的身体活动计划应循序渐进地增加活动量，使机体能够逐渐适应，运动后疲劳能够及时恢复。

六、 身体活动的健康益处

1. 身体活动健康效益遵循以下原则

（1）平常缺乏身体活动的人，如果能够经常（如每周 3 次以上）参加中等强度的身体活动，其健康状况和生活质量都可以得到改善。

（2）强度较小的身体活动也有促进健康的作用，但产生的效益相对有限。

（3）适度增加身体活动量（时间、频度、强度）可以获得更大的健康效益。

（4）不同的身体活动类型、时间、强度、频度和总量促进健康的作用不同。

2. 就强度而言，中等强度（3～5.9 梅脱）身体活动，如 4～7km/h 的快走和低于 7km/h 的慢跑，可以降低心血管病、糖尿病、结肠癌和乳腺癌等慢性病的风险和病死率。强度大于或等于 7 梅脱的活动具有更强的促进和预防疾病作用；强度小于 3 梅脱的活动可以增加能量消耗，有助于体重控制。

3. 就活动时间而言，每天 30 分钟中等强度活动对心血管病、糖尿病和相关病证预防作用证据充分，但延长活动时间可以获得更大的健康效益。虽然增加身体活动强度和延长中等强度的活动时间都能增加活动量，但后者运动伤害的风险会更低。

4. 身体活动的健康效益有赖于长期坚持。同时机体在重复一定强度的活动过程中所产

生的适应性，也可降低发生运动意外伤害的风险。

5. 身体活动总量是决定健康效益的关键。每周 150 分钟中等强度或 75 分钟高强度，即每周 8～10 梅脱的身体活动总量可以增进心肺功能、降低血压和血糖、增加胰岛素的敏感性、改善血脂、调节内分泌系统、提高骨密度、保持或增加瘦体重、减少体内脂肪蓄积、控制不健康的体重增加等。这些作用的长期结果可以使冠心病、脑卒中、2 型糖尿病、乳腺癌和结肠癌的发病风险降低 20%～30%；也有助于延长寿命，预防高血压、骨质疏松症、肥胖症和抑郁症，增加骨密度，改善骨关节功能、缓解疼痛；对缓解健康人焦虑和抑郁症状、延缓老年人认知功能的下降也有一定帮助。

6. 过多静态行为对健康的危害逐渐得到关注和证实。现有有力证据显示，过多的久坐行为显著增加全死因死亡、心血管疾病发病与死亡和 2 型糖尿病发病风险。越是缺乏中高强度身体活动者，过多静态行为的危害更为显著。

7. 目前对日常生活中的身体活动，如家务劳动等与生活方式有关的身体活动是否能降低疾病风险的有力证据还不多，但增加这些活动可以增加能量消耗，不仅有助于体重的控制，对改善老年人健康和生活质量也有作用。交通出行有关的身体活动，如步行或骑自行车，通常可以达到中等强度，具有健康效益。业余休闲时间的运动锻炼不仅具有健康效益，还可以增加身体活动的乐趣。国外大量的研究证实，这类活动具有促进身心健康和预防慢性非传染性疾病的效应。

七、 身体活动伤害的预防

1. **概念**　身体活动伤害，指活动中和活动后发生的疾病，如外伤和急性心血管事件。运动本身是造成身体活动伤害的一个诱发因素，但也可以是直接致病因素。

2. **为避免身体活动伤害， 锻炼中应注意**

（1）量力而行、循序渐进，并采取必要的保护措施。

（2）学习安全自我监测运动中不适症状。

（3）掌握发生意外时的应急处置技能。

（4）平常很少活动的人、中老年人、患者和有潜在疾患的个体，在开始锻炼和增加活动量时，应进行必要的健康筛查和运动能力评估。

（5）较大强度身体活动对心肺功能有更好的改善作用，但也易引起运动伤害，因此更应合理安排运动量。

第二节　现有身体活动指南要点

一、 5 ~17 岁身体活动指南

对于该年龄组的儿童和青少年，身体活动包括在家庭、学校和社区中的玩耍、游戏、体育运动、交通往来、家务劳动、娱乐体育课或有计划的锻炼等。依据 WHO《有益健康的身体活动建议》，对于 5 ~ 17 岁儿童和青少年进行身体活动的推荐要点为：

1. 每天应当至少进行 60 分钟中等强度到高强度身体活动。

2. 每天身体活动超过 60 分钟将可获得额外的健康效益。

3. 每周应当包括至少 3 次加强肌肉和骨骼的活动。

二、 18 ~ 64 岁身体活动指南

该年龄组成年人的身体活动包括日常生活、家庭和社区环境内的休闲时间活动、交通往来（如步行或骑自行车）、职业活动（如工作）、家务劳动、玩耍、游戏、体育运动或有计划的锻炼等。该年龄组人群参加身体活动的目的是增进心肺、肌肉和骨骼健康，改善生活质量，减少慢性非传染性疾病、抑郁症风险。

1. WHO《有益健康的身体活动建议》

（1） 18 ~ 64 岁成年人每周至少 150 分钟中等强度有氧身体活动，或每周至少 75 分钟高强度有氧身体活动，或中等和高强度两种活动相当量的组合。

（2） 有氧活动应该每次至少持续 10 分钟。

（3） 为获得更多的健康效益，成人应增加有氧身体活动，达到每周 300 分钟中等强度或每周 150 分钟高强度有氧身体活动，或中等和高强度两种活动相当量的组合。

（4） 每周至少应有 2 天进行大肌群参与的强壮肌肉活动。以上建议也适用于该年龄组人群中患高血压、糖尿病等不影响活动的慢性非传染性疾病患者。孕妇、产后妇女和曾发生心血管事件者，在计划达到该年龄组的建议身体活动量之前，需要采取特别的预防措施并寻求医学咨询。

2.《中国成人身体活动指南（试行）》

（1） 成人应每日 6 ~ 10 千步当量身体活动。

（2） 经常进行中等强度的有氧运动。

（3） 积极参加各种体育和娱乐活动。

（4） 通过专门锻炼保持肌肉和关节功能。

（5） 日常生活"少静多动"。其中，"每日 6 ~ 10 千步当量身体活动"包括了日常生活、交通、职业和业余锻炼等所有形式和强度的身体活动，不强调每次活动的持续时间，重视的是活跃的生活方式。"经常进行中等强度的有氧运动"强调了强度和频率，并推荐每次活动应该至少达到 10 分钟，每天应累积达到 46 千步当量，每周 5 ~ 7 天，推荐每周 24 ~ 30 千步当量。同时，为了维持和提高肌肉的功能，指南推荐进行基本运动功能练习及日常功能练习，建议每周 2 ~ 3 次，隔日进行适宜的阻力负荷练习。常见活动达到 1 千步当量的时间见表 8 - 2。达到每周 24 千步当量的估计需要时间见表 8 - 3。

表8-2　完成1千步当量的中等强度活动所需时间

活动项目		代谢当量梅脱	千步活动量时间（分）	强度分类
步行	4千米/小时，水平硬表面；下楼；下山	3.0	10	中
	4.8千米/小时，水平硬表面	3.3	9	中
	5.6千米/小时，水平硬表面；中慢速上楼	4.0	7	中
	6.4千米/小时，水平硬表面；0.5~7千克负重上楼	5.0	5	中
	5.6千米/小时上山；7.5~11千克负重上楼	6.0	4	中
自行车	<12千米/小时	3.0	10	中
	12~16千米/小时	4.0	7	中
	>16千米/小时	6.0	4	中
家居	整理床铺；搬桌椅	3.0	10	中
	清扫地毯	3.3	9	中
	拖地板；吸尘	3.5	8	中
	和孩子游戏：中度用力（走/跑）	4.0	7	中
文娱活动	舞厅跳舞（如华尔兹、狐步、慢速舞蹈）；排球练习	3.0	10	中
	早操、工间操、太极拳	3.5	8	中
	瑜伽、乒乓球练习、踩水（中等用力）	4.0	7	中
	爬绳、羽毛球练习、高尔夫球	4.5	6	中
	网球练习	5.0	5	中
	一般健身房练习、集体舞（骑兵舞、邀请舞）	5.5	4	中
	走跑结合（慢跑成分少于10分钟）、篮球练习	6.0	4	中
	慢跑、足球练习、轮滑旱冰	7.0	3	高
	跑（8千米/小时）、跳绳（慢）、游泳、滑冰	8.0	3	高
	跑（9.6千米/小时）、跳绳（中速）	10.0	2	高

表8-3　不同活动完成24千步当量（8梅脱-小时）所需时间

活动项目		代谢当量梅脱	24千步当量时间（分）	用于身体活动的能量消耗（千卡/10分）
步行	4.8千米/小时，水平硬表面	3.3	218	24.2
	5.6千米/小时，水平硬表面；中慢速上楼	4.0	180	31.5
	6.4千米/小时，水平硬表面；0.5~7千克负重上楼	5.0	144	42.0
	5.6千米/小时上山；7.5~11千克负重上楼	6.0	120	52.5
自行车	12~16千米/小时	4.0	180	31.5
	>16千米/小时	6.0	120	52.5

续表

活动项目		代谢当量梅脱	24千步当量时 间（分）	用于身体活动的能量消耗（千卡/10分）
文娱活动	太极拳	3.5	206	26.3
	乒乓球练习、踩水（中等用力）、瑜伽	4.0	180	31.5
	健身操、羽毛球练习，高尔夫球	4.5	160	36.8
	网球练习	5.0	144	42.0
	一般健身房练习、集体舞（骑兵舞、邀请舞）	5.5	131	47.3
	走跑结合（慢跑成分少于10分钟）、篮球练习	6.0	120	52.5
	慢跑、足球练习、轮滑旱冰	7.0	103	63.0
	跑（8千米/小时）、跳绳（慢）、游泳、滑冰	8.0	90	73.5
	跑（9.6千米/小时）、跳绳（中速）	10.0	72	94.5

三、 65 岁以上成人身体活动指南

对于 65 岁及以上的老年人，身体活动包括在日常生活、家庭和社区中的休闲时间活动、交通往来（如步行或骑车）、职业活动（如果仍然工作的话）、家务劳动、玩耍、游戏、体育运动或有计划的锻炼。

1. WHO 《有益健康的身体活动建议》

（1）每周应从事至少 150 分钟的中等强度身体活动，或一周至少 75 分钟的高强度活动，或中等强度和高强度活动综合起来达到这一等量的身体活动。

（2）为获得额外的健康效益，他们应将中等强度身体活动增加至每周 300 分钟或应达到等量的身体活动。

（3）行动不便者每周应至少有 3 天从事身体活动以加强平衡和防止跌倒。

（4）每周应至少有 2 天从事肌肉力量练习。

2. 《中国成人身体活动指南 （试行）》

（1）老年人参加运动期间，应定期进行医学检查和随访。患有慢性病且病情不稳定的情况下，应与医生一起制定运动处方。

（2）感觉和记忆力下降的老年人，应反复实践掌握动作的要领，老年人宜参加个人熟悉并有兴趣的运动项目。为老年人编排的锻炼程序和体操，应注意动作简单，便于学习和记忆。

（3）老年人应学会识别过度运动的症状。运动中，体位不宜变换太快，以免发生体位性低血压。运动指导者应注意避免老年人在健身运动中的伤害。

（4）对体质较弱和适应能力较差的老年人，应慎重调整运动计划，延长准备和整理活动的时间。

（5）合并有骨质疏松症和下肢骨关节病的老年人，不宜进行高冲击性的活动，如跳绳、跳高和举重等。

（6）老年人在服用某些药物时，应注意药物对运动反应的影响。如美托洛尔和阿替洛尔等，会抑制运动中心率的增加，评定活动强度时应该注意。

第三节　慢性病与身体活动

一、运动处方的基本概念

1. **概念**　运动处方是指在对个体进行运动能力评估的基础上，制定的个体化身体活动方案。运动处方的基本原则即FITT – VP原则（运动频率、强度、时间、类型、量、进度）。

2. 制定运动处方的专业人员除了具备为普通健康人制定运动处方的基本理论和基本方法外，还应：

（1）熟悉慢性非传染性疾病的病因、病理变化、临床经过及预后。

（2）掌握慢性疾病运动干预能够获得的益处。

（3）对运动前、中、后疾病状态的准确评价。

（4）掌握运动中病人身体机能的变化规律。

（5）熟悉运动中可能出现的风险及防范措施。

3. 为了使病人尽可能从运动中获益，个体化运动处方的制定应该遵循以下原则：

（1）制定运动处方要个体化，具有针对性：每个人的具体条件不同，不可能预先准备好适应各种情况的处方，并且个人的身体或客观条件也在经常变化，因此，必需根据每个人的具体情况，有针对性地个别对。

（2）制定运动处方要循序渐进：为了防止运动中发生运动创伤或其他意外，在制定运动处方时，要做到运动强度由小到大，运动时间由短到长，休息时间由长变短，重复次数由少到多，同时应根据患者的自觉症状和耐受程度随时间调整运动处方，通常每5~7日可增加运动量一次。

（3）制定运动处方要具有有效性和安全性：运动锻炼只有达到一定运动强度和运动量才能达到预防与治疗疾病的目的。但运动强度超过一定上限，就可能出现危险。因此，运动处方的制定范围就是在安全界限和有效界限之间，以达到既安全又有效的目的。

（4）制定运动处方要具有全面性和长期性：制定运动处方时要考虑机体的全面锻炼，应兼顾局部和全身的关系。一些局部伤痛，只有当全身健康状况得到改善后，其功能才能达到较好恢复。另外，运动锻炼与药物治疗不同，后者不适宜长期使用，而运动锻炼则是愈坚持效果愈佳，这是运动效应积累的结果。

二、 运动处方的制定步骤与方法

1. 运动处方的制定依据

（1）运动处方的制定包括运动干预前的系统评估、运动处方的制定、运动处方的实施和调整。制定、调整运动处方及评价运动干预效果的主要依据即体适能。

（2）体适能指身体有足够的活力和精力进行日常事务，而不会感到过度疲劳，并且还有足够的精力享受休闲活动，以及应付突发事件的能力。

（3）健康体适能内容主要包括心肺耐力素质、肌肉力量和耐力素质、柔韧性素质和身体成分。其中，心肺耐力的评价指标主要有台阶试验、6 分钟步行试验等，肌肉力量的评价指标主要有握力、俯卧撑、引体向上、跪卧撑、双手前投实心球、仰卧起坐、仰卧举腿、俯卧背身、立定跳远、纵跳等。柔韧性素质指标主要有坐位体前屈等，身体成分的指标主要是身体脂肪所占百分比。

2. 运动处方的制定和实施步骤

运动处方的制定包括运动前的常规体检、健康筛查与评估、运动测试（必要时进行）、制定运动量目标和内容、运动训练的医学监督和运动计划调整、运动伤害预防。

（1）运动训练前常规体格检查：包括病史、血压、脉搏、关节等一般检查，必要时进行心电图、胸透和化验检查等。

（2）运动前的健康筛查与评估：主要评估方法包括：

1）目前推荐常用身体活动准备问卷（PAR – Q），AHA/ACSM 健康/体适能机构修正的运动前自我筛查问卷。

2）心脑血管疾病危险因素评价和分级。

3）基于危险分层的医学检查、运动测试和医学监督建议。

4）既往身体活动水平评价，常用的如国际身体活动问卷等。

（3）运动测试：包括健康体适能指标的测试和临床运动测试。

1）健康体适能评价用于评估个体的健康和功能能力。

2）临床运动测试。主要通过对血流动力学、心电图以及气体交换和通气反应的评价，对心血管病人提供诊断和预后的信息。

（4）制定运动量目标和计划：适宜的运动处方应能够全面促进健康体适能，即提高心肺耐力、肌肉力量和耐力、柔韧性、身体成分等。根据个体的上述信息，制定运动处方。

（5）运动处方的基本内容：一般包括有氧运动、肌肉力量练习和柔韧性活动，强调结合日常生活中的职业、交通、家务和休闲活动等进行运动训练。

具体的一次运动训练的基本组成包括：

1）热身：至少5 ~ 10 分钟，小到中等相对强度的心肺和肌肉耐力活动。

2）训练内容：至少20 ~ 60 分钟，有氧运动、抗阻运动等多种运动累计达到。

3）整理活动：至少5 ~ 10 分钟，小到中等相对强度的心肺和肌肉耐力活动。

4）拉伸：在热身活动之后进行至少10分钟的拉伸活动。

（6）运动锻炼的医学监督

1）体力负荷与运动反应：运动疲劳、恢复和适应是机体运动反应的三个关键环节。测量和分析这些变化，可以了解机体对其所承受体力负荷的耐受和适应程度，由此可以进一步判断可能产生的健康效益和存在的意外伤害风险。

2）运动计划的调整：预防运动的不耐受和可能由此引发的慢性损害，需要及时对运动反应作出判断，并相应调整活动量目标以及运动强度、时间和频度等。

3）健康状况和运动能力的再评估：随着运动训练的持续，机体的运动能力提高；另一方面，身体的健康和疾病状况也可能发生改变。

三、 健康成人运动处方基本内容

1. 有氧运动

（1）频率：每周≥5天中等强度运动，或每周≥3天较大强度运动，或每周3~5天中等强度与较大强度运动相结合。

（2）强度：中低强度逐渐达到中、高强度。

（3）时间：中等强度运动每天累计30~60min，且每次至少10min，每周累计150~300min；或每天至少20~30min（每周不少于75min）的较大强度运动，或中等和较大强度相结合的运动。

（4）运动量：推荐大多数成年人每周150min中等强度的运动，或每周大于500~1000METs·min，或每天至少中速以上步行6000步。

（5）运动形式：建议所有成年人都进行有节律的、大肌肉群参与的、所需技巧低的、至少是中等强度的有氧运动。

（6）进度：一般成年人的较合理计划是在计划开始的4~6周中，每1~2周将每次训练课的时间延长5~10min。当规律锻炼1个月之后，在接下来的4~8个月里逐渐增加到上述推荐运动量。

2. 抗阻运动

（1）频率：每周对每个大肌肉群训练2~3天，并且同一肌群的练习时间应至少间隔48小时。如每周2天进行仰卧起坐，同时哑铃练习2天。

（2）强度：中等强度［例如60%~70%的最大重复次数（1−RM）］，每次至少练习1组，每组重复10~15次。例如，如果杠铃的（1−RM）为100kg，则推荐60~75kg的强度。

（3）类型：推荐多关节练习。

（4）推荐量：每个肌群练习2~4组，每组重复8~12次，组间休息2~3min。

3. 柔韧性训练

（1）频率：每周2~3天，每天练习效果更好。

（2）强度：拉伸至感觉到拉紧或轻微的不适。

（3）时间：大多数人静力拉伸保持 10～30 秒。每个柔韧性练习总时间为 60 秒。

（4）方式：缓慢拉伸大肌肉群，如弹力橡皮带和拉力器。

（5）模式：每个柔韧性练习都重复 2～4 次。

4. 减少日常久坐不动的行为　连续久坐时间不宜超过 1 小时，尽可能减少每天累计久坐行为时间。

第四节　常见疾病的运动处方

一、单纯性肥胖患者的运动处方要点

1. 目标为增加能量消耗、减控体重，保持和增加瘦体重、改变身体成分分布、减少腹部脂肪，改善循环、呼吸、代谢调节功能。

2. 措施为增加能量消耗，提倡进行多种形式和强度的身体活动，运动形式以大肌肉群参与的有氧运动为主，辅以平衡训练和抗阻训练，并充分利用日常生活、工作、出行和家务劳动等机会增加身体活动总量。在降低体重过程中，应强调肌肉力量锻炼，以避免或减少肌肉和骨骼等瘦体重成分丢失。

3. 运动处方的 FITT 推荐与健康成年人类似，但更加强调次数（每周至少 5 次），运动总量目标是每周 300 分钟中等强度运动或 150 分钟高强度运动，建议循序渐进逐渐达标。

4. 减重目标的设计应切合实际，推荐 3～6 个月内减重 5%～10%。需要注意的是，体重管理在于能量摄入与能量消耗的平衡。为达到降体重的效果，应同时做到合理膳食，每日减少 500～1000kcal 的能量摄入，每周至少 150 分钟的中等强度运动。

二、2 型糖尿病患者的运动处方要点

1. 原则

（1）频率：有氧运动每周至少 3 天，连续间断不超过 2 天。抗阻运动每周至少 2 次。鼓励糖尿病患者从事各种肌肉力量训练。可以从中低负荷开始，每组肌肉练习 8～10 个重复。随着肌肉力量的增强，负荷和重复数可以逐渐增加。练习负荷较大时，同一组肌肉的练习应隔日进行。

（2）强度：中等强度（50%～70% HR_{max}），RPE 量表的 11～13；较大强度可以获得更多效益。

（3）持续时间：每周累计至少 150 分钟中等强度运动，有氧运动每次至少 10 分钟，每周累计达到 300 分钟可以获得更多健康效益。

（4）方式：强调大肌肉群参与的、有节律的、持续性有氧耐力运动和肌肉力量练习。

（5）静坐：限制静坐时间，持续静态行为时间不超过 30 分钟。

（6）进度：与健康成年人一致，强调循序渐进的原则。

2. 注意事项

（1）血糖 >16.7mmol/L 应禁忌大强度耐力运动。

（2）出现严重或增生性视网膜病变时，应避免大强度耐力活动、中高负荷抗阻力运动、冲击用力和暴发用力。

（3）出现血糖控制不稳定、血糖 >16.7mmol/L 合并酮症、合并视网膜出血或感染、不稳定心绞痛时应禁忌各种运动。

（4）预防低血糖

1）运动前的胰岛素应避免注射于运动肌肉，最好选择腹部。

2）在初次运动和改变运动量时，应监测运动前和运动后数小时的血糖水平，如运动时间长，还应考虑运动中的监测。根据监测的血糖变化和运动量，可酌情减小运动前胰岛素用量或增加碳水化合物摄入量。

3）运动前血糖水平若 <100mg/L，应进食碳水化合物 20～30g 后运动。

4）有些病人运动后低血糖的影响可持续 48 小时，必要时应在运动后进行更多的监测。

（5）增加运动量时的进度安排。增加运动量和强度时应合理安排进度，以保证运动安全。对于运动伤害风险低的患者，一般需要 1～2 个月逐步达到目标运动量和强度；风险较高的患者则需要至少 3～6 个月。

（6）运动时的足部保护。出现足部破溃、感染时，应避免下肢运动。除了每天检查足部之外，为避免发生足部皮肤破溃和感染，参加运动前也要进行足部检查，特别要选择合适的鞋子和柔软的袜子。病情重者建议从事足部无负重运动，如骑自行车、游泳、上肢锻炼等。

三、 原发性高血压患者的运动处方要点

1. 原则

（1）频率：几乎每天都应进行有氧运动，每周 2～3 天的抗阻运动。

（2）强度：中低强度（40%～60% HR_{max}）有氧运动，以 60%～80%（1－RM）强度进行抗阻运动。

（3）时间：有氧运动每天至少 30 分钟，每次至少 10 分钟。抗阻运动每次至少 1 组，每组 8～12 次重复。

（4）方式：大肌肉群参与的有氧运动为主，抗阻运动仅限于病情较轻和运动伤害风险较低者，推荐所有大肌肉群的中低负荷抗阻力训练。

（5）进度：与健康成年人一致，但应结合血压控制情况、药物治疗情况和并发症等，尤其强调高血压患者运动处方进度的循序渐进原则。

2. 注意事项

（1）β 受体阻滞剂影响运动中的心率反应，应采用 RPE 量表（即自我感知运动强度量表）等指标综合判断运动强度。

（2）β受体阻滞剂和利尿剂影响水代谢和体温调节，湿热天气和运动中出汗多时，应注意监测，及时补充水分。

（3）α_2受体阻滞剂、钙通道拮抗剂和血管舒张药物，可诱发运动后低血压，因此需延长运动后的放松过程，并逐渐降低运动强度。

（4）利尿剂可诱发低钾，使发生心律失常的风险增加，应酌情适量补钾。

（5）病情较重者的医学监督中，血压上限为收缩压220mmHg，舒张压105mmHg。接近或超过上限，应当停止运动。

（6）抗阻力训练时应采用合理的呼吸模式，避免憋气，特别是在用力时应避免憋气。

（7）耐力运动作为治疗方案的一部分时，要注意运动与降压药物的协同作用。为预防低血压，必要时应酌减用药剂量。

（8）运动只是作为高血压治疗的一部分，必须同时注意饮食、限盐、限酒、减肥等，才能获得更好的效果。

第九章

心理健康

第一节　心理健康与心理卫生

一、心理学基础

(一)心理现象概述

1. 心理是脑的功能，脑是心理活动的器官。心理是脑活动的产物，没有脑的心理，或者说没有脑的思维是不存在的。正常发育的大脑为心理的发展提供了物质的基础。大脑的功能活动分为三个基本功能系统：

（1）感觉功能系统：大脑通过各种感受器接受内外环境的刺激，大脑皮层对这些传入信息进行加工，从而产生相应的感觉。其中传送到大脑特定皮层投射区（特异性传入系统）引起特定的感觉部分称为特异性传入系统；投射到大脑皮层的非特定区域，不产生特定的感觉，因此称为非特异性传入系统，其功能活动参与意识和觉醒维持。

（2）运动功能系统：人类的一切随意活动是由大脑皮层调节的，中央前回是躯体运动的皮层代表区，大脑皮层相当广泛的区域都与随意运动有关。

（3）联络功能系统：主要有感觉联络区、运动联络区和前额联络区。

1）感觉联络区：解析进入感觉区的神经冲动，以便获得更精确的信息。

2）运动联络区：控制和协调动作的精细化程度。

3）前额联络区：在意向形成、运筹规划、调节和监督自己的行动使之与目的、计划相适应的活动中起决定性作用。

2. 心理是客观现实的反映

（1）健全的大脑给心理现象的产生提供了物质基础，但是，大脑只是从事心理活动的器官，具有反映外界事物产生心理的功能，心理并不是它自身所固有的。

（2）心理现象是客观事物作用于人的感觉器官，通过大脑活动而产生的。所以客观现实是心理的源泉和内容。离开客观现实来考察人的心理，心理就变成了无源之水，无本之木。

3. 心理是以活动的形式存在的　心理是在人的大脑中产生的客观事物的映像，这种映像本身从外部是看不见也摸不着的。但是，心理支配人的行为活动，又通过行为活动表现出来，因此，可以通过观察和分析人的行为活动客观地研究人的心理。

（二）心理学基础及其基本概念

1. 概念　心理学是研究心理现象及其活动规律的科学，是介于自然科学和社会科学之间的中间学科。

2. 心理活动　心理活动的分类见表9–1。

表9–1　心理活动的分类

分类	具体内容
心理过程	认识过程（感觉、知觉、记忆、思维、注意等）
	情感过程（基本情绪与情感活动）
	意志过程（确定目标并克服困难，实现目标的过程）
人格	人格倾向性（需要、动机、兴趣、信念、观念等）
	人格特征（能力、气质、性格等）

（1）认知过程：人类最基本的心理活动过程，是人们对事物特点的认识，即信息加工过程。

1）感觉：人脑对直接作用于感觉器官的客观事物个别属性的反映，是机体的感觉器官对环境变化（刺激）的反应，是个体对刺激的基本反映和体验形式。分为听觉、嗅觉、触觉、痛觉、温度觉、本体感觉（位置）等。

2）知觉：当前直接作用于感觉器官的客观事物的整体属性在头脑中的反映。知觉是在感觉的基础上形成的，是对感觉信息的分析、解释和整合。分为空间知觉、时间知觉、运动知觉。

3）记忆：指人脑对过去经历过的事物信息进行积累和保存个体经验的心理过程。记忆是一个复杂的心理过程，包括识记、保持、再认和再现（回忆）三个过程。

4）遗忘：指识记过的材料不能再认和回忆或错误地再认和回忆。根据遗忘的程度和性质的不同，可分为部分遗忘和完全遗忘，暂时遗忘和永久遗忘。

5）思维：人脑对客观事物本质特征和内在规律性联系的间接概括反映。

6）想象：一种思维活动，是人脑对已有的表象进行加工改造而产生新形象的过程，是一种高级的、复杂的认识活动。想象是在表象的基础上形成的，表象是过去感知的事物在个体记忆中保留下来的印象。

7）注意：心理活动对外界某种事物或自身的指向和集中。指向性与集中性为注意的特点。注意具有选择、保持和调节与监督的功能。

（2）情感过程：人在认识和改造世界的过程中与客观事物发生多种多样的联系。包括情绪、情感、心境。

1）情感：主要是指与人的社会性需要相联系的体验，具有相对较高的稳定性和持久性，不一定有外部表现。

2）情绪：主要与人的自然性需要相联系的体验，具有情境性和暂时性的特点，外部表现明显。

3）心境：指一种较为微弱且持久的情绪状态，是一段时间内心理活动的基本背景。心境对人们的日常生活有着较大影响，积极的心境有助于发挥人的主观能动性，提高人的活动效率，有益健康。消极的心境使人意志消沉，降低活动效率，并且有害健康。

（3）意志过程：指个体自觉地确定目的，并根据目的支配、调节行为，克服困难，从而实现预定目的的心理过程。意志是人类特有的心理现象，是人类意识能动性的集中表现。

（4）人格

1）人格倾向性：是人格中的动力结构，是个性结构中最活跃的因素，它以积极性和选择性为特征，决定个体对客观事物的态度和行为对象的选择，它制约着人的全部心理活动。主要包括需要、动机、兴趣、理想、信念和世界观等。

2）人格特征：是人格的特征结构，是指在心理过程中表现出来的比较稳定的心理品质。人格心理特征主要包括能力、气质和性格。

二、 心理健康概述

1. 含义

（1）概念：传统认为"健康"就是没有疾病。1948年，世界卫生组织（WHO）明确指出，健康不仅是没有疾病或虚弱，它是一种在躯体、心理和社会等各个方面都能保持完美和谐的状态。也就是说，健康至少应包含身体健康、心理健康、社会适应良好三方面。

（2）心理健康的标志

1）身体、智力、情绪十分调和。

2）适应环境、人际关系中彼此能谦让。

3）有幸福感。

4）在工作和职业中，能充分发挥自己的能力，过有效率的生活。

2. 心理健康的标准

（1）马斯洛等提出的心理健康标准

1）有充分的适应能力。

2）充分了解自己，并能对自己的能力作恰当的估计。

3）生活目标能切合实际。

4）与现实环境保持接触。

5）能保持人格的完整和谐。

6）有从经验中学习的能力。

7）能保持良好的人际关系。

8）适度的情绪发泄与控制。

9）在不违背集体意志的前提下，有限度地发挥个性。

10）在不违背社会规范的情况下，个人基本需要能适当满足。

（2）我国学者提出的心理健康标准

1）智力水平处于正常范围内，并能正确客观地反映事物。

2）心理与行为特点和生理年龄相匹配。

3）情绪稳定，积极与情景相适应。

4）心理与行为协调一致。

5）社会适应良好，人际关系和谐。

6）行为反应适度，不过敏，不迟钝。

7）在遵循基本社会行为规范的基础上，能实现个人动机，满足个人合理要求。

8）自我意识与自我实际基本相符，"理想自我"与现实自我基本保持一致。

（3）一般标准

1）智力正常：智力是以思维能力为核心的各种认识能力和操作能力的总和，它是衡量一个人心理健康的最重要的标志之一。

2）情绪适中：指情绪是由适当的原因所引起的，情绪的持续时间随着客观情况的变化而变化；情绪活动的主流是愉快的、欢乐的、稳定的。

3）意志健全：一个人的意志是否健全主要表现在意志品质上，意志品质是衡量心理健康的主要意志标准，其中行动的自觉性、果断性和顽强性是意志健全的重要标志。

4）人格统一：人格是指一个人的整体精神面貌，即具有一定倾向性的心理特征的总和。人格的各种特征不是孤立存在的，而是有机结合成相互联系的整体，对人的行为进行调节和控制。

5）人际关系和谐：人际关系和谐是心理健康的重要标准，也是维持心理健康的重要条件之一。人际关系和谐具体表现为：在人际交往中，心理相容，互相接纳、尊重，而不是心理相克，相互排斥、贬低，对人情感真诚、善良，而不是冷漠无情、施虐、害人，以集体利益为重，关心、奉献，而不是"私"字当头，损人利己等。

6）与社会协调性一致：心理健康的人，应与社会保持良好的接触，认识社会，了解社会，使自己的思想、信念、目标和行动跟上时代发展的步伐，与社会的进步与发展协调一致。

7）心理特点符合年龄特征：如果一个人的认识、情感和言语举止等心理行为表现基本符合他的年龄特征，是心理健康的表现；如果严重偏离相应的年龄特征，发展严重滞后或超前，则是行为异常、心理不健康的表现。

3. **心理健康与疾病的关系** 积极乐观的情绪体验，能让机体的抗病能力增强；消极悲观的情绪体验，能让机体的抗病能力削弱。研究发现，几乎所有的恶性肿瘤患者，病程中都会伴随消极情绪的出现。

三、 心理卫生概述

1. 宗旨 1930 年 5 月在华盛顿召开了第一届国际心理卫生大会，提出的宗旨：完善从事慈善的、科学的、文艺的、教育的活动。尤其关心世界各国人民的心理健康的保持和增进，对心理疾病、心理缺陷的研究、治疗和预防以及全人类幸福的增进。

2. 定义　通过各种有益的教育和措施，维护和改进健康的心理以适应当前和发展着的社会和自然环境，使生理、心理和社会功能都保持良好或完美状态。

3. 范畴

（1）从优生学的角度指导婚姻、配偶、受孕等过程，提高个体的心理卫生素质。

（2）研究各年龄阶段（如儿童、少年、青年、中年、老年）的心理卫生特点与规律，指导各年龄阶段的人们搞好心理卫生。

（3）研究各社会群体中的心理卫生问题，使人们在家庭、学校、工作单位、业余团体中能良好适应环境，搞好人际关系，以便心情舒畅地工作、学习与生活。

（4）研究个体主动积极讲究心理卫生的机制与措施，指导人们提高承受挫折的能力，做情绪调节控制的主人，改正不良行为与性格特征，掌握一至几种身心放松技术，以便随时调节身心平衡，讲究心理卫生。

第二节　心理健康与心理发展

一、个体心理健康与发展 （表9-2）

表9-2　各年龄期应关注的心理健康问题

分期	主要关注的心理健康问题
儿童期	合理安排学习：儿童具有强烈的好奇心和求知欲，父母及老师应从儿童心理特点出发，激发他们的学习动机，培养他们的学习兴趣，教他们科学的学习方法，可使其养成爱学习、爱集体、爱劳动的优良品质。 防止不良心理及性格的产生：避免过分照顾、过于溺爱、过分冷漠、过分严厉、忽冷忽热、反复无常等。 培养社会适应能力：首先要培养儿童的同情心，学习了解、关心、体谅他人，多与同伴进行交流，要以诚待人；其次要教育儿童在游戏中互相谦让、互相帮助、互相支持；增加儿童与家人以外的其他人相处的机会，从中学会人际交往，发展友谊感、同情心和责任心
青春期	培养良好自我意识：开展自我意识教育，使青少年学会客观地认识自己和别人，学会面对现实，客观地评价自己和他人。 保护自信心和自尊心：家庭和学校等应给他们更多的信任、鼓励和尊重，帮助学生在学习、生活中品尝解决困难的快乐，调整学习心态，提高学习兴趣与自信心。 保持情绪稳定：青少年大脑的神经机制并没有发育健全，调节能力还比较差，因此很容易产生心理不平衡状态。要学会善于控制和调整自己等。 适当的性教育：性是青少年最为困扰的问题之一，学校、家庭应及时地对青少年进行性教育，包括心理和生理两个方面
成年早期（青年期）	积极适应社会变化：青年期个体步入社会独立生活，生活中常常会遇到各种挫折与人际关系的矛盾需要应对。 树立良好的婚恋择偶观：青年时期是发生性、恋爱心理问题的高峰期。应该对性有客观科学的认识，对性有正确的认知与态度是性心理健康的首要问题

续表

分期	主要关注的心理健康问题
成年期（中、壮年期）	**加强自我心理保健**：注意提高自我保健意识，保持和谐的人际关系以及积极参加各种文娱活动，陶冶情操。 **顺利度过更年期**：更年期是生命周期中从中年向老年过渡的阶段，是生育能力由旺盛走向衰退的时期。易出现焦虑、烦躁、失眠、记忆力减退、眩晕等
老年期	**尽快适应离退休后的生活**：身心无法适应，从孤独寂寞逐渐发展到惶恐不安，感到自己已日薄西山，出现情绪消沉，影响身心健康。 **正确面对疾病和死亡**：让老年人坦然面对人生，积极主动接受生活的挑战，不回避，不幻想，才能克服对疾病和死亡的恐惧心理，丰富生活内容

二、群体心理健康与心理卫生

1. 家庭心理健康与心理卫生

（1）影响家庭心理健康的因素：家庭关系、家庭成员的角色、家庭的结构等。

（2）促进家庭健康的方式

1）沟通：沟通可以使家庭成员了解彼此的想法，站在他人的角度看问题，避免知觉偏差。沟通方式可以是面对面的交谈，也可以借助现代通信工具（例如短信、电子邮件）进行沟通。

2）家庭心理咨询：指心理咨询师运用心理学原理及知识，通过语言、文字等形式帮助因各种原因产生问题的家庭解决问题的过程。

3）营造良好的家庭环境：家庭环境包括物质环境和精神环境，与物质环境相比较，一个家庭的精神环境更加重要。

4）正确对待子女的发展：孩子是独立的个体，具有独立思考的能力和权力。孩子的发展不一定朝向家长设计的方向，家长必须客观地对待。

2. 学校心理健康与心理卫生
学校心理健康服务应该以能够促进所有学生的心理健康水平为目标，为处于潜在危险或需要帮助的学生提供充分的保护性支持和无条件的关注，并以这样的教育氛围，鼓励和引导学生作好应对各种心理健康挑战和心理问题的准备。

3. 社区心理健康与心理卫生
社区心理健康促进针对人群主要涉及儿童、青少年、女性、老年群体和有需求的个体。社区心理健康促进活动面向整个家庭、学校、工作场所和各种社区组织及相应社会文化环境等。

第三节　常见心理行为问题

一、一般心理问题概述

1. 概念

（1）一般心理问题通常是由一般现实生活中遭遇到的日常生活刺激引发的情绪失衡状

态。当事人为此而感到痛苦，常常表现出厌烦、后悔、懊丧、自责等。

（2）一般心理问题持续存在的负性情绪一般仅为数日或数周，持续较久的可以长达1～2个月，某些情况下会出现一系列多种不同的事件连续发生，逐渐引发或间断出现的负性情绪超过2个月等。

2. 一般心理问题的界定

（1）具有明显的现实应激事件刺激因素，该因素对当事人来说相当意外，难以接受；或者事件的出现具有一定的情景性，令当事人感到紧张不安、恐惧、愤怒等情绪，且反应较强烈；多数人对该刺激尚能承受，对当事人的反应也能理解。

（2）心理反应主要表现为情绪焦虑、紧张、烦恼、恐惧、自责等，且情绪反应主要针对该事件，对其他不相关的人或事能妥善面对或处置。

（3）对突发性的应激事件或一过性事件引发的心理反应一般仅持续数日，不超过1个月；但连续发生的应激事件，或事件持续存在难以脱离或改变，心理反应可以持续2～3个月。情绪反应缓解后常可以恢复到事件发生前的状态。

（4）即使情绪反应强烈，当事人的职业工作、人际关系等基本保持此前水平，社会活动功能未受到实质性损害。

（5）一般心理问题的个体即使出现冲动行为也为一过性，不会给自身或他人造成严重后果。

（6）当事人能够保持相对理性的思考，接受发生应激事件的现实。

（7）应激事件刺激前后当事人的人格和人际关系及行为模式没有改变。

（8）周围人对当事人在应激事件中的态度和感受多数能够理解。

二、 严重心理问题概述

1. 概念

（1）常常是由强烈的、创伤性的，或对个体威胁较大的现实刺激引发，当事人常常沉浸在严重现实刺激的痛苦中，表现为悔恨、冤屈、失落、恼怒、悲哀等，甚至对刺激相关的其他事件也出现强烈反应而表现有轻度的泛化。

（2）痛苦情绪的体验常常会持续数周，甚至2个月以上，但一般不超过半年，情绪和行为有时会暂时地失去理性控制而冲动，对生活、工作和社会交往有一定程度的影响，造成暂时的社会功能轻度缺损。

2. 界定

（1）由较强烈的现实应激事件引发，该因素对当事人来说相当意外，难以接受；或者事件的出现具有一定的情景性，令当事人在心理上感受到较严重的伤害，出现极度的恐惧、紧张、悲伤，或是强烈的愤怒等，反应强烈，应对不够理性具有失控趋势。

（2）心理反应不仅表现为情绪焦虑、紧张、烦恼、恐惧、自责、忧伤、愤怒等，且往往伴随明显的行为失控，造成一定的客观后果；心理反应除针对该事件外，同时会涉及其他不相关的人或事，难以妥善面对或处置。

（3）对 突发性的应激事件 或一过性事件引发的心理反应一般持续数日或数周；但连续发生的应激事件，或事件持续存在难以脱离或改变，明显的心理反应可以 持续较长，达3个月。

（4）强烈的心理反应往往会影响到当事人的职业工作、人际关系等方面，因而其社会活动或功能会受到一定程度的损害，造成一定的不良后果。

（5）发生严重心理问题的当事人往往曾经发生过不少一般心理问题，有些是一般心理问题未能及时处理而引发的。

（6）当事人不够保持理性的思考，难以接受发生应激事件的现实。

（7）应激事件刺激前后当事人的人际关系及行为模式常会发生一定的改变。

（8）周围人对当事人在应激事件中的态度和感受多数不能理解和接受。

3. 一般心理问题和严重心理问题的区别 （表9-3）

表9-3   一般心理问题与严重心理问题的区别

	一般心理问题	严重心理问题
刺激因素	直接由现实生活、工作压力等因素引发的内心冲突	由较强烈的、严重的、对个体威胁较大的现实刺激引起
情绪反应强度	引起的不良情绪刺激反应与刺激因素密切相关，有现实意义且带有明显的道德色彩	引发的情绪反应强烈，难以平息，痛苦体验较深刻
情绪体验持续时间	情绪体验时间 未超过2个月	情绪体验 超过2个月，难以平息，痛苦体验较深刻
意志行为和社会功能	不良情绪反应在理智控制下，不失常态，基本维持正常生活、社会交往，但效率下降，没有对社会功能造成影响	反应较强烈。多数情况下，会短暂失去理智控制，难以解脱，对生活、工作和社会交往有一定程度影响
泛化程度	情绪反映的内容对象没有泛化	情绪反映的内容对象泛化

三、 不良行为概述

1. **概念**   影响健康的行为，是对身体、心理、社会各方面带来健康损害的一类危害行为的统称，又称 不健康行为，或称为 危害健康的行为。

2. **特点**

（1）危害性：行为对人、对己、对社会的健康有着直接或间接的危害作用。

（2）稳定性：行为并非偶然发生，具有一定的强度和持续时间。

（3）习得性：有损健康的行为都是个体在后天的生活中习得的。

3. **表现**

（1）不良生活方式：是一类持续的定势化的不良致病行为习惯，这类行为已经渗透到个体的日常生活中形成习惯。常见的表现形式有：吸烟、酗酒、偏食等。

（2）致病性行为模式

1） A 型行为模式：与冠心病的发生密切相关，因而又被称为 "冠心病易发性行为"。

行为倾向特征为做事有时间紧迫感，动作快，好竞争，易急躁，少耐心等。

2）**C型行为模式**：与某些肿瘤的发生有着密切联系，又称为"肿瘤易发性行为"。行为倾向特征为情绪压抑，处处忍让，回避与人冲突，易生闷气等。

（3）**不良疾病行为**：如不遵医嘱，讳疾忌医，疑病恐病，自暴自弃，求治于迷信活动等。

（4）**违规行为**：如药物滥用、性乱、冲动控制障碍等。

4. 游戏与网络成瘾　网络成瘾的特征如下：

（1）**痴迷状态**：成瘾者沉溺于网络活动，其思维、情绪和行为都被上网活动所控制，在无法上网时会体验到强烈的渴望，一旦上网就会出现时间失控。

（2）**欣快感与虚空状态**：上网成为成瘾者应付环境和追求某种主观体验的一种策略。通过上网成瘾者可暂时摆脱现实的焦虑，体验到一种因自我错位带来的欣快感和解脱感，获得一些安宁、逃避甚至是麻木的效果。

（3）**成瘾性**：当成瘾者被迫停止上网时，会产生挫败的情绪体验，出现注意力不集中、心神不宁、焦躁不安，以及颤抖、乏力等症状，甚至有可能采取自残或自杀手段，危害个人和社会安全。

（4）**与现实的冲突**：由于对网络过多的精力与时间的投入，成瘾者无暇顾及现实生活，由此引发一系列矛盾冲突，如家庭矛盾的增多，社会活动减少，工作学习无法完成，个人的其他兴趣丧失等。

第四节　常见心理障碍

一、心理障碍的概念与类型

1. 含义

（1）**概念**：心理障碍指个体因各种生理、心理或社会因素引发的心理功能失调和行为异常现象。心理障碍常常给个体造成不同程度的精神痛苦、社会功能损害，即任何因素导致个体的心理行为显著偏离常态，出现精神痛苦或不能适应社会生活的异常状态，临床上又称之为**精神障碍**或**心理行为障碍**。

（2）**因素**

1）**应激因素**，即当事人是否存在足以引起心理异常的生物－心理－社会因素。

2）心理异常的表现形式与内容，即心理异常的具体表现以及是否与应激因素相关。

3）心理异常是否造成当事人精神痛苦或社会功能损害。

4）心理异常的持续时间以及影响因素。

2. 常见类型

（1）**焦虑障碍**：又称**神经症**，发生多与生活事件或心理应激、特定的人格倾向和社会支持等因素相关，患者多有焦虑烦恼、恐惧不安、躯体不适等症状，造成不同程度的精神痛苦和社会功能损害，一般没有精神病性症状，自知力存在。包括广泛性焦虑障碍、惊恐障碍、强迫症状等。

（2）心境障碍：又称情感障碍，是以明显而持久的心境或情感高涨或低落为主的一组精神障碍，并有相应的思维和行为改变。常见于抑郁症、破坏性心境失调障碍等。

（3）应激障碍：指一组主要由强烈的心理、社会（环境）因素引起的精神障碍。发展因素包括：

1）生活事件和生活处境，如剧烈的超强精神创伤或生活事件，或持续困难处境，均可成为直接病因。

2）社会文化背景。

3）人格特点、教育程度、智力水平，以及生活态度和信念等。

（4）心理生理功能障碍：包括进食障碍（神经性厌食、神经性贪食、神经性呕吐）、睡眠障碍（失眠症、嗜睡症和发作性睡眠障碍）、性功能障碍（性欲减退、阳痿、早泄、性乐高潮缺乏、阴道痉挛性交疼痛）。

（5）人格障碍：病因至今未明，一般认为与遗传因素、大脑损伤以及早期教养、生活环境等心理社会因素有关。常见类型有偏执性人格障碍、反社会性人格障碍、冲动性人格障碍、强迫性人格障碍、焦虑性人格障碍、分裂样人格障碍、边缘性人格障碍等。

（6）精神病性障碍：障碍是一组具有感知、思维、情感和行为等多方面障碍的严重心理障碍。通常具有幻觉、妄想及行为障碍等精神病性症状，多起病于青壮年，常缓慢起病，一般意识清晰，智能尚好，但在疾病过程中可出现认知功能损害。常见的有精神分裂症、偏执性精神病、急性短暂精神病性障碍等。

二、心理障碍的表现及常见疾病

（一）表现

1. 认识过程及其障碍

（1）感觉和知觉及其障碍

1）内感性不适（体感异常）：指躯体内部产生各种不舒适的或难以忍受的感觉。患者往往不能明确指出部位、难以表达的异样感觉，可为牵拉、挤压、转动、流动、游走或虫爬等感觉，是构成疑病妄想的基础。

2）错觉：是对客观事物产生错误的感知。以错视、错听多见。正常人也可以产生错觉，但经验证实后能立即纠正。

3）幻觉：指无相应客观刺激作用于感觉器官而产生的知觉。正常人也偶有幻觉，但持续时间短、能被纠正。常见幻觉包括：幻听、幻视、幻嗅和幻味、幻触、内脏幻觉、假性幻觉等。

4）感知综合障碍：患者对客观事物整体的感知是正确的，但对这一事物的某些个别属性，如形象、大小、位置、距离及颜色等的感知与实际情况不符。可表现为视物变形、视物显大或视物显小，似曾相识或旧事如新，对周围事物缺乏真实感，感到自己整个躯体或一部分发生变化等。见于精神分裂症、抑郁症、颞叶癫痫或脑瘤、脑炎等脑器质性疾病。

（2）注意及其障碍

1）注意增强：指主动注意显著增强。病态的注意增强多与妄想有关，如有被害妄想的患者十分注意所怀疑人的一举一动，对微小细节都保持高度注意和警惕。有疑病妄想者则过分关注自身健康状态的某些变化。

2）注意涣散：主动注意明显减弱。注意力不能较持久地集中某一事物上，容易分散，有时看很长时间的书，仍不知所述内容。见于神经衰弱与精神分裂症。

3）注意减退：主动注意与被动注意都减退，常需要较强的外界刺激才能引起注意。见于脑器质性精神障碍、意识障碍状态、精神分裂症、抑郁症及神经衰弱等。

4）注意转移：主动注意不能持久，被动注意明显增强。注意力随周围环境的变化而转移，以致不断改变话题和活动内容，见于躁狂症。

（3）记忆及其障碍

1）遗忘：以往经验部分或全部不能再现称遗忘。病理性记忆丧失，可表现为对某一事物或某一时期内的经历不能回忆。

2）记忆错误：由于再现的失真而引起的记忆障碍称记忆错误。患者对自身经历的事件，在发生时间、地点或情节等方面出现错误的记忆，并坚信不疑。包括虚构、潜隐记忆、似曾相识与旧事如新等。

3）记忆增强：病理性记忆增强是指患者对病前不能够且不重要的事或细节都能回忆起来。主要是见于躁狂症、抑郁症、偏执状态。

4）记忆减退：指整个记忆过程的普遍性减退，早期可仅表现为对日期、年代、名词、术语或概念回忆困难，近记忆或（和）远记忆减退。

（4）思维及其障碍

1）联想奔逸：是一种表现为联想速度明显加快，概念大量涌现，甚至来不及表达的联想障碍。

2）联想迟缓：与联想奔逸相反，联想受到抑制，概念形成缓慢，思维速度受阻，应答反应迟钝，思考困难，言语缓慢。

3）联想散漫：又称松散，是思维的目的性、连贯性和逻辑性的障碍，表现为联想松弛、内容混乱，对很简单的问题也很难说清楚，交谈困难。

4）思维破裂：思维结构的松弛较联想散漫时更为严重，甚至不能表达一个完整的句子，言语支离破碎，或为词汇的杂乱堆积，称"词的杂拌"等。

（5）智力及其障碍

1）精神发育迟缓：智力障碍发生在胎儿期、围生期、儿童期等大脑发育成熟阶段之前，由于遗传、染色体畸变、感染、中毒、颅脑外伤、内分泌异常、脑病和各种原因引起的脑缺氧等因素致使大脑发育受阻，智力发育停留在某个阶段上，随年龄增长，智力明显低于同龄的正常儿童。

2）痴呆：指大脑发育已基本成熟，智力发育达到正常之后，由各种有害因素引起大脑器质性损害或大脑功能抑制，导致智力障碍，严重者称痴呆。

2. 情感过程及其障碍

（1）情感高涨

1）喜悦：指情感的显著高扬，表现为自我感觉良好，轻松愉快，兴高采烈，洋洋自得，表情丰富、生动、喜笑颜开、眉飞色舞，对外界任何事物都感兴趣，说话与动作相应增多，常带有夸大色彩。

2）狂喜：表现为极度欢乐，常带有神秘色彩，令人难以理解，多无思维奔逸和动作增多，可有轻度意识障碍。

3）欣快：患者自我感觉良好，十分满意、幸福愉快，但不生动，不伴有相应的言语和动作的增多，对疾病无自知力，给人以呆傻、愚蠢、幼稚的感觉。

（2）情感低落：以持续数周、数月或更长时间的情绪低落为特征。患者自我感觉很坏，悲观苦闷、忧心忡忡、愁眉苦脸、郁郁寡欢、消极自卑、低头落泪等。

（3）焦虑：是一种担心发生威胁自身健康或安全及其他不良后果的心境。

（4）情感淡漠：指患者对外界任何刺激缺乏应有的情感反应，即使面对与自己有密切利害关系的事情也无动于衷。

（5）情感倒错：患者的情感反应与当时处境和思维内容不相称或相反。如亲人死亡时不悲反喜，遇到高兴事时反而痛哭流涕等。

（6）情感暴发：是在精神因素作用下发生的一种暴发性情感障碍。以哭笑无常、叫喊吵骂、打人毁物等为主要表现。

（二）抑郁症

1. 表现

（1）抑郁心境：抑郁症患者最主要的特征，轻者心情不佳、苦恼、忧伤，终日唉声叹气；重者情绪低沉、悲观、绝望，有自杀倾向。

（2）快感缺失：对日常生活的兴趣丧失，对各种娱乐或令人高兴的事体验不到乐趣。轻者尽量回避社交活动；重者闭门独居、疏远亲友、杜绝社交。

（3）疲劳感：无明显原因的持续疲劳感。轻者感觉自己身体疲倦，力不从心，生活和工作丧失积极性和主动性；重者甚至连吃、喝、个人卫生都不能顾及。

（4）睡眠障碍：有70%～80%的抑郁症患者伴有睡眠障碍，患者通常入睡无困难，但几小时后即醒，故称为清晨失眠症、中途觉醒及末期失眠症，醒后又处于抑郁心情之中。伴有焦虑症者表现为入睡困难和噩梦多，还有少数的抑郁症患者睡眠过多，称为"多睡性抑郁"。

（5）食欲改变：表现为进食减少，体重减轻，重者则终日不思茶饭，但也有少数患者有食欲增强的现象。

（6）躯体不适：抑郁症患者普遍有躯体不适的表现。患者常检查和治疗不明原因的疼痛、疲劳、睡眠障碍、喉头及胸部的紧迫感、便秘、消化不良、肠胃胀气、心悸、气短等病证，但多数对症治疗无效。

（7）自我评价低：轻者有自卑感、无用感、有无价值感；重者把自己说得一无是处，有强烈的内疚感和自责感，甚至选择自杀作为自我惩罚的途径。

（8）自杀观念和行为：是抑郁症最危险的行为。患有严重抑郁症的患者常选择自杀来摆脱自己的痛苦。

（9）其他：老年抑郁症患者还可能有激越、焦虑、性欲低下、记忆力减退等症状。

2. 治疗

（1）心理治疗

1）支持疗法：引导求助者谈出致病因素，内心苦闷，给予支持和鼓励，帮助其认识自己的生存价值，发现自己既往未被意识到的聪明才智，回忆自己以往的事业成就，从而唤起自尊和自信，由于求助者长期以来的无助感，所以需要亲人、朋友的关心体贴，本人也要主动跟他们沟通，以获得感情上的支持。

2）认知疗法：改变其歪曲的认知结构，代之以合理的假设和信念，改变自己对世界、对未来的消极看法，从而以更积极的态度去面对生活。

（2）药物治疗：必要时要给予药物治疗，可选用5－羟色胺再摄取抑制药氟西汀、舍曲林、帕罗西汀等治疗。

（三）强迫症

1. 表现

（1）强迫观念：即某种联想、观念、回忆或疑虑等顽固地反复出现，难以控制。

1）强迫联想：反复回忆一系列不幸事件会发生，虽明知不可能，却不能克制，并激起情绪紧张和恐惧。

2）强迫回忆：反复回忆曾经做过的无关紧要的事，虽明知无任何意义，却不能克制，非反复回忆不可。

3）强迫疑虑：对自己的行动是否正确，产生不必要的疑虑，要反复核实。如出门后疑虑门窗是否确实关好，反复数次回去检查。不然则感焦虑不安。

4）强迫性穷思竭虑：对自然现象或日常生活中的事件进行反复思考，明知毫无意义，却不能克制。

5）强迫对立思维：两种对立的词句或概念反复在脑中相继出现，而感到苦恼和紧张，如想到"拥护"，立即出现"反对"；说到"好人"时即想到"坏蛋"等。

（2）强迫动作

1）**强迫洗涤**：反复多次洗手或洗物件，心中总摆脱不了"感到脏"，明知已洗干净，却不能自制而非洗不可。

2）**强迫检查**：通常与强迫疑虑同时出现。患者对明知已做好的事情不放心，反复检查，如反复检查已锁好的门窗，反复核对已写好的账单、信件或文稿等。

3）**强迫计数**：不可控制地数台阶、电线杆，做一定次数的某个动作，否则感到不安。若漏掉了要重新数起。

4）**强迫仪式动作**：在日常活动之前，先要做一套有一定程序的动作，如睡前要按一定程序脱衣、鞋并按固定的规律放置，否则感到不安，而重新穿好衣、鞋，再按程序脱。

5）**强迫询问**：反复问同样的话，明知没有必要，但控制不住。

（3）强迫意向：在某种场合下，患者出现一种明知与当时情况相违背的念头，却不能控制这种意向的出现，十分苦恼。

2. 治疗

（1）心理治疗：主要采取解决性心理治疗，提高患者对该病性质与特点的认识，帮助分析人格缺陷，给患者以疏导和鼓励，使患者能正确对待疾病，减少精神负担，消除紧张与焦虑，强化兴趣爱好，把精力和兴奋引向有意义的活动上。

（2）行为疗法：厌恶疗法、系统脱敏法、生物反馈疗法、效应阻断法、示范法等，疗效因人而异。

三、 心理障碍的评估方法

1. 初步调查　心理健康问题最常见的是焦虑和抑郁表现。预先筛查，筛查阳性者再进行量表评估。

（1）焦虑状态的"90 秒 4 问题询问法"快速筛查

问题 1　你认为你是一个容易焦虑或紧张的人吗？

阳性：是（了解是否有焦虑性人格或特质）。

问题 2　最近一段时间，你是否比平时更感到焦虑或忐忑不安？

阳性：是（了解是否有广泛性焦虑）。

问题 3　是否有一些特殊场合或情景更容易使得你紧张、焦虑？

阳性：是（了解是否有恐惧）。

问题 4　你曾经有过惊恐发作吗，即突然发生的强烈不适感或心慌、眩晕、感到憋气或呼吸困难等症状？

阳性：有（了解是否有惊恐）。

如果上述 4 个问题中回答阳性（即"是"或"有"）有 2 项或以上者，则需进一步作精神检查或转诊专科医师以明确诊断。

（2）抑郁状态的"90秒4问题询问法"快速筛查

问题1 过去几周（或几个月）是否感觉到无精打采、伤感，或对生活的乐趣减少？

阳性：是。

问题2 除了不开心之外，是否比平时更加悲观或想哭？

阳性：是。

问题3 经常有早醒吗？（事实上不需那么早醒来）

阳性：是。

问题4 近来是否经常想到活着没有意思？

阳性：经常或是。

上述4个问题如果回答皆为阳性，则建议需作进一步精神检查或转诊专科医师诊治。

2. 自我评估 目前国际上推荐使用的较简便的自评量表有表9-4、表9-5。

表9-4 广泛性焦虑（7项）自评筛查量表（GAD-7）

在过去的两周内，有多少时候您受到以下任何问题困扰（在您的选择下打"√"）	完全不会	少数几天	一半时间	几乎每天
感觉紧张，焦虑或急切	0	1	2	3
不能够停止或控制担忧	0	1	2	3
对各种各样的事情担忧过多	0	1	2	3
很难放松下来	0	1	2	3
由于不安而无法静坐	0	1	2	3
变得容易烦恼或急躁	0	1	2	3
感到似乎将有可怕的事情发生而害怕	0	1	2	3

评分规则：每个条目0~3分，总分就是将7个条目的分值相加。0~4分为无焦虑，5~9分为轻度焦虑，10~14分为中度焦虑，15~21分为重度焦虑。

表9-5 抑郁自评筛查量表（PHQ-9）

在过去的两周内，有多少时候您受到以下任何问题困扰（在您的选择下打"√"）	完全不会	少数几天	一半时间	几乎每天
每天做事时提不起劲或没有兴趣	0	1	2	3
感到心情低落、沮丧或绝望	0	1	2	3
入睡困难、睡不安稳或睡眠过多	0	1	2	3
感觉疲倦或没有活力	0	1	2	3
食欲不振或吃太多	0	1	2	3
觉得自己很糟或觉得自己很失败，或让自己和家人失望	0	1	2	3
对事物专注有困难，例如阅读报纸或看电视时	0	1	2	3
动作或说话速度缓慢到别人已经察觉或正好相反，烦躁或坐立不安、动来动去的情况更胜于平常	0	1	2	3
有不如死掉或用某种方式伤害自己的念头	0	1	2	3

评分规则：每个条目0~3分，总分就是将9个条目的分值相加。0~4分为无抑郁，5~9分为轻度抑郁，10~14分为中度抑郁，15~19分为中重度抑郁，20~27分为重度

抑郁。

　　3. 心理健康综合评估　90 项症状清单（SCL‑90）。

第五节　心理健康的维护与促进

一、 心理健康的维护与促进

　　1. 心理健康维护与促进的基本原则

　　（1）理想与现实相结合的原则

　　（2）躯体与心理相结合的原则

　　（3）科学与具体相结合的原则

　　（4）整体与差异相结合的原则

　　（5）指导与主体相结合的原则

　　（6）发展与矫治相结合的原则

　　2. 心理健康维护与促进的实施措施 （表 9‑6）

表 9‑6　心理健康维护与促进的实施措施

树立社会主义的人生观与价值观	基于认知活动的人生观与价值观是一切心理活动和行为动机的基础
保持与社会发展同步的生活节奏	有助于家庭关系的和谐，成员之间的交流，更容易获得社会和他人的认同
培养良好的心理素质与健全的人格	易获得更好的人际交流，更高的工作效率，更多的社会资源，更强的心理承受能力，更好地保障心理健康水平
规律生活，有效应对	不但能确保机体状态良好，精力充沛，还有助于心理功能稳定，思路清晰，应对能力增强，工作效率提高
积极锻炼，合理兴趣	有助于保持健康体魄，合理的兴趣活动有助于改善生活体验，提升激情，增加生活乐趣
自我觉察，善交朋友	趋于成熟的标志，有助于从挫折中成长，或得更多的心理援助和社会支持
释放压力，定期放松	有助于减轻心理负担，保持心理健康，提高抗压能力

二、 特定人群心理健康的维护 （表 9‑7）

表 9‑7　特定人群心理健康的维护

分期	维护要点
儿童期	①良好的家庭环境，温馨的亲子关系。 ②满足孩子独立性的需要。 ③尊重孩子的自尊心。 ④为孩子树立良好的榜样。 ⑤正面教育为主，合理引导为辅。 ⑥学会交友，平等相处

续表

分期	维护要点
青春期	①认识青春期，了解性知识。 ②学会控制情绪与行为。 ③培养兴趣，拓展潜力。 ④培养独立意识，会学和睦相处。 ⑤尊重他人，增强自信。 ⑥提供青春期心理健康教育资源
妊娠期	①认识妊娠期，了解胎儿保健知识。 ②学会控制情绪与行为。 ③培养兴趣，提高抗压能力。 ④与他人交流，分享自身感受。 ⑤按时作息，合理营养。 ⑥提供妊娠期心理健康教育资源
更年期	①认识更年期，了解更年期保健知识。 ②学会控制情绪与行为。 ③培养兴趣，提高抗压能力。 ④鼓励交流，参与社交活动。 ⑤积极锻炼，防病治病。 ⑥提供更年期心理健康教育资源
老年期	①认识老年期，了解老年期保健知识。 ②培养兴趣，老有所学。 ③鼓励交流，参与社会活动。 ④勤于锻炼，防治慢病。 ⑤积极劳作，科学健脑。 ⑥提供老年期心理健康教育资源

第十章

中医养生学基础知识

第一节　概述

一、基本概念

1. 中医养生学是中医学的学科分支，它是在中医理论指导下，研究中医的养生保健思想和原则，运用中医的方法手段，实现预防疾病、保障和促进人体健康的一门学科。

2. 治未病包括"未病先防""已病防变""瘥后防复"三方面内容："未病先防"即一级预防，"已病防变"即二级预防，"瘥后防复"同于三级预防。

二、基础理论

（一）阴阳学说

1. 阴阳

阴：静止的、内守的、下降的、有形的、寒凉的、晦暗的、抑制的。

阳：运动的、外向的、上升的、无形的、温热的、明亮的、兴奋的。

2. 事物或现象阴阳属性的划分是相对的，阴阳之中复有阴阳，即所谓阴中有阳，阳中有阴。白天为阳，夜晚为阴。白天的上午为阳中之阳，下午为阳中之阴；夜晚的上半夜为阴中之阴，下半夜为阴中之阳。

3. 阴阳是宇宙中相互关联的事物或现象对立双方属性的概括。阴阳之间存在各种交互作用，包括对立制约、互根互用、消长、转化。

（1）阴阳对立制约

1）阴阳双方是对立的，属性是相反的。

2）阴阳双方的对立，可以表现为相互抑制、相互约束，即相互制约。

3）阴阳双方相互对立制约，对维持阴阳之间的动态平衡具有重要作用。反之，阴阳双方对立制约关系失调，阴阳之间的动态平衡就会遭到破坏。

（2）阴阳互根互用

1）阴阳双方既对立又关联。

2）阳依存于阴，阴依存于阳，每一方都以其相对的另一方的存在作为自己存在的前提和条件。

3）阴阳之间的这种互相依存、互为根本的关系，为阴阳互根。相互依存的阴阳双方可以表现为相互资生和助长的关系，为阴阳互用。

（3）阴阳消长

1）对立互根的阴阳双方不是静止不变的，而是处于不断的消减和增长的变化之中，这就是阴阳消长。

2）根本原因在于阴阳双方存在着对立制约和互根互用的关系。

（4）阴阳转化

1）指事物的总体属性在一定的条件下可以向其相反的方向转化，即属阴的事物可以转化为属阳的事物，属阳的事物也可以转化为属阴的事物。

2）阴阳转化是在阴阳消长的基础上产生的，即阴阳双方的消长变化发展到一定阶段，事物内部阴和阳的比例发生了颠倒，则该事物的属性就会发生转化。

3）阴阳相互转化必须具备一定的条件，一般发生在事物发展变化的"物极"阶段，即所谓"物极必反"。

阴阳之间的交互作用并不是孤立的、静止不变的，而是相互联系、互相影响的。阴阳转化是在阴阳消长的基础上产生的，而阴阳消长优势以阴阳对立制约、互根互用为前提和条件。

（二）五行学说

1. 五行的特性：木的特性是"曲直"，火的特性是"炎上"，土的特性是"稼穑"，金的特性是"从革"，水的特性是"润下"。

2. 五行即指木、火、土、金、水五种物质及其运动变化。古人时常以木、火、土、金、水五种物质的特性及其相生、相克规律来认识和阐释自然万物及其运动变化规律（表10-1）。

表10-1　事物五行属性归类简表

自然界						五行	人体					
五味	五色	五化	五气	五方	五季		五脏	五腑	五官	五体	五志	五液
酸	青	生	风	东	春	木	肝	胆	目	筋	怒	泪
苦	赤	长	暑	南	夏	火	心	小肠	舌	脉	喜	汗
甘	黄	化	湿	中	长夏	土	脾	胃	口	肉	思	涎
辛	白	收	燥	西	秋	金	肺	大肠	鼻	皮毛	悲	涕
咸	黑	藏	寒	北	冬	水	肾	膀胱	耳	骨	恐	唾

3. 五行的交互作用：包括相生、相克、制化、相乘相侮、母子相及。

（三）藏象学说

1. **定义**　藏象学说是研究人体脏腑组织器官生理功能、病理变化及相互关系的学说。

（1）藏，是指隐藏于体内的脏腑。

（2）象，既指形象、形态，即脏腑的解剖形态；也指征象，即表现于外的生理病理现象。

（3）藏象是人体系统现象与本质的统一体，是人体脏腑的生理活动及病理变化反映于外的征象。

2. **脏腑**   是人体五脏、六腑和奇恒之腑的总称（表10-2）。

表10-2   脏腑的形象与功能

脏腑	形象	功能
五脏（心、肺、脾、肝、肾）	实体性器官	化生和贮藏气血、津液、精气等精微物质，主持复杂的生命活动（藏精气）
六腑（胆、胃、大肠、小肠、膀胱、三焦）	管腔性器官	受纳和腐熟水谷，传化和排泄糟粕，主要对饮食物起消化、吸收、输送、排泄的作用（传化物）
奇恒之腑（脑、髓、骨、脉、胆、女子胞）	多中空	内藏精气

（四）经络学说

1. **经络的定义及组成**   经络是人体运行气血、联络脏腑形体官窍、沟通上下内外的通道。人体经络系统由经脉、络脉及其连属部分组成。

2. **经脉的组成**   包括十二经脉、奇经八脉和十二经别三大类。

（1）十二经脉：是经络系统纵行的主干，大多循行于人体深部，有确定的循行路径，包括：手三阴经（手太阴肺经、手厥阴心包经、手少阴心经）、手三阳经（手阳明大肠经、手少阳三焦经、手太阳小肠经）、足三阳经（足阳明胃经、足少阳胆经、足太阳膀胱经）、足三阴经（足太阴脾经、足厥阴肝经、足少阴肾经）。

（2）奇经八脉：即督脉、任脉、带脉、冲脉、阴跷脉、阳跷脉、阴维脉、阳维脉，有统率、联络和调节全身气血盛衰的作用。

（3）十二经别：十二经脉别出的正经，它们分别起于四肢，循行于体内，联系脏腑，上出颈项浅部。

3. **络脉的定义及组成**   络脉是经脉别出的分支，较经脉细小。络脉纵横交错，网络全身，无处不至，循行于较浅部位，有别络、浮络、孙络之分。

（1）别络有加强十二经脉中表里两经在体表的联系和渗灌气血的作用。

（2）浮络主要作用是输布气血以濡养全身。

（3）孙络是最细小的络脉。

4. **经络系统在生理、病理和防治疾病方面的作用**

（1）联系作用：将人体各个脏腑组织器官有机地联系起来，构成表里、上下彼此之间紧密联系、协调共济的统一体。

（2）感应作用：经络是人体各组成部分之间的信息传导网，当肌表受到某种刺激时，刺激量就沿着经脉传于体内有关脏腑，使该脏腑的功能发生变化，从而达到疏通气血和调整脏腑功能的目的。

（3）濡养作用：气血通过经络循环贯注而通达全身，发挥其营养脏腑组织器官、抗御外邪保卫机体的作用。

（4）调节作用：经络能运行气血和协调阴阳，使人体机能活动保持相对的平衡。当人体发生疾病时，出现气血不和及阴阳偏胜偏衰的证候，可运用针灸等治法激发经络的调节作用。

（五）气血津液

1. 气

（1）气是构成人体的最基本物质，也是维持人体生命活动的最基本物质。

（2）气的生成源于 3 个方面：①先天精气，来自于父母。脏腑定位在肾。②后天水谷之气，乃消化吸收之物质。脏腑定位在脾胃。③自然界清气，由呼吸而入，脏腑定位在肺。

（3）气的运动中医称为"气机"，有"升、降、出、入"四种运动形式。

（4）气有推动、温煦、防御、固摄、气化等作用。

（5）人体的气可分为元气、宗气、营气、卫气。

（6）气的"升降出入"运动失常，称为"气机不调"。其表现形式有气滞、气郁、气逆、气陷、气脱、气闭等。

2. 血

（1）血是运行于脉中，循环流注于全身，具有营养和滋润作用的红色液体，是构成人体和维持人体生命活动的基本物质之一。

（2）血液具有濡养滋润全身脏腑组织的作用。

（3）血的濡养作用还可以从面色、肌肉、皮肤、毛发等方面反映出来。

（4）血液是神志活动的主要物质基础。

（5）心血虚、肝血虚常有惊悸、失眠、多梦等不安的表现，失血甚者还可出现烦躁、恍惚、昏迷等失常的改变。

3. 津液

（1）津液是机体一切正常水液的总称，包括各脏腑形体官窍的内在液体及其正常分泌物，如胃液、肠液、唾液、关节液等。

（2）津液以水分为主体，含有大量的营养物质，是构成人体和维持生命活动的基本物质之一。

（六）发病与病因

1. 发病

（1）发病，是指疾病的发生。中医学认为发病是正气与邪气斗争的过程。

（2）中医学把人体本身对外界致病因素的防御能力称为正气，将致病因素称为邪气。

（3）人体之所以能发生疾病，其原因为正邪两方面的斗争，邪正斗争的胜负决定发病与不发病。

（4）正气不足是疾病发生的内在原因。

2. **病因** 邪气是发病的重要条件。邪气即"病因",大致可分四类,即外感病因、内伤病因、病理产物性病因及其他病因。

(1)外感病因:指引发外感疾病的致病因素,其来源于自然界,多从肌表、口鼻入侵机体。外感病因主要包括六淫和疠气两类。

1)六淫:是风、寒、暑、湿、燥、火六种外感病邪的总称。正常情况下,自然界存在六种不同的气候变化,即风、寒、暑、湿、燥、火(热),称为"六气"。当六种气候变化超过了一定的限度,就可能导致疾病的发生,成为致病的邪气,称为"六淫"。

2)疠气:是一类具有强烈传染性的外感病邪,又称毒气、疫毒等。疠气所致病证,称为疫疠、疫病,如鼠疫等。

(2)内伤病因:指内伤致病因素,主要包括七情内伤、饮食失宜、劳逸失度等。

1)七情:是指喜、怒、忧、思、悲、恐、惊,其中正常的情志活动是机体对外界环境刺激的不同情绪反应,一般不会使人发病。但当强烈持久的情志刺激,超越了人体的适应能力,影响了脏腑之气的升降出入,则可致病。

2)饮食:是人体后天生命活动所需营养物质的重要来源。饮食失宜,包括饮食不节、饮食不洁、饮食偏嗜三类。饮食失宜对人体的伤害,除损伤脾胃运化功能外,还可导致食积、聚湿、化热、生痰、气血不足等病变。

3)劳逸:包括过度劳累和过度安逸两个方面。正常的劳动有利于气血畅通,可增强体质。劳逸失度,或长时间过于劳累,或过于安逸静养,都不利于健康,均可导致脏腑经络及气血津液的失常而引发疾病。如"久立伤骨""久行伤筋""久视伤血""久卧伤气""久坐伤肉"等。

(3)病理产物性病因:指六淫七情等致病因素在引起疾病发生的过程中,形成的痰饮、瘀血、结石等病理产物。这些产物形成后又能反过来作用于人体,干扰机体的正常功能,加重病理变化,或引起新的病变。

(4)其他病因:外伤、寄生虫、胎传、毒邪和药邪等致病因素。

(七)辨证论治

1. 辨证论治又称辨证施治,是中医认识疾病和治疗疾病的基本原则,是中医学对疾病特有的一种研究和处理方法。

(1)所谓辨证,就是根据望、闻、问、切四诊所收集的资料,通过分析、综合,辨清疾病的病因、性质、部位,以及邪正之间的关系,概括、判断为某种性质的证。

(2)论治又称施治,是根据辨证的结果,确定相应的治疗方法。

(3)辨证是决定治疗的前提和依据,论治是治疗的手段和方法。通过论治的效果可以检验辨证的正确与否。

(4)中医临床认识和治疗疾病,既辨病又辨证,但主要着眼于"证"的区别上。

2. **辨证** 通过"四诊",即望诊、闻诊、问诊、切诊,获取病情资料,进而以中医理论进行分析、辨别和综合，明确病证。

（1）望诊：观察神、色、形、态，以及身体局部、分泌物、排泄物的外观，其中以望面部和望舌为重点。

1）望面色：面色白主虚、寒，赤主热，黄主脾虚、湿困，青主瘀、寒、痛，黑主肾虚、寒、水、瘀。

2）望舌：中医认为，舌质淡红，舌苔薄白为正常。舌质淡白主寒、虚，红绛主热，青紫主寒凝血瘀；白苔主寒证、表证，黄苔主热证、里证等。

（2）闻诊：包括耳闻和鼻嗅。

（3）问诊：是获取病情资料的主要途径。内容常概括为"十问歌"：一问寒热二问汗，三问头身四问便，五问饮食六问胸，七聋八渴俱当辨，九问旧病十问因，再兼服药参机变；妇女尤必问经期，迟速闭崩皆可见。

（4）切诊

1）现在分为脉诊和按诊。

2）切脉的部位，一般在手太阴肺经的寸口（即桡骨茎突内侧桡动脉所在部位）。每侧寸口又分寸、关、尺三部，两手合而为六部脉，不同部位，对应不同脏腑，称为"三部九候"。

3）中医脉象名目繁多，除"平脉"，即正常脉象外，对病脉现常归纳为"28脉"。

4）诊脉时，患者一般取坐位或正卧位。

5）临床上总按、单按常配合使用。

临床常用的辨证方法主要有八纲辨证、气血津液辨证、脏腑辨证、六经辨证、卫气营血辨证、三焦辨证、经络辨证。

3. 论治　以辨证为前提和基础，在获得对疾病的本质认识之后，确立治疗疾病时所必须遵循的基本治则及治法，从而达到祛除疾病的目的。

（1）基本治则主要包括扶正祛邪、调整阴阳、治病求本三个方面内容。

（2）治法从属于治则，是具体的治疗方法及措施，具体而又具针对性。

（3）在具体治疗手段上，除内服汤药外，还有针灸、推拿、气功、食疗、形体锻炼、精神调摄等。

第二节　常用养生保健方法

一、体质调护

1. 体质现象作为人类生命活动的一种重要表现形式，与健康和疾病密切相关。体质决定了我们的健康，决定了我们对某些疾病的易感性，也决定了患病之后的反应形式以及治疗效果和预后转归。

2. 体质辨识以中医体质分类为基础。中医体质学者根据人体形态结构、生理功能、心理特点及反应状态，将中医体质分为平和质、气虚质等 9 个类型，除平和质之外的 8 种体质类型均为偏颇体质，同时制定了《中医体质分类与判定》标准，该标准已进入国家公共卫生体系。

（1）平和质（A 型）

1）总体特征：阴阳气血调和，以体态适中、面色红润、精力充沛等为主要特征。

2）形体特征：体形匀称健壮。

3）常见表现：面色、肤色润泽，头发稠密有光泽，目光有神，鼻色明润，嗅觉通利，唇色红润，不易疲劳，精力充沛，耐受寒热，睡眠良好，胃纳佳，二便正常，舌色淡红，苔薄白，脉和缓有力。

4）心理特征：性格随和开朗。

5）发病倾向：平素患病较少。

6）对外界环境适应能力：对自然环境和社会环境适应能力较强。

（2）气虚质（B 型）

1）总体特征：元气不足，以疲乏、气短、自汗等气虚表现为主要特征。

2）形体特征：肌肉松软不实。

3）常见表现：平素语音低弱，气短懒言，容易疲乏，精神不振，易出汗，舌淡红，舌边有齿痕，脉弱。

4）心理特征：性格内向，不喜冒险。

5）发病倾向：易患感冒、内脏下垂等病；病后康复缓慢。

6）对外界环境适应能力：不耐受风、寒、暑、湿邪。

（3）阳虚质（C 型）

1）总体特征：阳气不足，以畏寒怕冷、手足不温等虚寒表现为主要特征。

2）形体特征：肌肉松软不实。

3）常见表现：平素畏冷，手足不温，喜热饮食，精神不振，舌淡胖嫩，脉沉迟。

4）心理特征：性格多沉静、内向。

5）发病倾向：易患痰饮、肿胀、泄泻等病；感邪易从寒化。

6）对外界环境适应能力：耐夏不耐冬；易感风、寒、湿邪。

（4）阴虚质（D 型）

1）总体特征：阴液亏少，以口燥咽干、手足心热等虚热表现为主要特征。

2）形体特征：体形偏瘦。

3）常见表现：手足心热，口燥咽干，鼻微干，喜冷饮，大便干燥，舌红少津，脉细数。

4）心理特征：性情急躁，外向好动，活泼。

5）发病倾向：易患虚劳、失精、不寐等病；感邪易从热化。

6）对外界环境适应能力：耐冬不耐夏；不耐受暑、热、燥邪。

（5）**痰湿质（E 型）**

1）总体特征：痰湿凝聚，以形体肥胖、腹部肥满、口黏苔腻等痰湿表现为主要特征。

2）形体特征：体形肥胖，腹部肥满松软。

3）常见表现：面部皮肤油脂较多，多汗且黏，胸闷，痰多，口黏腻或甜，喜食肥甘甜黏，苔腻，脉滑。

4）心理特征：性格偏温和、稳重，多善于忍耐。

5）发病倾向：易患消渴、中风、胸痹等病。

6）对外界环境适应能力：对梅雨季节及湿重环境适应能力差。

（6）**湿热质（F 型）**

1）总体特征：湿热内蕴，以面垢油光、口苦、苔黄腻等湿热表现为主要特征。

2）形体特征：形体中等或偏瘦。

3）常见表现：面垢油光，易生痤疮，口苦口干，身重困倦，大便黏滞不畅或燥结，小便短黄，男性易阴囊潮湿，女性易带下增多，舌质偏红，苔黄腻，脉滑数。

4）心理特征：容易心烦急躁。

5）发病倾向：易患疮疖、黄疸、热淋等病。

6）对外界环境适应能力：对夏末秋初湿热气候，湿重或气温偏高环境较难适应。

（7）**血瘀质（G 型）**

1）总体特征：血行不畅，以肤色晦暗、舌质紫暗等血瘀表现为主要特征。

2）形体特征：胖瘦均见。

3）常见表现：肤色晦暗，色素沉着，容易出现瘀斑，口唇暗淡，舌暗或有瘀点，舌下络脉紫暗或增粗，脉涩。

4）心理特征：易烦，健忘。

5）发病倾向：易患癥瘕及痛证、血证等。

6）对外界环境适应能力：不耐受寒邪。

（8）**气郁质（H 型）**

1）总体特征：气机郁滞，以神情抑郁、忧虑脆弱等气郁表现为主要特征。

2）形体特征：形体瘦者为多。

3）常见表现：神情抑郁，情感脆弱，烦闷不乐，舌淡红，苔薄白，脉弦。

4）心理特征：性格内向不稳定、敏感多虑。

5）发病倾向：易患脏躁、梅核气、百合病及郁证等。

6）对外界环境适应能力：对精神刺激适应能力较差，不适应阴雨天气。

（9）**特禀质（I 型）**

1）总体特征：先天失常，以生理缺陷、过敏反应等为主要特征。

2）形体特征：过敏体质者一般无特殊；先天禀赋异常者或有畸形，或有生理缺陷。

3）常见表现：过敏体质者常见哮喘、风团、咽痒、鼻塞、喷嚏等；患遗传性疾病者有垂直遗传、先天性、家族性特征；患胎传性疾病者具有母体影响胎儿个体生长发育及相关疾病特征。

4）心理特征：随禀质不同情况各异。

5）发病倾向：过敏体质者易患哮喘、荨麻疹、花粉症及药物过敏等；遗传性疾病如血友病、先天愚型等；胎传性疾病如五迟（立迟、行迟、发迟、齿迟和语迟）、五软（头软、项软、手足软、肌肉软、口软）、解颅、胎惊等。

6）对外界环境适应能力：适应能力差，如过敏体质者对易致过敏季节适应能力差，易引发宿疾。

二、 饮食养生

1. 饮食养生，简称"食养"，是指在中医理论指导下，合理地摄取食物，以营养机体、维持健康、保健强身、延年益寿的活动。"食养"一词，较早见于《黄帝内经》。

2. 食物的性能主要有性、味、归经、升降浮沉等几方面内容。

（1）"性"是指食物具有寒、凉、温、热四种性质，中医称为"四性"或"四气"。食物的四气属性，是古人根据食物作用于人体所产生的反应归纳总结出来的。凡适用于热性体质或病证的食物，就属于寒凉性食物。反之，凡适用于寒性体质或病证的食物，则属于温性或热性食物。

（2）"味"是指辛、甘、苦、酸、咸五种基本的滋味。此外，还有涩味和淡味。但一般统称为五味。辛散、酸收、甘缓、苦坚、咸软。

（3）归经是食物对机体某部分的选择性作用，即主要对于某脏腑及其经络发生明显的作用，而对其他经则作用较小或没有作用。

3. 饮食养生，大要有四：一要"和五味"，即食不可偏，要合理配膳，全面营养；二要"有节制"，既不可过饱，亦不可过饥，食量适中，方能收到养生的效果；三要注意饮食卫生，防止病从口入；四要因时因人而宜。

三、 传统运动

1. 运动养生指运用传统的体育运动方式进行锻炼，以活动筋骨，调节气息，静心宁神来畅达经络，疏通气血，和调脏腑，达到增强体质、益寿延年的目的，又称为传统健身术。传统养生运动的特点如下：

（1）以中医学理论指导养生运动：以中医的阴阳、脏腑、气血、经络等理论为基础，以养精、练气、调神为运动的基本要点，以动形为基本锻炼形式，用阴阳理论指导运动的虚、实、动、静，用开阖升降指导运动的屈伸、俯仰，用整体观念说明运动健身中形、神、气、血、表、里的协调统一。

（2）注重意守、调息和动形的协调统一：强调意念，呼吸和躯体运动的配合，即所谓意守、调息、动形的统一。意守指意念专注；调息指呼吸调节；动形指形体运动。统一是指三者之间的协调配合，要达到形、神一致，意、气相随，形、气相感，使形体内外和谐，动、静得宜，方能起到养生、健身的作用。

（3）融导引、气功、武术、医理为一体：运动养生不断充实和发展，形成了融导引、气功、武术、医理为一体的具有中华民族特色的养生方法。源于导引气功的功法有五禽戏、八段锦等；源于武术的功法有太极拳、太极剑等。然而，无论哪种功法，运用到预防保健方面，则都讲求调息、意守、动形，都是以畅通气血经络、活动筋骨、和调脏腑为目的。融诸家之长为一体，则是运动养生的一大特点。

2. 运动养生是通过锻炼以达到健身的目的，因此，要注意掌握运动量的大小。

3. 目前，国家体育总局普及推广的传统健身运动包括太极拳、易筋经、五禽戏、六字诀、八段锦。

4. 太极拳练功要领为神静、意导；含胸拔背、气沉丹田；沉肩坠肘、体松；全身协调、浑然一体；以腰为轴；连绵自如；呼吸均匀。

四、 经络保健

针、灸、推拿、穴位贴敷等是在经络学说指导下的重要中医治疗手段，同样也是中医养生学中的重要保健措施和方法。保健灸、推拿、贴敷都以中医经络学说为基础，以调整经络、刺激腧穴为基本手段，以激发营卫气血的运行，从而起到和阴阳、养脏腑的作用。

1. 保健灸　灸法一般多用艾灸。艾是灸法理想的原料。针刺保健的常用穴位，大都可以用于保健灸法。如常灸足三里，可健脾益胃，促进消化吸收，强壮身体，中老年人常灸足三里还可预防中风，具防老及强身作用。

2. 推拿 （表 10-3）

表 10-3　推拿的常用方法

	推拿方法	时间	功用
熨目	两手相摩擦，搓热后，将手掌放于两眼之上，这就是熨眼。如此反复熨眼 3 次。然后，用食指、中指、无名指轻轻按压眼球，稍停片刻	黎明时分	养睛明目
摩耳	两手掌按压耳孔，再骤然放开，连续做十几次。然后，用双手拇指、食指循耳自上而下按摩 20 次。再用同样方法按摩耳垂 30 次，以耳部感觉发热为度	不拘时间	增强听力，清脑醒神
摩腹	用手掌面按在腹上，先以顺时针方向，再以逆时针方向，各摩腹20次。立、卧均可	饭后、临睡前	饭后摩腹有助于消化吸收；临睡前摩腹可健脾胃、助消化，并有安眠作用
摩涌泉	用左手拇指按摩右足涌泉穴，再用右手按摩左足。按摩时，可反复摩搓 30~50 次，以足心感觉发热为度	临睡前或醒后进行	调肝、健脾、安眠、强身

3. **穴位贴敷**   古代又称天灸、自灸、冷灸。

（1）穴位贴敷是以中医经络学说为理论依据，把药物研成细末，用水、醋、酒、蛋清、蜂蜜、植物油、药液等调成糊状，或用呈凝固状的油脂（如凡士林等）、黄醋、枣泥制成软膏、丸剂或饼剂等，再直接贴敷穴位，用来治疗疾病的一种方法。

（2）对于身体虚弱者的预防保健方面，临床常选用补肾健脾、疏肝养肺、益气活血、温经通络的药物，贴敷于关元、气海、背俞、足三里等具有强壮作用的穴位，起到增强人体正气，提高抗病能力，预防疾病的作用。

（3）目前在"治未病"领域最常用的穴位贴敷方法为"三伏贴"。该方法适用于在冬春之际容易反复发作或者遇寒冷刺激加重的慢性、顽固性肺系疾病。

适用人群包括：①慢性咳嗽，支气管哮喘、慢性支气管炎、慢性阻塞性肺病。②变应性鼻炎、慢性鼻窦炎、慢性咽喉炎。③小儿体虚易感冒者，反复呼吸道感染者。近年也有将其用于骨关节炎等疾病。

五、 药物养生

1. 延年益寿药物是具有抗老防衰作用的药物。运用这类药物来达到延缓衰老、健身强身目的的方法，即药物养生。

2. 药物养生的具体应用是着眼在补、泻两个方面。

3. 具有益寿延年效果的中药见表10－4。

表10－4   常见具有益寿延年效果的中药

类别	举例
补气类	人参、黄芪、山药、薏苡仁
养血类	熟地黄、何首乌、龙眼肉、阿胶、紫河车
滋阴类	枸杞子、玉竹、黄精、桑葚、女贞子
补阳类	菟丝子、鹿茸、肉苁蓉、杜仲

4. **益寿延年的名方**

（1）健脾益气方：人参固本丸（《养生必用方》）、大茯苓丸（《圣济总录》）、资生丸（《兰台轨范》）、八珍糕（《外科正宗》）等。

（2）益肾方：彭祖延年柏子仁丸（《千金翼方》）、乌麻散（《千金翼方》）、何首乌丸（《太平圣惠方》）、枸杞子丸（《圣济总录》）等。

六、 起居调养

1. **和谐自然**   中国养生家历来十分强调人与自然的和谐。中医认为，自然环境的优劣，直接影响人寿命的长短。

2. **起居有常**   "饮食有节，起居有常，不妄作劳，故能形与神俱，而尽终其天年，度百岁乃去"。中医养生家认为，起卧休息只有与自然界阴阳消长的变化规律相适应，才能有益于健康。

3. **劳逸适度**　"养生之道，常欲小劳，但莫疲及强所不能堪耳"。古人主张劳逸"中和"，有常有节。

七、　娱乐养生

琴棋书画、花木鸟鱼、旅游观光、艺术欣赏等。琴、棋、书、画被古人称为四大雅趣，也是娱乐养生的主要形式和方法。

八、　精神养生

调神之法，包括清静养神、立志养德、开朗乐观、调畅情志、心理平衡等方面。

1. 清静养神的方法主要包括少私寡欲和养心敛思。

2. 立志养德。

3. 修身养性、开朗乐观。

4. 调摄情绪。

第十一章

康复医学基础知识

第一节 现代康复医学的兴起与发展

一、 国外康复医学的发展

（一）萌芽探索阶段（1910～1945年）

1. 1910年开始，"康复"一词正式开始应用在残疾人身上。

2. 1917年美国陆军成立了身体功能重建部和康复部。

3. 康复问题引起人们的重视是在第一次世界大战之后。

4. 第二次世界大战的大量伤残军人进一步促进了社会对康复医学重要性的认识。

（二）累积确定阶段（1946～1970年）

1. 美国康复医学之父HowardA. Rusk博士将第二次世界大战时的康复治疗经验在综合医院进行推广，开始尝试用多种康复治疗手段进行康复治疗。

2. 1947年美国成立了物理医学与康复医学委员会，全面康复理念逐渐深入人心。

3. 1950年国际物理医学与康复学会成立。

4. 1958年，康复医学领域第一本权威教材《康复医学》问世。

这一阶段，康复医学作为一门独立的学科得到了世界卫生组织的认可，专业机构的成立以及教材的问世促使康复医学的发展进入了快车道。

（三）蓬勃发展阶段（1970年以后）

1. 20世纪末国际康复医学会和国际物理医学与康复联盟合并成为国际物理与康复医学协会，成为康复医学发展的里程碑，标志着在国际上康复医学的学术内涵达成一致，学术组织实现了统一。

2. Rusk博士建立的美国纽约大学康复医学研究所，成为世界著名的康复医学中心和康复专业人才培训基地。

二、 国内康复医学的发展

我国康复事业的发展也大致经历了三个阶段，从起步到探索再到全面发展，历经30余年，机构建设初具规模，学科体系相对完善，康复医疗产业链已经形成，能够为社会提供多元化的康复服务。

（一）起步阶段（1984～1995 年）

1. 1982 年，Rusk 博士率"世界康复基金会代表团"访问中国并讲学，促进了康复医学在中国的发展。

2. 1984 年，"七五"重点工程中国康复研究中心开工建设，标志着现代康复医学正式引入中国；同期，卫生部陆续设立了 4 个康复医学试点，逐步开始了现代康复服务的尝试。

3. 国家颁布了《综合医院分级管理标准》，要求医疗卫生系统开始在各地二级以上医院成立康复医学科；出台了《康复医学事业"八五"规划要点》，残疾人康复被纳入国家发展规划，康复工作在全国开始布局。

（二）试点推广阶段（1996～2005 年）

1. "九五"期间，"积极发展社区卫生服务"被提出，康复医学的发展辐射到社区。

2. "九五""十五"期间，全国康复行业及机构建设取得了长足发展，多个省（自治区、直辖市）先后成立康复服务机构，并通过实施康复服务与重点项目相结合的方式，扩大康复服务面，康复医学的影响面越来越大。

（三）全面发展阶段（2006 年至今）

1. 2006 年中国残联制定下发了《残疾人康复中心建设标准》，对各省、市（地级）、县的残疾人康复中心按照建设规模、人员配置、业务部门设置、技术水平提出了明确的要求。

2. 2008 年，卫生部多次强调，康复医学体系的基本组成是当前我国医学系统的短板。

3. 2009 年，国务院颁布了《关于深化医药卫生体制改革的意见》，为康复医学的发展提供了政策依据，明确提出了预防、治疗、康复并举的医院功能定位，确立了康复医疗的地位。

4. 2011 年出台了《综合医院康复医学科基本标准（试行）》。

5. 2012 年印发了《康复医院基本标准》，对我国各级综合医院的康复医学科和康复专科医院建设提出了明确具体的要求。

6. 2013 年国务院印发的《关于促进健康服务业发展的若干意见》更是为康复医学的发展注入了新的动力。

7. 2017 年 2 月 7 日国务院发布了《残疾预防和残疾人康复条例》，将预防残疾的发生，减轻残疾程度，帮助残疾人恢复或者补偿功能，促进残疾人平等、充分地参与社会生活，发展残疾预防和残疾人康复事业纳入国家法律、法规层面，在政策上给予了全方位的支持和保障。

8. 2018 年党的十九大报告中明确指出要发展残疾人事业，加强残疾康复服务。

三、 我国康复服务体系及康复机构建设情况

1. 三级康复网络服务理念 （表 11 – 1）

表 11 – 1　三级康复网络服务理念

早期康复	以国家级、省级大型康复中心或有条件的综合医院为主	立足于疾病急性期的早期康复介入，与相关临床专科互相配合，提供及时有效、高水平的康复治疗，并承担人才培养（培训）任务
后期康复	以区域性康复中心或专科医院及综合医院康复医学科为主	为疾病恢复期患者提供专科化、专业化、系统的康复治疗
社区康复	以社区康复机构或社区卫生服务机构为主	为疾病稳定期患者提供基本康复服务或家庭化的康复服务指导

2. **康复机构建设和服务现状**　包括专门的康复中心、三级综合医院康复医学科、二级医院开展的部分康复项目。

（1） 中国残联系统康复服务体系：在中国政府的大力支持下，残联目前正致力于残疾人两个体系建设即残疾人保证体系和服务体系建设，基本上形成了覆盖全国的残疾人康复服务网络。

（2） 原卫生部、地方政府管理的康复资源：主要存在于各级医院的康复医学科，这部分康复资源已具备了相当大的规模，但服务水平参差不齐，缺乏现代康复理念和技术。近几年随着康复知识的普及，现代康复理念得到快速提升。

（3） 民政系统康复资源：主要集中在各级民政部门设置的疗养机构，一般设置在风景区或旅游区，治疗理念以休闲、疗养为主兼顾一部分康复，服务对象多局限于特定人群。

（4） 人事和社会劳动保障系统康复资源。

（5） 教育系统康复资源：大多分布在一些特殊教育学校。

（6） 民办康复资源：近几年康复机构迅速在各地建立。

第二节　康复医学基本概念

一、 康复与康复学

(一)康复

1. **概念**　综合地、协调地应用医学的、教育的、社会的、职业的各种方法，使病、伤、残者（包括先天性残疾）已经丧失的功能尽快地、最大可能地得到恢复和重建，使他们在体格上、精神上、社会上和经济上的能力得到尽可能的恢复，重新走向生活、工作和社会。

2. **分类**

（1） 医学康复：指通过应用医学的方法和手段帮助病伤残者实现全面康复的目标，包括 药物、手术、物理疗法等治疗手段，是康复的首要内容和基础。

（2） 教育康复：即通过特殊教育和培训促进康复，包括对肢体残疾进行的普及教育，

对视力、听力、言语、智力及精神残疾者进行的特殊教育，以及对全民进行康复知识普及与预防的教育。

（3）职业康复：即恢复就业能力取得就业机会的康复，包括职业评定、职业咨询、职业培训和职业指导等连续的过程，最终使残疾者能找到合适的工作。

（4）社会康复：即在社会层面上采取与社会有关的措施，促使残疾人重返社会，是实现医学康复、教育康复和职业康复目标的最终保证。

（5）康复工程：应用现代工程学的原理和方法，研究残疾人康复过程中的工程技术问题，通过假肢、矫形器、辅助工具以及环境改造等途径，最大限度地帮助残疾人恢复躯体功能。

3. 康复服务的方式

（1）康复机构的康复（IBR）：包括综合医院中的康复科（部）、康复门诊、专科康复门诊、康复医院（中心）、专科康复医院（中心）等。有较完善的康复设备，有经过正规训练的各类专业人员，工种齐全，有较高专业技术水平，能解决病、伤、残各种康复问题。康复服务水平高，但病、伤、残者必须来院，方能接受康复服务。

（2）上门康复服务（ORS）：具有一定水平的康复人员，走出康复机构到病、伤、残者家庭或社区进行康复服务。服务内容有一定限制。

（3）社区康复（CBR）：依靠社区资源（人、财、物、技术）为本社区病、伤、残者就地服务。

(二)康复医学

1. 概念　康复医学是一门具有独立的理论基础、功能评定方法、治疗技能和规范的医学应用学科，旨在预防和改善服务对象的功能障碍，提高生活质量，回归家庭、社会、学习、工作。

2. 内容　康复基础学、康复评定学、康复治疗学、康复临床学和社区康复学等。

3. 发展模式　人类医学模式发展大致经历了三个阶段，即自然哲学医学模式→生物医学模式→生物－心理－社会康复模式。现代康复医学以患者为中心，以人与环境和谐适应为基础，而不仅仅是简单的防病、治病。灾难发生后，患者往往身心俱损。

4. 康复医学的疗效评定等级

（1）无症状，完全独立。

（2）有症状，能完全独立。

（3）部分独立，需要不接触身体的帮助。

（4）部分独立，需要小量接触身体的帮助（自己出力占3/4）。

（5）部分依赖，需要中等量帮助（自己出力占1/2）。

（6）大部分依赖，需要大量帮助（自己出力小于1/2，约为1/4）。

（7）完全依赖。

(三) 服务对象

主要是由于损伤以及急慢性疾病和老龄带来的功能障碍者和先天发育障碍者。

1. 残疾人及老年人

2. 慢性病患者　主要是指各种内脏疾病、神经疾病和运动系统疾病患者。进行积极的康复治疗,有助于改善他们的躯体和心理功能,减轻残疾程度,提高生活的独立性。

3. 疾病和损伤的急性期和恢复期患者　急性期及恢复早期的许多疾病和损伤的患者需早期开展康复治疗,早期康复不仅可促进疾病的临床治愈、预防并发症,而且也为疾病的后期功能康复创造了条件。

4. 亚健康人群　亚健康即指非病非健康状态,这是一类次等健康状态 (亚即次等之意),是介于健康与疾病之间的状态。对亚健康状态人群进行康复治疗干预有助于恢复健康,提高生活质量。

二、 国际功能、 残疾和健康分类

1. 世界卫生组织于 1980 年制定了"国际残疾分类"方案。2001 年世界卫生组织又修订通过了"国际功能、残疾、健康分类"(ICF)。用身体功能、个体功能、社会功能来表示健康功能状态。可以用残损、活动受限、参与受限评定残疾。

2. ICF 包括三个关键部分,分别是:

(1) 身体功能和结构,分别指生理功能和解剖部分,缺失或偏离正常的身体功能和结构都被称为损伤。

(2) 活动,是指个体的任务执行情况,"活动受限"是指个人在执行中可能遇到的困难。

(3) 参与,指的是与生活状态有关的方面,"参与局限"是个体投入到生活情景中可能体验到的问题。

三、 残疾与残疾学

1. 残疾　指由于各种躯体、身心、精神疾病或损伤以及先天异常所致人体解剖结构、生理功能的异常和 (或) 丧失,造成机体长期、持续或永久性的功能障碍状态,并影响到身体活动、日常生活、工作、学习和社会交往活动能力。

2. 残疾学　是针对残疾人及残疾状态,研究残疾病因、流行规律、表现特点、发展规律、结局以及评定、康复与预防的学科。

3. 残疾者　指心理、生理、人体结构上,某种组织结构、功能丧失或者不正常,使得部分或全部失去以正常方式从事个人或社会生活能力的人。

4. 致残原因

(1) 疾病

1) 传染病:如脊髓灰质炎、乙型脑炎、脊椎结核等。

2) 孕期疾病:如风疹、宫内感染、妊娠毒血症等。

3）慢性病和老年病：如心脑血管疾病、慢性阻塞性肺疾病、类风湿关节炎、肿瘤等。

（2）营养不良：蛋白质严重缺乏可引起智力发育迟缓，维生素 A 严重缺乏可引起角膜软化而致盲，维生素 D 严重缺乏可引起骨的畸形等。

（3）遗传：可致畸形、精神发育迟滞、精神病等。

（4）意外事故：如交通事故、工伤事故、运动损伤、产伤等，可致颅脑损伤、脊髓损伤、骨骼肌肉损伤等。

（5）物理、化学因素：如噪声、烧伤、链霉素或庆大霉素中毒、酒精中毒等。

（6）社会、心理因素：可致精神病等。

5. 残疾分类

（1）视力残疾：指各种原因导致双眼视力低下并且不能矫正或双眼视野缩小，以致影响其日常生活和社会参与。

（2）听力残疾：指各种原因导致双耳不同程度的永久性听力障碍，听不到或听不清周围环境声及言语声，以致影响其日常生活和社会参与。

（3）言语残疾：指各种原因导致的不同程度的言语障碍，经治疗一年以上不愈或病程超过两年，而不能或难以进行正常的言语交流活动，以致影响其日常生活和社会参与。

（4）肢体残疾：指人体运动系统的结构、功能损伤造成的四肢残缺或四肢、躯干麻痹（瘫痪）、畸形等，导致人体运动功能不同程度丧失以及活动受限或参与的局限。

（5）智力残疾：指智力显著低于一般人水平，并伴有适应行为的障碍。此类残疾是由于神经系统结构、功能障碍，使个体活动和参与受到限制，需要环境提供全面、广泛、有限和间歇的支持。

（6）精神残疾：指各类精神障碍持续一年以上未痊愈，由于存在认知、情感和行为障碍，以致影响其日常生活和社会参与。

（7）多重残疾：指同时存在视力残疾、听力残疾、言语残疾、肢体残疾、智力残疾、精神残疾中的两种或两种以上残疾。

6. 残疾分级　　按残疾程度分为四级。残疾一级为极重度，残疾二级为重度，残疾三级为中度，残疾四级为轻度。

（1）视力残疾分级

1）一级：无光感 ~ <0.02 或视野半径 <5 度。

2）二级：0.02 ~ <0.05，或视野半径 <10 度。

3）三级：0.05 ~ <0.1。

4）四级：0.1 ~ <0.3。

（2）听力残疾分级

1）一级：听觉系统的结构和功能极重度损伤，双耳平均听力损失大于 90dB HL，不能依靠听觉进行言语交流，在理解、交流等活动上极重度受限，在参与社会生活方面存在极严重障碍。

2）二级：听觉系统的结构和功能重度损伤，较好耳平均听力损失在（81~90）dB HL，在理解和交流等活动上重度受限，在参与社会生活方面存在严重障碍。

3）三级：听觉系统的结构和功能中重度损伤，较好耳平均听力损失在（61~80）dB HL，在理解和交流等活动上中度受限，在参与社会生活方面存在中度障碍。

4）四级：听觉系统的结构和功能中度损伤，较好耳平均听力损失在（41~60）dB HL，在理解和交流等活动上轻度受限，在参与社会生活方面存在轻度障碍。

（3）言语残疾分级

1）一级：脑和（或）发音器官的结构、功能极重度损伤，无任何言语功能或语音清晰度≤10%，言语表达能力等级测试未达到一级测试水平，在参与社会生活方面存在极严重障碍。

2）二级：脑和（或）发音器官的结构、功能重度损伤，具有一定的发声及言语能力。语音清晰度在11%~25%，言语表达能力等级测试未达到二级测试水平，在参与社会生活方面存在严重障碍。

3）三级：脑和（或）发音器官的结构、功能中度损伤，可以进行部分言语交流。语音清晰度在26%~45%，言语表达能力等级测试未达到三级测试水平，在参与社会生活方面存在中度障碍。

4）四级：脑和（或）发音器官的结构、功能轻度损伤，能进行简单会话，但用较长句表达困难。语音清晰度在46%~65%，言语表达能力等级测试未达到四级测试水平，在参与社会生活方面存在轻度障碍。

（4）肢体残疾分级

1）一级：不能独立实现日常生活活动，并具备下列状况之一：四肢瘫，四肢运动功能重度丧失；截瘫，双下肢运动功能完全丧失；偏瘫，一侧肢体运动功能完全丧失；单全上肢和双小腿缺失；单全下肢和双前臂缺失；双上臂和单大腿（或单小腿）缺失；双全上肢或双全下肢缺失；四肢在手指掌指关节（含）和足跗跖关节（含）以上不同部位缺失；双上肢功能极重度障碍或三肢功能重度障碍。

2）二级：基本上不能独立实现日常生活活动，并具备下列状况之一：偏瘫或截瘫，残肢保留少许功能（不能独立行走）；双上臂或双前臂缺失；双大腿缺失；单全上肢和单大腿缺失；单全下肢和单上臂缺失；三肢在手指掌指关节（含）和足跗跖关节（含）以上不同部位缺失（一级中的情况除外）；二肢功能重度障碍或三肢功能中度障碍。

3）三级：能部分独立实现日常生活活动，并具备下列状况之一：双小腿缺失；单前臂及其以上缺失；单大腿及其以上缺失；双手拇指或双手拇指以外其他手指全缺失；二肢在手指掌指关节（含）和足跗跖关节（含）以上不同部位缺失（二级中的情况除外）；一肢功能重度障碍或二肢功能中度障碍。

4）四级：基本上能独立实现日常生活活动，并具备下列状况之一：单小腿缺失；双下肢不等长，差距大于等于50mm；脊柱强（僵）直；脊柱畸形，后凸大于70度或侧凸大于

45 度；单手拇指以外其他四指全缺失；单手拇指全缺失；单足跖跗关节以上缺失；双足趾完全缺失或失去功能；侏儒症（身高小于等于 1300mm 的成年人）；一肢功能中度障碍或两肢功能轻度障碍；类似上述的其他肢体功能障碍。

（5）智力残疾分级 见表 11 - 2。

表11 - 2 智力残疾分级

级别	智力发育水平		社会适应能力	
	发育商（DQ）0 ~ 6 岁	智商（IQ）7 岁及以上	适应行为（AB）	WHO - DAS Ⅱ 分值 18 岁及以上
一级	≤25	<20	极重度	≥116 分
二级	26 ~ 39	20 ~ 34	重度	106 ~ 115 分
三级	40 ~ 54	35 ~ 49	中度	96 ~ 105 分
四级	55 ~ 75	50 ~ 69	轻度	52 ~ 95 分

适应行为表现：

极重度——不能与人交流、不能自理、不能参与任何活动、身体移动能力很差；需要环境提供全面的支持，全部生活由他人照料。

重度——与人交往能力差、生活方面很难达到自理、运动能力发展较差；需要环境提供广泛的支持，大部分生活由他人照料。

中度——能以简单的方式与人交流、生活能部分自理、能做简单的家务劳动、能参与一些简单的社会活动；需要环境提供有限的支持，部分生活由他人照料。

轻度——能生活自理、能承担一般的家务劳动或工作、对周围环境有较好的辨别能力、能与人交流和交往、能比较正常地参与社会活动；需要环境提供间歇的支持，一般情况下生活不需要由他人照料。

（6）精神残疾分级

1）一级：WHO - DAS Ⅱ 值 ≥116 分，适应行为极重度障碍。生活完全不能自理，忽视自己的生理、心理的基本要求。不与人交往，无法从事工作，不能学习新事物。需要环境提供全面、广泛的支持，生活长期、全部需他人监护。

2）二级：WHO - DAS Ⅱ 值在 106 ~ 115 分，适应行为重度障碍。生活大部分不能自理，基本不与人交往，只与照顾者简单交往，能理解照顾者的简单指令，有一定学习能力。监护下能从事简单劳动。能表达自己的基本需求，偶尔被动参与社交活动。需要环境提供广泛的支持，大部分生活仍需他人照料。

3）三级：WHO - DAS Ⅱ 值在 96 ~ 105 分，适应行为中度障碍。生活上不能完全自理，可以与人进行简单交流，能表达自己的情感。能独立从事简单劳动，能学习新事物，但学习能力明显比一般人差。被动参与社交活动，偶尔能主动参与社交活动。需要环境提供部分的支持，即所需要的支持服务是经常性的、短时间的需求，部分生活需由他人照料。

4）四级：WHO - DAS Ⅱ 值在 52 ~ 95 分，适应行为轻度障碍。生活上基本自理，但自理能力比一般人差，有时忽略个人卫生。能与人交往，能表达自己的情感，体会他人情感的能力较差，能从事一般的工作，学习新事物的能力比一般人稍差。偶尔需要环境提供支持，一般情况下生活不需要由他人照料。

7. 残疾评定

（1）意义：对残疾的性质、范围、类别及严重程度作出判断，为估计预后、制定和调整康复治疗方案、评估治疗效果以及提出进一步全面康复计划提供依据。

（2）步骤

1）病史询问。

2）体格检查的重点是皮肤、视力、听力、肌肉骨骼系统、心血管系统、呼吸系统、泌尿生殖系统、神经系统及直肠功能。

3）综合功能检查。运用康复评定检查方法，着重综合功能检查，如转移能力、平衡能力、步态、日常生活活动能力、心理状态、语言能力、职业能力、社会生活能力等。

4）专科会诊。如遇语言、精神障碍，骨科情况复杂者，进行耳鼻喉科、神经科、精神科、骨科等专科会诊。

5）实验室检查、影像检查等。

6）汇总资料，写出残疾评定报告。

8. 残疾预防

（1）一级预防

1）目的：减少各种病损的发生。

2）效果：最为有效，可降低残疾发生率70%。

3）措施：预防各种致残因素。优生优育、严禁近亲结婚、加强遗传咨询、产前检查、孕期及围生期保健、预防接种，积极防治老年病、慢性病，合理营养、合理用药、防止意外事故、加强卫生宣传教育、注意精神卫生。

（2）二级预防

1）目的：限制或逆转由病损造成的残疾。

2）效果：可降低残疾发生率10%～20%。

3）措施：早期发现、早期治疗。适当的药物治疗，如治疗结核、高血压等；基本的手术治疗，如创伤、骨折、白内障手术等。

（3）三级预防

1）目的：防止残疾转化为残障。

2）措施：康复医疗，如运动治疗、作业治疗、心理治疗、语言治疗以及假肢、支具、辅助器、轮椅等；教育康复；职业康复；社会康复；此外，还包括应有的社会教育。

第三节　康复医学的基本内容

一、康复预防

1. **一级预防**　残疾预防的主要目的是减少残损的发生率，通过有效的预防措施，可降低残疾发生率的70%。主要措施包括免疫接种、预防性咨询及指导、预防性保健、避免引发残疾的危险因素、实行健康的生活方式、提倡合理行为及精神卫生；安全防护预防职业性工伤事故；加强学校、家庭、社会的宣传教育及交通安全教育，减少各种意外事故造成的残疾等。

2. **二级预防**　疾病或损伤发生之后，采取积极主动的措施限制或逆转由损伤造成的残疾，可降低残疾发生率的10%～20%。二级预防的主要措施有通过残疾早期筛查、定期健康检查、控制危险因素、改变不良生活方式、早期医疗干预、早期康复治疗、必要的药物治疗、必要的手术、及时提供系统的康复治疗等措施防止损伤后出现残疾。

3. **三级预防**　措施包括防止残疾变成残障或降低残障影响的各种措施，如通过各种康复治疗、安装假肢、训练等，对残疾者直接干预，以改善或提高躯体和心理功能；通过职业咨询和训练，提高生活自理能力，恢复或增强工作和学习能力；通过改变雇主和社会公众的态度和行为、保险等，促使残疾者重返家庭和社会。

二、康复评定

1. **定义**　是康复医学领域内一门对功能障碍进行评定的专门诊断技术，是指在临床检查的基础上，对病、伤、残者的功能状况及其水平进行客观、定性和（或）定量的描述，并对结果作出合理解释的过程。

2. **目的**

（1）判断患者功能障碍的性质、部位、范围、程度，制定相应的康复目标。

（2）确定患者尚存的代偿能力情况。

（3）找出功能障碍的发展、转归和预后。

（4）制定可行的康复治疗措施。

（5）决定康复治疗后患者回归及去向的过程。

（6）根据治疗前后评定结果判定疗效等。

3. **过程**

（1）初期评定：在制定康复治疗计划和开始康复治疗前进行的首次评定，在患者入院初期完成。

（2）中期评定：在康复治疗中期进行的评定，目的是了解经过一段康复治疗后，患者功能改变情况，有无康复疗效，分析其原因，并以此作为调整康复治疗计划的依据，中期评定可多次进行。

（3）末期评定：在康复治疗结束时进行，目的是了解患者经过康复治疗后，患者总体功能状况，评价康复治疗效果，提出今后重返家庭和社会或进一步康复治疗的建议。

4. 内容

（1）躯体功能评定：包括肌力评定、关节活动度评定、痉挛的评定、感觉疼痛评定、协调与平衡功能评定、日常生活活动能力评定、步态分析、神经电生理评定、心肺功能评定、泌尿和性功能评定等。

（2）精神功能评定：包括认知功能评定、情绪评定、失用症和失认症的评定、智力测定、性格评定等。

（3）言语功能评定：包括失语症评定、构音障碍评定、失用症评定、语言错乱评定、言语发育迟缓评定。

（4）社会功能评定：包括社会生活能力评定、生活质量评定、就业能力评定等。

三、 康复治疗

1. 概念　康复治疗是为帮助患者获得知识和技能，最大程度获得躯体、精神和社会功能的一个主动的、动态的过程。

2. 特点

（1）强调"以患者功能为中心"的战略：康复治疗强调"以患者功能为中心"，目的是改善患者的功能及其障碍，使患者能独立完成功能活动，同时又能适应自己周围环境。

（2）强调患者主动参与：在实施康复治疗前，首先要获得患者的信任，使他们了解治疗方案的重要性，只有患者主动参与，才能保证康复治疗的有效性。

（3）康复团队模式：康复治疗由多学科的专业人员组成康复治疗小组共同进行。在实施中虽有先后，但原则上主要治疗同步进行、穿插安排，以发挥康复小组共同作用模式，提高患者的康复治疗效果。

（4）终身康复治疗：康复治疗应尽早介入，并贯穿于整个治疗的始终，患者应长期坚持，终身康复。

3. 常用手段

（1）物理疗法

1）运动疗法：是物理疗法的核心部分，主要是通过运动（力学方法）对身体的功能障碍和功能低下进行预防、改善和功能恢复的治疗方法。

2）物理因子疗法：是使用电、光、声、磁、水、蜡等物理因子治疗手段，促进患者的康复。

（2）作业疗法：包括认知训练、感觉统和训练、矫形器具和自助具制作、压力治疗、缅怀治疗与心理辅导、康复环境设计及改造、社区及家庭生活技能训练等。主要作用是减轻残疾、保持健康，增强患者参与社会、适应环境、创造生活的能力。

（3）言语治疗：针对脑卒中、颅脑外伤后、小儿脑瘫、头颈部肿瘤以及一些先天缺陷患者引起的交流能力障碍和口语发音障碍等进行评定，并进行训练和矫治的方法。

（4）心理治疗：通过观察、谈话、实验和心理测验法（智力、人格、神经心理等）对患者的心理异常进行诊断，采用精神支持疗法、暗示疗法、催眠疗法等对患者进行心理治疗的方法。

（5）康复护理：采用与日常生活活动有密切联系的训练方法帮助患者在病房中进行自理生活的训练。

（6）康复工程：应用现代化工程学的原理和方法，恢复或重建患者功能的科学。

（7）中国传统康复疗法：整理、发掘、研究、总结用中国传统医学的理论和方法解决康复医学中所面临问题的医学方法，包括按摩、太极拳、针灸、气功、推拿等。

（8）社会工作：指从社会的角度推进医疗康复、教育康复、职业康复等工作，动员社会各界、各种力量，为残疾人的生活、学习、工作和社会活动创造良好的社会环境，使他们能够平等参与社会生活并充分发挥自己的潜能，自强自立，享有与健全人同样的权利和尊严，并为社会履行职责，作出贡献。

4. 作用

（1）预防或矫正继发性功能障碍

（2）强化肢体的代偿功能

（3）利用代偿方法提高疾患系统的功能

（4）利用矫形器具、适应性器械装置增进功能

（5）调整患者生活和职业环境

（6）应用心理疗法改善患者行为表现以提高患者的学习效果

第四节　康复治疗技术

一、维持或扩大关节活动范围的康复治疗

1. 含义　主要是以维持或扩大正常或现存关节活动范围，防止因关节挛缩或肌肉痉挛等多种因素引起的各种关节功能障碍为目的，借助他人、器械或自我肢体辅助来完成的一种治疗方法。

2. 常用方法　通过保持肢体良好的体位、定时进行体位转换、被动运动、徒手体操或利用器械扩大关节活动范围；通过缓慢牵伸缓解肌肉痉挛，从而扩大关节活动范围。

二、增强肌力和肌肉耐力的康复治疗

1. 概念　增强肌力的训练是指通过训练加强肌肉进行最大力量收缩的能力。增强肌肉耐力的训练是指肌肉持续地维持一定强度的等长收缩，或做多次一定强度的等张（速）收缩的能力。

2. 常用方法

（1）按照不同肌力大小分类：有辅助训练、主动训练、抗阻训练、渐进抗阻训练等运动方法。1~3级肌力时，可采用辅助训练。3级以上肌力，可行主动训练。4~5级肌力时，可行抗阻训练。

（2）按照不同肌肉收缩的方式分类：可分为等长训练、等张训练及等速训练。

三、恢复平衡能力的康复治疗

1. **概念**　恢复平衡能力的训练是指为提高患者维持身体平衡能力所采取的各种训练措施。

2. **作用**　能激发姿势反射，加强前庭器官的稳定性，从而改善平衡功能。

3. **常用方法**

（1）按照体位可分为：仰卧位训练、前臂支撑下俯卧位训练、肘膝跪位训练、双膝跪位和单膝跪位训练、坐位训练（又分为长坐位平衡训练和端坐位平衡训练）及站立位平衡训练。

（2）按平衡类型又可分为：静态平衡训练、自动态平衡训练和他动态平衡训练。同时，还可利用平衡板、平衡木或窄道上步行、身体移位运动、平衡运动等方式进行练习。

四、改善协调功能的康复治疗

1. **含义**

（1）协调性：指身体肌群活动的时机正确、动作方向及速度恰当，平衡稳定且有韵律性。

（2）协调训练：让患者在意识控制下训练，在神经系统中形成预编程序、自动的多块肌肉协调运动的记忆印迹，从而使患者能够随意再现多块肌肉协调、主动运动形式的能力，而且比单块肌肉随意控制所产生的动作更迅速、更精确、更有力。

2. **常用方法**

（1）单块肌肉训练法：训练单块肌肉的控制和协调能力。

（2）多块肌肉训练法：同时进行多块肌肉的协调训练。

五、矫正步态的康复治疗

1. **概念**　步行训练指恢复独立或者辅助步行能力的训练方法。基本原则以步态分析为依据，将患者异常步态的关键环节作为训练重点，同时注重下肢关节、肌肉、平衡能力等训练，在训练中，适当使用矫形器和步行辅助具。

2. **常用方法**

（1）根据患者的不同情况，开始可以原地迈步练习，在平行杠中进行前后小幅度迈步。

（2）利用轮椅、三轮或四轮步行器，或自制四轮小推车练习行走，当有一定向前行走的基础后，还可逐渐加大难度，如进行后退、拐弯、上下斜坡的练习，包括跨越障碍物的练习等。

六、 增强心肺功能的康复治疗

1. **概念**　指的是加强人体的摄氧能力和转化氧气成为能量的能力，其目的是预防心脏病的发生，主要以身体大肌群参与、较低强度、持续较长时间、有规律运动形式为主的运动最有效。

2. **常用方法**　有氧耐力训练是提高机体心肺功能的重要手段。包括长距离步行、慢跑、打太极拳、骑自行车、游泳和爬山等。但对残疾患者，力所能及的日常生活活动同样可产生有益作用，如整理床铺、收拾房间和打扫卫生等。

七、 促进运动功能恢复的神经生理学疗法

1. **概念**　是一类改善由于神经系统疾病造成的肢体运动功能障碍的治疗技术。它是依据神经系统正常生理功能及发育过程，即由头到脚、由近端至远端的发育过程，运用诱导或抑制的方法，使患者逐步学会以正常的运动方式去完成日常生活动作的康复治疗。

2. **常用方法**

（1）Bobath 疗法：临床常用的易化技术，适用于脑瘫和偏瘫患者。

（2）Brunnstrom 疗法：诱导患者利用和控制异常的运动模式以获得一些运动反应。随着时间的推移，运动功能恢复阶段递增，共同运动能够较随意、自由地进行，再训练患者摆脱共同运动模式，逐步完成向分离运动及随意运动的过度。

（3）本体感觉神经肌肉促进技术：利用牵张、关节收缩、牵引和施加阻力等本体刺激和应用螺旋对角线式运动模式来促进运动功能恢复的一种治疗方法。

（4）Rood 疗法：是通过刺激传入神经末梢所支配的区域，诱导骨骼肌运动，使之能完成对某一动作或姿势的控制过程从而达到治疗目的。

八、 改善日常生活活动功能的康复治疗

1. **概念**　通过 ADL 训练和使用自助具，可提高患者翻身、起坐、穿衣、进食、洗浴、修饰、行走、如厕、家务劳动、工作、学习等，以及各种消遣性活动的自理能力。

2. **常用方法**

（1）增强肌力训练：如利用木工、铜板、沙磨板等作业活动，可为患者提供抗阻、抗重力的主动运动形式。

（2）维持和扩大关节活动度训练：如利用桌面推动滚筒运动或木钉盘的摆放运动；利用两块木钉板摆放的距离远近、位置不同进行水平面的、立体的或躯干双侧对称的运动，使患者的关节活动范围逐渐扩大。

（3）改善协调和灵巧度的训练：如锯木、打磨平板、编织等。

（4）平衡训练：如套圈、抛沙包等。

（5）日常生活动作训练等

第五节　常见疾病康复

一、脑卒中的康复

1. **概念**　指一组起病急骤的脑部血液循环障碍，常伴有神经系统局限性功能改变，是神经系统的多发病和常见病，主要病理过程为脑梗死、脑出血和蛛网膜下隙出血，可单独或混合存在，亦可反复发作。脑卒中大多数发生于中老年人。

2. **临床表现**

（1）脑卒中先兆：突然发生眩晕，突然发生剧烈头痛，步态异常，哈欠连绵，呛咳或吞咽困难，突然出现半身麻木，一过性黑蒙，高血压患者的鼻出血，血压异常和其他先兆症状。

（2）精神创伤反应：表现为心灵创伤，心理障碍，抑郁心理，自卑心理，焦躁心理，情感障碍，述情障碍等。

（3）运动障碍

1）偏瘫：根据肌肉紧张异常状态，可划分为松弛性瘫痪和痉挛性瘫痪。松弛性瘫痪是肌紧张程度呈降低状态的运动瘫痪，痉挛性瘫痪是肌紧张程度呈增强状态的运动瘫痪。

2）联合反应：指脑卒中偏瘫患者健侧上下肢紧张性随意收缩时，患侧上下肢也发生肌肉张力引起关节活动。多数表现为上肢屈曲时下肢屈曲，或下肢伸展时上肢伸展；少数表现为上肢屈曲时下肢伸展，或下肢伸展时上肢屈曲。

3）共同运动：指偏瘫患者肢体在做随意运动时不能做单关节的分离活动，只能做多个关节的同时活动。

4）紧张性反射：指延髓脑桥正常的迷路反射、颈反射、阳性支撑反射、抓握反射和延髓正常的对侧伸肌反射，在中枢性偏瘫时因下运动神经元失去运动神经元的控制，在患者以夸张的形式出现，表现出躯体平衡和局部平衡失调。

5）异常的肌张力：偏瘫患者肌张力增高的特点是上下肢表现不同。通常上肢表现在屈肌群、旋前肌肌张力增高；下肢表现在伸肌群、足内旋肌和大腿内收肌群张力增高；足部主要表现在足下垂合并足内翻。

6）病理反射：脑卒中偏瘫患者常见的病理反射阳性有：

①巴宾斯基（Babinski）征。足底皮肤反射异常的反应。

②查多克（Chaddock）征。

③霍夫曼（Hoffmann）征。

（4）感觉障碍、认知障碍、共济障碍等

3. **治疗**

（1）一般处理：保持安静，卧床休息，加强皮肤、口腔、呼吸道及排便护理，防治各种并发症，维持血压的稳定，注意水、电解质的平衡等。

（2）康复治疗的目标：通过采取以功能训练为主的综合措施，最大限度地促进患者的功能恢复，同时防治并发症，并充分发挥其残余功能，以争取患者达到生活自理、重返社会的目的。

（3）康复训练措施

1）弛缓阶段的康复治疗：主要目的在于预防关节挛缩和畸形，防止发生继发性损害，抑制异常的运动模式，诱发随意运动。

2）痉挛阶段的康复治疗：为控制肌痉挛和异常的运动模式，促进正常运动模式的出现，并在此基础上加强实用性动作的训练，包括肌痉挛的处理、患肢功能的训练等。

3）相对正常阶段的康复治疗：促进选择性主动运动和促进速度运动的恢复，发展多种模式、多个肌群协调的组合运动，增大正常的运动感觉输入等。

4. 脑卒中的防治

（1）每年至少测量血压 2 次，特别是 35 岁以上人群。对已确诊为高血压的患者，必须进行规范化的抗高血压治疗，定期复查、巩固疗效，避免治疗时轻时重、不规则用药和血压高低波动。

（2）对有心脏病、糖尿病、高血压心脏病的患者除接受有关专科的治疗、监测外，同时也应列为防治的重点。

（3）对已确诊或拟诊为短暂性脑缺血发作者，应重点干预、定期随访治疗。

（4）监测血脂，如果血浆胆固醇水平过高，可采用膳食调节和药物疗法。

（5）戒烟，特别是合并有其他因素者，宜规劝其戒除。

（6）饮酒适量。如果患者并无禁忌饮酒的疾患，每日饮用少量酒精饮料（葡萄酒＜150mL、啤酒＜350mL 或烈性酒＜30mL），可能有助于降低卒中危险。

（7）减少钠与脂肪的摄入。对饮食偏咸、过腻的中老年人，建议改善饮食结构，保持清淡，多食蔬菜水果。

（8）进行有规律的体育锻炼。

（9）注意保持良好的生活习惯，保持心情舒畅，防治便秘。

（10）认识脑卒中的症状，一旦出现可疑的迹象，应立即就诊。

二、 类风湿关节炎的康复

1. 概述　关节疼痛和肿胀反复发作，病程缓慢迁延、起伏不定。反复发作可逐渐造成关节畸形、强直，虽不直接引起死亡，但可造成严重残疾，甚至关节强直，影响患者日常生活和生产劳动，增加家庭及社会的负担。

2. 表现

（1）早期症状：早期发病时全身可有低热、乏力、消瘦、贫血等，儿童患类风湿关节炎时可有高热、贫血；局部症状为关节隐痛和僵硬，逐渐发展为肿胀。晚期的畸形可由肿胀和局部肌肉痉挛引起。

（2）肌肉萎缩和关节畸形、功能障碍：病情继续发展可发生肌肉萎缩及关节脱位，肩关节呈现内收、内旋和肘部屈曲、前臂旋前，以腕和手指表现最为典型。

3. 治疗护理措施

（1）合理休息及正确体位：急性炎症期伴有发热、乏力等全身症状的患者应完全卧床休息。卧床时应注意良好体位，枕头不宜过高；尽量避免用软床垫，以免臀部下沉，引起双髋关节屈曲畸形；为避免双足下垂，卧床时在足部放置支架，并将被服架空；仰卧、侧卧交替，侧卧可以避免颈椎过度向前屈。

（2）物理治疗

1）全身温热疗法：温泉浴、蒸汽浴等。

2）局部温热疗法：热敷袋、蜡疗、红外线等。

3）冷疗法：如冷敷袋、冷水浴，用于急性炎症期可镇痛、促进血液循环、减少渗出、消肿、加快局部新陈代谢及增加胶原纤维弹性，有利于肌肉的伸屈功能锻炼，并能改善关节功能。

（3）手术疗法：必要时行外科治疗，根据病情选择不同手术方式。

第十二章

健康信息学

第一节　信息学概述

一、信息

1. 含义

（1）信息论的创始人香农认为：信息是能够用来消除不确定性的东西。

（2）Wiener 信息定义为：信息是物质、能量、信息及其属性的标示。

（3）信息：是客观事物状态和运动特征的一种普遍形式，客观世界中大量地存在、产生和传递着以这些方式表示出来的各种各样的信息。

2. 主要特征　见表 12－1。

表 12－1　信息的主要特征

主要特征	主要内容
可识别性	信息是可以识别的，分为直接识别（通过感官识别）和间接识别（通过各种测试手段识别）
可存储性	信息可以用不同的方式存储在不同的介质上，信息是可以通过各种方法存储的
可扩充性	信息随着时间的变化，将不断扩充
可共享性	同一信源可以供给多个信宿，因此信息是可以共享的
可传递性	人们通过声音、文字、图像或者动作相互沟通消息，因此，信息具有可传递性，这是信息的本质特征
可转换性	信息可以由一种形态转换成另一种形态
可再生性	信息永远都在产生、更新、演变，是取之不尽、用之不竭的智慧源泉，是人类社会与自然界不可或缺的可再生资源
时效性和时滞性	信息在一定的时间内是有效的信息，在此时间之外就是无效信息。而且任何信息从信源传播到信宿都需要经过一定的时间，都有其时滞性

3. 形态　一般包括数据、文本、声音、图像4 种形态。

4. 分类

（1）按照其重要性程度分为：战略信息、战术信息和作业信息。

（2）按照其应用领域分为：管理信息、社会信息、科技信息和军事信息。

（3）按照信息的加工顺序分为：一次信息、二次信息和三次信息等。

（4）按照信息的反映形式分为：数字信息、图像信息和声音信息等。

（5）按信息的性质分为：语法信息、语义信息和语用信息。

（6）按观察过程分为：实在信息、先验信息和实得信息。

（7）按信息的作用分为：有用信息、辅助信息、无用信息和有害信息。

（8）按信息的传递方向分为：前馈信息和反馈信息。

5. 信息技术　也叫现代信息技术，是研究信息的获取、传输和处理的技术，由计算机技术、通信技术、微电子技术结合而成。

二、数据

1. 含义　是载荷或记录信息的按一定规则排列组合的物理符号。数据是对客观事物的真实反映，它没有掺杂任何主观性因素，可以是数字、文字、图像，也可以是计算机代码。数据转化为信息，可以用公式"数据 + 背景 = 信息"表示。

2. 分类

（1）按性质分为

1）定位数据：如各种坐标数据。

2）定性数据：如表示事物属性的数据（居住地、性别、血型等）。

3）定量数据：反映事物数量特征的数据，如长度、面积、体积等几何量或重量、速度等物理量。

4）定时数据：反映事物时间特性的数据，如年、月、日、时、分、秒等。

（2）按表现形式分为

1）数字数据：如各种统计测量数据。

2）模拟数据：由连续函数组成，又分为图形数据（如点、线、面）、符号数据、文字数据和图像数据等。

（3）按记录方式分为：地图、表格、影像、磁带、纸带。

（4）按数字化方式分为：矢量数据、格网数据等。

第二节　健康信息收集、分析与利用

一、健康信息的来源

1. 常见三个来源

（1）卫生服务过程中的各种服务记录。

（2）定期或不定期的健康体检记录。

（3）专题健康或疾病调查记录。

2. 卫生服务记录的主要载体是卫生服务记录表单　卫生服务记录表单是卫生管理部门依据国家法律法规、卫生制度和技术规范的要求，用于记录服务对象的有关基本信息、健康信息以及卫生服务操作过程与结果信息的医学技术文档，具有医学效力和法律效力。与健康管理相关的卫生服务记录表单主要有：

（1）基本信息：个人基本信息（个人基本情况登记表）。

（2）儿童保健

1）出生医学登记：出生医学证明。

2）新生儿疾病筛查：新生儿疾病筛查记录表。

3）儿童健康体检：0~6岁儿童健康体检记录表。

4）体弱儿童管理：体弱儿童管理记录表。

（3）妇女保健

1）婚前保健服务：婚前医学检查表、婚前医学检查证明。

2）妇女病普查：妇女健康检查表。

3）计划生育技术服务：计划生育技术服务记录表。

4）孕产期保健与高危管理：产前检查记录表、分娩记录表、产后访视记录表、产后42天检查记录表、孕产妇高危管理记录表。

5）产前筛查与诊断：产前筛查与诊断记录表。

6）出生缺陷监测：医疗机构出生缺陷登记卡。

（4）疾病控制

1）预防接种记录：个人预防接种记录表。

2）传染病记录：传染病报告卡。

3）结核病防治：结核病患者登记管理记录表。

4）艾滋病防治：艾滋病防治记录表。

5）血吸虫病管理：血吸虫病患者管理记录表。

6）慢性丝虫病管理：慢性丝虫病患者随访记录表。

7）职业病记录：职业病报告卡、尘肺病报告卡、职业性放射性疾病报告卡。

8）职业性健康监护：职业健康检查表。

9）伤害监测记录：伤害监测报告卡。

10）中毒记录：农药中毒报告卡。

11）行为危险因素记录：行为危险因素监测记录表。

12）死亡医学登记：居民死亡医学证明书。

（5）疾病管理

1）高血压病例管理：高血压患者随访表。

2）糖尿病病例管理：糖尿病患者随访表。

3）肿瘤病病例管理：肿瘤报告与随访表。

4）精神分裂症病例管理：精神分裂症患者年检表、随访表。

5）老年人健康管理：老年人健康管理随访表。

（6）医疗服务

1）门诊诊疗记录：门诊病历。

2）住院诊疗记录：住院病历。

3）住院病案记录：住院病案首页。

4）成人健康体检：成人健康检查表。

二、信息收集方法

1. **概念**　指对事物运动过程中所产生、加工、存储的信息，通过一定的渠道，按照一定的程序，采用科学的方法，对真实、实用、有价值的信息进行有组织、有计划、有目的采集的全过程。

2. 原则

（1）计划性：根据需求，有针对性、分步骤地收集信息的原则。要做到有计划性地收集信息，首先必须明确目的，其次必须考虑保证重点、全面兼顾，最后要根据需求修订计划。

（2）系统性：根据单位性质、专业特点、学科任务等不间断地连续采集信息的原则。

（3）针对性：根据实际需要，有目的、有重点、分专业、分学科、按计划、按步骤地收集，以最大限度满足用户信息需求的原则。

（4）及时性：按照用户的信息需求，敏捷迅速地采集到反映事物最新动态、最新水平、新发展趋势信息的原则。

（5）完整性：根据用户现在与潜在的信息需求，全面、系统收集信息的原则。

（6）真实性：采集真实、可靠信息的原则。

3. 方法

（1）访谈法：是以谈话为主要方式了解某人、某事、某种行为或态度的一种调查方法，即访问者通过走家访户，或通过信件，或通过现代通信工具直接与被调查者进行口头交谈，从而获得信息的方式。

（2）实地观察法：由调查员到现场对观察对象进行直接观察、检查、测量或计数而取得资料。

（3）问卷法：是调查者运用事先设计好的问卷向被调查者了解情况或征询意见，是一种书面调查方法。问卷调查主要用于了解研究对象的基本情况、人们的行为方式、人们对某些事件的态度以及其他辅助性情况。

三、 数据库的建立

1. 概念。数据库是按照数据结构来组织、存储和管理数据的仓库。

2. 标识变量主要用于数据管理，包括数据的核对与增删等，是研究记录中不可缺少的内容。

3. 分析变量又被分为反应变量和解释变量。

（1）反应变量是表示试验效果或观察结果大小的变量或指标。

（2）解释变量又称为指示变量、分组变量、分类变量、协变量等。

4. 录入数据原则应遵循便于录入、便于核查、便于分析的原则。

（1）便于录入：指尽可能减少录入工作量。

（2）便于核查：指一定要设有标识变量，方便核查。

（3）便于分析：指录入数据时要考虑不同软件对字节和字符的要求。

四、 信息更新与整理

1. 数据核查

（1）第一步是运行统计软件的基本统计量过程，列出每个变量的最大值和最小值，如果某变量的最大值或最小值不符合逻辑，说明数据有误。

（2）第二步是数据核对，将原始数据与录入的数据一一核对，更正错误，有时为了慎重起见，采用双录入方式，然后用程序自动比较，不一致一定是数据录入错误。

2. **信息整理**　就是将所获取的信息资料分门别类地加以归纳，使之能说明事物的过程或整体。资料整理一般分为：

（1）信息分类：根据信息资料的性质、内容或特征进行分类，将相同或相近的资料合为一类，将相异的资料区别开来。

（2）资料汇编

1）审核资料是否真实、准确和全面，不真实的予以淘汰，不准确的予以核实准确，不全面的补全找齐。

2）根据研究目的要求和研究对象客观情况，确定合理的逻辑结构，对资料进行初次加工。

3）汇编好的资料要井井有条、层次分明，能系统完整地反映研究对象的全貌，还要用简短明了的文字说明研究对象的客观情况，并注明资料来源和出处。

（3）资料分析：即运用科学的分析方法对所整理好的信息资料进行分析，研究特定课题的现象、过程及内外各种联系，找出规律性的东西，构成理论框架。

3. **信息更新**

（1）来源：主要来源于各类卫生服务记录。

（2）本质：将存于各类卫生服务记录中的有关健康信息加以累积并进行分析。

五、信息的利用

1. **个体层面的信息利用**

（1）个人信息：指在现实生活中能够识别特定个人的一切信息，如姓名、电话号码、家庭住址、身份证号等。

（2）个人健康信息：是个人信息的组成部分，是指一个人从出生到死亡的整个过程中，其健康状况的发展变化情况以及所接受的各项卫生服务记录的总和。

（3）个人健康信息的作用：可用来分析、评价其健康状况和健康危险因素，还可用来进行健康管理效果的评价，如高血压、糖尿病等慢性病管理有效程度的量化评价。

2. **群体层面的信息利用**

（1）作用：健康管理者在工作中通过一定的定性与定量的调查研究方法，收集管理群体健康信息的必要资料，通过科学、客观的分析、汇总和评估，作出社区诊断，分析主要健康问题、危险因素和目标人群，为制定干预计划提供依据，为企业、机关、团体提供群体健康的指导建议和相关的健康需求参考资料，通过讲座、咨询、个别重点对象的针对性指导、服务等方式，切实落实有效的干预措施，达到最大的防治疾病和健康改善的效果。

（2）运用：健康工作应该是全方位的、全覆盖的生命健康保障体系。

1）建立健康意识和知识是健康工作的第一步。

2）提高人群的健康认识，建立起行之有效的健康路径，做到防患于未然，是健康工作的第二步。

3）第三步是在治病过程中给予人群健康理念和健康保障措施。

第三节   居民健康档案概述

一、 建立居民健康档案的意义

1. 分类 个人健康档案、家庭健康档案、社区健康档案。

2. 意义

（1） 能够帮助健康管理者全面、系统地了解居民的健康问题及其患病的相关背景信息。有助于增进健康管理者与居民的沟通交流，使健康管理者明确个人及家庭健康问题，作出明智的临床决策。

（2） 有助于促进社区卫生服务的规范化。

（3） 有助于全面评价社区居民的健康问题。

（4） 有助于制定准确实用的卫生保健计划，合理利用社区有限的卫生资源，提高社区卫生服务的管理水平。

（5） 可用于评价健康管理者的服务质量和技术水平，有时还可作为处理医疗纠纷的法律依据。

（6） 健康档案中的信息资料，可作为政府和医疗管理机构收集基层医疗信息的重要渠道，也可对突发公共卫生事件的应急处理提供及时、准确的居民健康信息。

（7） 居民健康档案是医学教学科研的重要参考资料。

二、 建立健康档案的基本要求 （表12-2）

表12-2   健康档案建立的基本要求

资料的真实性	原始资料应能真实地反映居民当时的健康状况，在记录时，对于某些不太明晰的情况，一定要通过调查获取真实的结果，绝不能想当然地加以描述。已经记录在案的资料，绝不能出于某种需要而任意改动
资料的科学性	居民健康档案作为医学信息资料，应按照医学科学的通用规范进行记录。各种图表制作、文字描述、计量单位使用都要符合有关规定，做到准确无误，符合标准
资料的完整性	一是体现在各种资料必须齐全，应该包括个人、家庭和社区三个部分。 二是所记录的内容必须完整，如居民个人健康档案应包括患者的就医背景、病情变化、评价结果、处理计划等
资料的连续性	以疾病为导向的记录方式是以患者某次患病为一个完整资料保存下来的，对患者整个生命过程中的健康变化很难形成一个连续性的资料。 以问题为导向的记录方式是把居民的健康问题进行分类记录，每次患病的资料可以累加，从而保持了资料的连续性，而且通过病情流程表，可以把健康问题的动态变化记录下来
资料的可用性	对健康档案的设计要科学、合理，记录格式要简洁、明了，文句描述要条理清晰，善于使用关键词、关键句

三、 健康档案的分类

1. 个人健康档案

（1） 问题为导向的记录 （POMR）

1） 基础资料：个人的基础资料包括：

①个人的人口学资料，如年龄、性别、受教育程度、职业、婚姻状况、种族、社会经济状况、家庭状况及家庭重大事件。

②健康行为资料，如吸烟、酗酒、运动、饮食习惯、就医行为等。

③临床资料，如患者的主诉、过去史、家族史、个人史（药物过敏史、月经史、生育史等）、各种检查及结果、心理精神评估资料等。

2）健康问题描述：问题描述又称为接诊记录，是 POMR 记录的核心部分，是每次服务对象就诊内容的详细资料记录，常采用 SOAP 的形式对就诊问题逐一进行描述。

S（subjective data）：代表服务对象主观资料，是指由服务对象或其就医时的陪伴者提供的主诉、症状、患者的主观感觉、疾病史、家族史和社会生活史等。

O（objective data）：代表客观资料，是指健康管理者在诊疗过程中所观察到的患者的资料，包括体检所见、实验室检查结果、心理行为测量结果以及医生观察到的患者的态度、行为。

A（assessment）：代表对健康问题评估，完整的评估应包括诊断、鉴别、问题的轻重程度及预后等，它不同于以往的以疾病为中心的诊断模式。

P（plan）：代表对问题的处理计划，是针对问题而提出的，体现以健康为中心、预防为导向以及生物 – 心理 – 社会医学模式的全方位考虑，而不仅限于开出药物处方。计划内容一般应包括诊断计划、治疗计划、对患者的各项健康指导等。

3）健康问题随访记录表：是对某一主要健康问题的进展情况进行跟踪的动态记录，多用于慢性病患者的病情记录，内容一般为事先设定好的，可包括症状、体征、辅助检查、用药、转诊原因等。

4）转诊会诊记录

①全科医生在患者病情需要时，应及时地作出转诊或会诊决定。患者在转出之后，全科医生仍对其负有追踪和关注其医治情况的责任。

②双向转诊（转出）单中的患者基本信息应与个人一般情况表一致。初步诊断填写疾病名称的全称。转诊目的应简练、具体、明确。主要现病史、既往史、检查结果、已施处置等应简明扼要。

③双向转诊（转回）单中的治疗经过、进一步治疗方案及康复建议应对社区医生具有指导作用，是社区医生制定患者疾病恢复期治疗计划的重要依据。

（2）预防为导向的健康服务记录

1）预防接种：该项预防服务内容的记录，不仅适用于儿童，对老年人和特定的患者均适用。

2）健康体检：根据不同性别、年龄、职业，针对社区的主要健康问题和健康危险因素，为个人设计的终身性定期健康检查。

2. 家庭健康档案

（1）家庭基本资料：包括家庭各成员的基本资料，如姓名、性别、年龄、职业、教育程度、宗教信仰、健康资料等，以及家庭类型、内在结构、居住环境等。家庭基本资料通常放在家庭档案的最前面。

（2）家系图

1）概念：以绘图的方式来描述家庭结构、医疗史、家庭成员疾病间的遗传联系、家庭关系及家庭重要事件等。

2）目的：要对家庭背景和潜在的健康问题作出一个实际的总结，所用的技术和符号应是医生认为在医疗中最有意义、最方便使用的。

3）绘制家系图时的原则

①绘制家系图时所使用的符号应尽量简单，代表各种问题的符号应尽可能无须解释，标注信息尽量简明扼要，以便马上找出所需的信息。

②绘制时可以从最年轻的一代开始，也可以从中间开始，一般是从家庭中首次就诊的患者这一代开始，向上下延伸。

③标准的家系图应描述 3 代或 3 代以上的家人，包括夫妇双方家庭成员。

④长辈在上，晚辈在下；同辈中，长者在左，幼者在右；夫妻中，男在左、女在右；同一代人应位于同一水平线上，符号应大小相等。

⑤代表每个人的符号旁边，应标记姓名、出生年月日、重大生活事件及其发生的时间、遗传病、慢性病等。

⑥用虚线圈出同一处居住的成员。

⑦家系图绘制可一次完成，也可在照顾患者的过程中逐渐完成。

（3）家庭主要问题目录及描述：描述主要记录家庭和家庭生活周期各阶段存在或发生的较为重大的生理、心理和社会问题，家庭功能评价结果等。

（4）家庭成员的健康记录：在家庭健康档案中，每一个家庭成员应有一份自己的健康资料记录，主要内容同个人健康档案。

3. 社区健康档案

（1）社区基本资料

1）自然环境：包括社区所处的地理处置、范围、自然气候及环境状况、卫生设施和卫生条件、水源、交通情况、宗教及传统习俗等。

2）经济和组织情况：包括社区居民的人均收入、消费水平、社区的各种组织机构，尤其是与全科医疗服务相关的一些组织和机构，如街道办事处、居委会、健康促进会、志愿者协会等。

3）动员潜力：指社区内可被动员起来参与和支持社区居民健康服务活动的人力、物力和财力资源。通常这些资源是要靠全科医生或相关人员来发现或开发的。

（2）社区卫生服务资源

1）社区的卫生服务机构：指社区内现存的、直接或间接服务于社区居民的专业卫生机构。健康管理者对这些资料的掌握，有利于开展社区居民的协调性服务，也利于健康管理者向同行进行业务咨询，充分利用社区内资源。

2）社区卫生人力资源：指在社区中各类医务人员及卫生相关人员的数量、年龄结构、职称结构和专业结构等。以上资料可以用图或表格来反映。

（3）社区卫生服务状况

1）一定时期内的患者就诊原因分类、常见健康问题的种类及构成、门诊量、门诊疾病种类及构成；转会诊病种及转至单位和科室、转诊会诊率、转诊会诊的适宜程度分析等。

2）家庭病床数、家庭访视人次、家访原因、家庭问题分类及处理情况等。

3）住院情况统计，包括住院率、患病种类及构成、住院的时间等。

（4）社区居民健康状况

1）社区人口学资料：包括社区的总人口数、出生率、死亡率、人口自然增长率、平均寿命、负担人口比例，以及年龄、性别构成、职业、教育程度、文化、婚姻、种族等人口学因素构成比例。

①人口数量：是反映社区居民健康状况的重要指标，是社区卫生服务的规划及确定卫生政策的重要依据。国际上统计人口数量的方法有两种：一是实际制，只计调查时刻某地实际存在人数（包括临时在该地的人）；二是法定制，只计算某地的常住人口数。

②人口构成：社区人口构成可以按性别、年龄、文化、职业等进行计算，其中最基本的是人口的性别、年龄构成。

2）社区患病资料：包括社区人群的发病率、患病率、社区疾病谱等内容。

3）社区死亡资料：常用的死亡指标有死亡率、社区死因谱、婴儿死亡率、特殊人群死亡率、社区死亡顺位等。

4）危险因素调查、评估与干预：通过问卷调查、个人健康档案资料的积累或其他形式收集社区人群中危险因素的情况，来分析该社区居民健康危险因素评估结果，提出该社区居民健康危险因素的干预手段与方法，主要目的是用客观数据来提示患者，激励其改变不健康的生活方式和行为习惯，提高社区居民的健康水平。

四、健康档案管理的基本原则（表12-3）

表12-3　健康档案管理的基本原则

自愿为主，多种方式相结合	在居民自愿的基础上，采取多种方式建立健康档案，不要求采用统一的方式建立健康档案
体现健康管理和连续服务的特点	健康档案是在传统意义基础上扩大的病历记录，含居民基本信息、临床与保健记录等内容
科学性与灵活性相结合	保持健康档案的科学性，对上门接受服务的人群一家庭一套；由于目前人力、物力、财力的条件限制，不要求为所有辖区居民建立健康档案，可分批、有重点地针对重点人群先行建立档案并进行动态管理，也可对参加新型农村合作医疗的人群先行建立健康档案

第四节　健康大数据和互联网移动医疗

一、健康大数据

1. 概念

（1）健康医疗大数据：指健康医疗活动产生的数据的集合，既包括个人到死亡的全生命周期过程中，因免疫、体检、治疗、运动、饮食等健康相关活动所产生的大数据，又涉及医疗服务、疾病防控、健康保健和食品安全、养生保健等多方面数据的聚合。

（2）健康数据从概念上来说包括：面向医院的电子医疗档案（EMR）、面向区域卫生的电子健康档案（HER）和面向个人的个人健康档案（PHR）。

2. 应用

（1）大数据＋互联网将为医护工作者提供线上诊疗、医护上门的额外收入，同时打造医生个人品牌，此外，通过电子病历、病例交流共享、用药助手实现精确诊疗，简化工作流程，有助于缓解医患矛盾。

（2）通过大数据分析应用，推动数据分析应用，推动覆盖全生命周期的预防、治疗和健康管理的一体化健康服务，这是未来健康服务管理的新趋势。

二、 互联网移动医疗

1. 移动医疗的概念   移动医疗是把计算机技术、移动通信以及信息技术应用于整个医疗过程的一种新型的现代化医疗方式，它是面向社会的、全面的医疗信息、医疗服务和健康管理服务的复杂系统。

2. 互联网移动医疗在健康管理的应用   基于移动医疗的健康管理一般流程如图12-1所示：

（1）健康状况检测和信息收集：移动医疗尚未兴起之时，针对个体的健康信息收集停留在健康体检阶段。随着物联网的飞速发展，现在可通过便携式的医疗检测设备、可穿戴医疗设备、移动APP等检测自身的生理状态。

（2）健康风险评估和健康评价：移动医疗的发展为人群健康大数据的建立提供了可靠

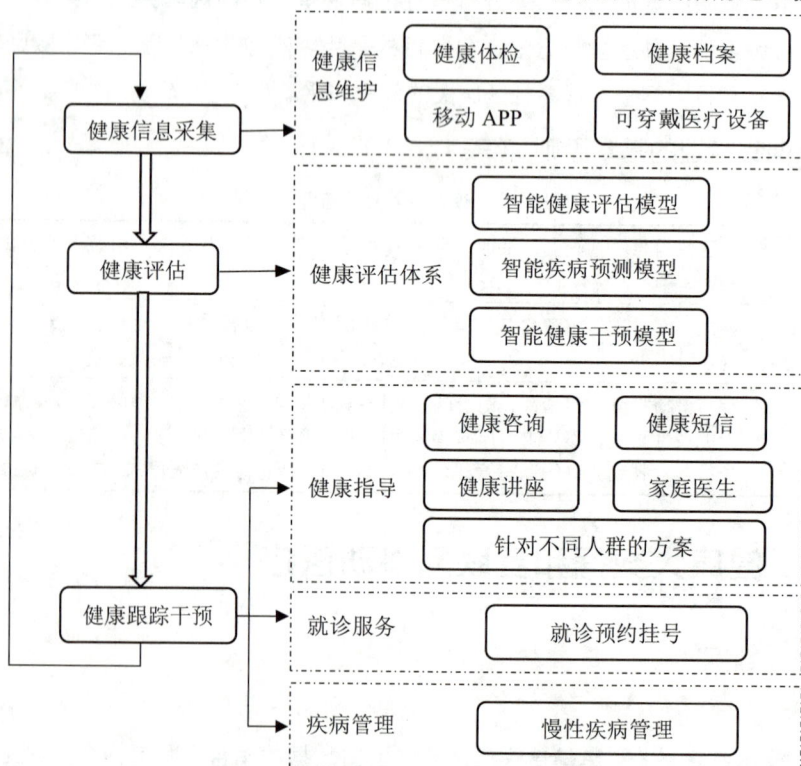

图12-1   基于移动医疗的健康管理一般流程

的条件，是健康管理领域的研究热点，可以采用大数据发掘、云计算等方法，开展健康风险评估和健康评价，弥补过去流行病学相关研究的不足。

（3）健康干预和健康促进：健康干预和健康促进领域是目前移动医疗发挥作用最大的领域。在现代健康管理中，依靠移动手机 APP、微信公众号、健康短信等的推送，人们可以轻松获取到健康信息。在需要就诊的时候，可以通过 APP 自动挂号、预约。

三、　健康云与物联网技术

1. 云计算　是一种按使用量付费的模式，这种模式提供可用的、便捷的、按需的网络访问，进入可配置的计算资源共享池（资源包括网络、服务器、存储、应用软件、服务），这些资源能够被快速提供，只需投入很少的管理工作，或与服务供应商进行很少的交互。

2. 健康云　指向云计算产业基地所在区下属所有医院和相关医疗机构提供医院管理和居民健康档案管理应用服务。

3. 物联网

（1）物联网的核心和基础仍然是互联网，是在互联网基础上的延伸和扩展的网络。

（2）其用户端延伸和扩展到了任何物品与物品之间，进行信息交换和通信，也就是物物相息。

4. 医疗物联网

（1）"物"就是对象，就是医生、病人、机械等。

（2）"联"就是信息交互，物联网标准的定义对象是可感知的、可互动的、可控制的。

（3）"网"就是流程，医疗的物联网概念。

5. 作用　采用物联网技术，通过体检、评估、预防、咨询等方式，使处于亚健康的个体自未病到疾病的轨迹以数字化形式表达，并提出个性化健康干预方案，最大限度实现健康促进和早期预防。医疗物联网能及时监测慢性病患者身体指标变化，慢性病患者使用时可自动收集数据信息，传到医疗中心的个人健康档案中，进行实时健康管理。

四、　健康大数据和互联网移动医疗的发展前景

1. 中医药事业依托大数据和移动医疗发展前景广阔　中医学自古就有"治未病"学说，具备充实的理论基础，而且利用中医开展健康管理成本低、兼容性好，对于人群亚健康的改善具有独特的作用。

2. O2O 模式将进一步发展，线上线下融合更加深入　移动通信技术的不断进步，使得具备线下医疗资源整合能力的健康医疗类应用在未来更具优势，可以预言，线上、线下相互融合的 O2O 医疗模式应用将在市场上拥有更大的竞争力。

3. 移动医疗的发展方向将向健康管理不断靠近　移动医疗健康行业将进一步推进分级诊疗，加强与一线医院、社区医院等医疗服务机构的合作，优化医疗医院资源配置。

4. 健康大数据的价值将进一步提升　医疗健康的核心在于数据，企业对于数据的重视度将会极大提升，随着在线问诊平台、互联网医院、区域医疗信息化平台等大平台逐步搭建完成，企业将积累百万级甚至千万级的医疗基础数据。

第十三章

医学伦理与职业道德

第一节   医学伦理与健康管理伦理的定义和基本原则

一、   医学伦理的定义与原则

1. **定义**   医学伦理学是研究医学道德及与之密切相关内容的科学。运用一般伦理学的原理和道德原则来研究、解决和调整医疗实践与医学科学中人们的道德关系和行为准则。

2. **原则**

（1）医学伦理基本原则定义：医学伦理的基本原则是指在医学领域中调整各种医疗人际关系所应遵循的根本指导原则或标准。

（2）医学伦理基本原则内容与作用

1）内容：防病治病，救死扶伤，实行医学人道主义，全心全意为人民健康服务。

2）作用：始终在指导和规范着医疗卫生服务实践中医务人员的医德意识和医德行为、调节医学与社会的道德关系方面发挥着作用。

二、   健康管理伦理的定义与原则

1. **定义**   是指个人、团体、国家在健康管理中应该遵守的行为准则和规范，以及个人、团体、国家对公众健康应该承担的道德责任。健康管理伦理是医学伦理的重要组成部分和丰富发展。

2. **原则**

（1）以人为本、以健康为中心的原则：广大的健康管理提供者要在健康管理中能够真正贯彻上述原则，在日常的工作中就必须切实做到：

1）了解、热爱服务对象。

2）尊重服务对象。

3）面向社区各个层次提供不同服务。

4）正确判断，及时处理服务对象的相关健康问题。

（2）公平、合理的原则

1）服务对象应该平等享有健康保健服务，平等使用卫生资源。健康管理的最终目标是提高全民健康水平，健康管理的对象不应只是"高端"人群。

2）健康管理服务人员与服务对象应该形成服务与被服务的双向互动关系。

3）在健康管理服务中优先考虑服务对象的需要。

4）公开收费标准，让服务对象心中有数，在知情、同意的基础上接受方便、经济、综合、有效的健康管理服务。

（3）保守秘密的原则

1）建立并妥善保管健康档案。

2）不泄露服务对象的健康信息。在健康管理服务过程中对一些特殊的服务对象出于对其保护性医疗的要求，凡是不利于其身心健康的或有可能对其产生不良影响的事情，都应保守秘密。

3）正确对待服务对象的隐私。正确对待性传播疾病等涉及个人性道德、性行为方面隐私的患者。

4）作好上门服务的保密工作。

（4）有利和主体原则：激发服务对象对健康管理的热情，增强自我保健意识，关心参与健康管理工作。

1）让健康管理"花钱少，获益大"。

2）维护服务对象利益，并使之利益最大化。

3）健康为主，效果明显。

4）争取服务对象的配合，发挥服务对象的主体作用。

（5）优质服务的原则

1）了解、发现服务对象健康需求。

2）以生活方式疾病为管理重点，加强对慢性非传染性疾病的预防与控制。

3）加强对健康管理人员的培养，使健康管理队伍尽快从以治疗为主转变为具有较高健康管理能力和水平的健康管理提供者。

4）顺应社会需求，提高健康管理质量。

第二节　健康管理伦理规范及权利、义务

一、健康管理伦理关系及规范

1. 健康管理的伦理关系

（1）含义：一般是指在健康管理过程中健康管理提供者与服务对象所建立的各种关系。

（2）内容：包括健康管理机构及健康管理提供者与社会人群的关系；健康管理提供者与服务对象的关系；健康管理提供者之间的关系；健康管理提供者、服务对象与社会、环境的关系等。

（3）性质、作用

1）性质：是一种双向的、特定的、动态的关系。

2）作用：是医学伦理的重要组成部分，培育并维护良好的伦理关系是健康管理实践中

的重要一环，是健康管理取得实效的必要前提。

（4）特点：健康管理实践中的服务者与服务对象之间的关系不能照搬医院的医患关系，也不能等同于一般人际交往。广大的健康管理提供者要在健康管理服务实践中不断探索，形成并不断完善适合中国国情的健康管理的伦理关系。

2. 健康管理的伦理规范

（1）含义：是指在健康管理实践中健康管理提供者与服务对象双方应共同遵守的行为准则。

（2）作用：旨在规范健康管理提供者与服务对象双方的行为，协调健康管理提供者与服务对象间的关系，实质是为了提高健康管理质量。

（3）内容

1）健康管理提供者应遵守的规范：以人为本、文明管理；增进责任、积极主动；尊重个性、保护隐私；加强修养、提高水平；健全机制、规范制度；有效评价、完善监督；服务社会、保障健康。

2）服务对象应遵守的规范：与时俱进、科学理念；重视权利、履行义务；配合管理、体现主体；彰显责任、实践健康。

3）健康管理提供者与服务对象应共同遵守的规范：双方平等、互相尊重；遵守法律、实践规范；相互信任、相互依托；良好合作、健康和谐。

二、 健康管理中的相关权利、 义务

1. 权利

（1）含义：一般是指在健康管理过程中服务对象和健康管理提供者应有的权利和必须保障的利益。它不同于法律上的权利。

（2）作用：使服务对象和健康管理提供者以及广大社会人群更好地恢复健康、维护健康、促进健康。

（3）内容

1）服务对象在健康管理中的权利

①合理的、平等的健康保健权。

②知晓健康管理相关措施及进程的权利。

③保护自身正当利益的权利。

④要求保护秘密和隐私的权利。

⑤要求赔偿健康损害的权利。

2）健康管理提供者在健康管理中的权利：维护服务对象健康的权利，为服务对象提供健康服务的权利，恰当地使用干涉权、拒绝权等。

2. 义务

（1）健康管理提供者在健康管理中的义务

1）健康管理提供者在健康管理中对服务对象的义务包括：

①为服务对象提供健康保健服务的义务。

②为服务对象解除痛苦的义务。

③对服务对象进行宣传、教育的义务。

④为服务对象保守秘密、保护隐私的义务。

⑤满足服务对象正当需求的义务。

2）健康管理提供者在健康管理中对社会的义务包括：

①面向全社会、全人类的预防保健义务。

②提高社会人群生命质量的义务。

③推进健康事业发展的义务。

（2）服务对象在健康管理中的义务

1）保持和恢复健康的义务。

2）承担相关费用的义务。

3）支持、配合健康管理提供者健康管理工作的义务。

第三节　健康管理师职业道德

一、职业道德基础知识

1. 含义

（1）道德：是由一定社会的经济基础所决定，以善恶为评价标准，以法律为保障并依靠社会舆论和人们内心信念来维系的，调整人与人、人与社会及社会各成员之间关系的行为规范的总和。

（2）职业道德：是一般道德在职业行为中的反映，是社会分工的产物，是人们在进行职业活动过程中，一切符合职业要求的心理意识、行为准则和行为规范的总和。

2. 本质

（1）职业道德是生产发展和社会分工的产物。

（2）职业道德是人们在职业实践活动中形成的规范。

（3）职业道德是职业活动的客观要求。

（4）职业道德是社会经济关系决定的特殊社会意识形态。

3. 基本要求　见表 13 - 1.

表 13 - 1　职业道德的基本要求

爱岗敬业	爱岗：就是热爱自己的本职工作，并为做好本职工作尽心竭力。是对人们工作态度的一种普遍要求，即要求职业工作者以正确的态度对待各种职业劳动，努力培养热爱自己所从事工作的幸福感、荣誉感
	敬业：就是用一种恭敬严肃的态度来对待自己的职业。任何时候用人单位只会倾向于选择那些既有真才实学又踏踏实实工作，持良好态度工作的人

续表

诚实守信	诚实：就是实事求是地待人做事，不弄虚作假。在职业行为中最基本的体现就是诚实劳动
	守信：要求讲求信誉，重信誉、信守诺言。要求每名从业者在工作中严格遵守国家的法律、法规和本职工作的条例、纪律；要求做到秉公办事，坚持原则，不以权谋私；要求做到实事求是、信守诺言，对工作精益求精，注重产品质量和服务质量，并同弄虚作假、坑害人民的行为进行坚决斗争
办事公道	指从业人员在办事情处理问题时，要站在公正的立场上，按照同一标准和同一原则办事的职业道德规范，即处理各种职业事务要公道 正派、不偏不倚、客观公正、公平公开
服务群众	听取群众意见，了解群众需要，为群众着想，端正服务态度，改进服务措施，提高服务质量。做好本职工作是服务人民最直接的体现
奉献社会	是社会主义职业道德的最高境界和最终目的，是职业道德的出发点和归宿。奉献社会就是要履行对社会、对他人的义务，自觉地、努力地为社会、为他人作出贡献。当社会利益与局部利益、个人利益发生冲突时，要求每一个从业人员把社会利益放在首位

二、 健康管理基本职业守则

1. 健康管理师不得在性别、年龄、职业、民族、国籍、宗教信仰、价值观等方面歧视个体或群体。

2. 健康管理师首先应该让个体或群体了解健康管理工作的性质、特点以及个体或群体自身的权利和义务。

3. 健康管理师在对个体或群体进行健康管理工作时，应与个体或群体对工作的重点进行讨论并达成一致意见，必要时（如采用某些干预措施时）应与个体或群体签订书面协议。

4. 健康管理师应始终严格遵守保密原则，具体措施如下：

（1）健康管理师有责任向个人或群体说明健康管理工作的相关保密原则，以及应用这一原则时的限度。

（2）在健康管理工作中，一旦发现个人或群体有危害自身或他人的情况，必须采取必要的措施，防止意外事件发生（必要时应通知有关部门或家属），应将有关保密的信息暴露限制在最低范围之内。

（3）健康管理工作中的有关信息，包括个案记录、检查资料、信件、录音、录像和其他资料，均属专业信息，应在严格保密的情况下进行保存，不得泄露。

（4）健康管理师只有在个体同意的情况下才能对工作或危险因素干预过程进行录音、录像。在因专业需要进行案例讨论，或采用案例进行教学、科研、写作等工作时，应隐去可能会据此辨认出个体的有关信息。

第十四章

健康保险与健康管理

第一节　健康保险概述

一、健康保险的定义和分类

1. 疾病保险

（1）定义：疾病保险是指以约定疾病的发生为给付保险金条件的人身保险。

（2）特点

1）保险金的给付条件只依据疾病诊断结果，不与治疗行为的发生或医疗费用相关。

2）疾病保险的主要产品类型是重大疾病保险，即当被保险人罹患保险合同中规定的重大疾病或疾病状态并符合其严重程度的定义时，保险公司按照约定保险金额履行给付责任的保险。

3）为了防止被保险人带病投保，降低逆选择的风险，疾病保险合同通常设有等待期。

（3）重大疾病保险

1）概念：是指严重的、可能造成死亡的，或显著加速生存者提前死亡的、直接影响生存、工作能力和生活能力的特定疾病。

2）分类

①根据保险期限不同分为：一年期重大疾病保险、定期重大疾病保险和终身重大疾病保险。

②根据是否独立存在分为：以主险形式存在的重大疾病保险和以附加险形式存在的重大疾病保险。

③根据投保人群的性质分为：全体重大疾病保险和个人重大疾病保险。

④根据不同的人口属性分为：少儿重大疾病保险、女性重大疾病保险和男性重大疾病保险等。

2. 医疗保险

（1）定义：医疗保险是指以约定医疗行为的发生为给付保险金条件，为被保险人接受诊疗期间的医疗费用支出提供保障的保险。

（2）特点

1）医疗保险的保险金的给付条件是以医疗行为的发生或医疗费用支出作为依据，与疾病诊断不直接相关。

2）医疗保险产品具有不同的分类方法。

①按照保险金的给付性质，医疗保险可分为费用补偿型医疗保险和定额给付型医疗保险。

②按照保障责任范畴，医疗保险可分为基本型医疗保险和补充型医疗保险。补充型医疗保险是指与社会基本医疗保险制度相互衔接的一系列商业医疗保险产品，是构建国家多层级医疗保障制度的重要组成部分，目的是对社会基本医疗保险费用补偿不足部分进行有效的二次补偿。

3）医疗保险风险因素多，经营管理复杂。保险公司为控制医疗保险的经营成本，鼓励医疗费用控制在合理的范围内，防治或降低被保险人的道德风险，通常在保险合同中规定免赔额、最高限额、共保比例等限制性条款。

（3）补充医疗保险

1）定义：补充医疗保险是由单位、企业或特定人群，根据自己的经济承担能力，在基本医疗保险制度基础上自愿参加的各种辅助性的医疗保险，其主要解决参保人员基本医疗保险支付范围以外的医疗费用，是对基本医疗保险制度的补充。

2）保障范围

①超过个人账户支付额度的部分。

②统筹基金支付封顶线以上的部分。

③统筹支付起付线至封顶线以下的医疗费用，按照基本医疗保险政策个人需要承担的部分，包括乙类药品和部分支付诊疗项目个人需要首先支付的部分，按比例分担个人要分担的部分。

3. 失能收入损失保险

（1）定义：失能收入损失保险是指以因约定疾病或者意外伤害导致工作能力丧失为给付保险金条件，为被保险人在一定时期内收入减少或者中断提供保障的保险。一般分为短期失能收入损失和长期失能收入损失保险。

（2）特点

1）失能收入损失保险界定的核心。

①为工作能力丧失。

②为失能导致收入损失。

2）通常失能收入损失的保险金是失能前收入的百分比，并且最高额度限制在实现决定的限额范围内。赔付比例的设定是为了控制道德风险，避免失能收入保险金达到甚至超过以前的收入，从而造成被保险人将没有动力重新工作，甚至拖延康复的情况。

3）失能收入损失保险的给付期间可长可短。短期为1~5年，长期的通常给付至被保险人65周岁或70周岁。随着人口老龄化和退休年龄的延长，给付期间也延长到65周岁以后，甚至提供终生给付。

4）在失能收入损失保险的合同中通常设有免责期条款。目的在于排除短期伤残而导致的小额保险理赔，如某些仅持续几天的伤残。同时保险合同一般允许暂时中断免责期。

5）在实际操作中，失能收入损失保险最大的困难和风险是判断被保险人是否持续满足赔付条件，并在被保险人恢复工作能力的情况下及时终止保险金给付。

6）特殊条款，失能收入损失保险的保险合同中常常提供保费豁免，即约定在全残发生之后并持续处于全残状态时的保费将无须交纳。

4. 护理保险

（1）定义：护理保险是指以因约定的日常生活能力障碍引发护理需要为给付保险金条件，为被保险人的护理费用支出提供保障的保险。

（2）特点

1）护理保险的主要形式是长期护理保险，以 50 岁以上的中老年人为主要消费群体，可以个人购买，也可以由企业为员工购买。

2）护理保险需要制定理赔判别标准表。

3）长期护理保险具有多种形式的保险责任。一般包括三种护理类型：专业家庭护理、日常家庭护理和中级家庭护理。

4）长期护理保险通常在保险合同中承诺保单的可续保性，保证了长期护理保单的长期有效性。长期护理保险的受益人还可享受税收的优惠待遇等。

二、 健康保险的原理

1. 健康保险是以人的身体健康为目标的，是对因疾病或意外伤害所发生的医疗费用或因疾病或意外失能所致收入损失的保险，同时健康保险还包括因年老、疾病或伤残需要长期护理而给予经济补偿的保险。

2. 健康保险的产品设计是对保险标的、保险责任、保险费率、保险金额、保险期限等重要内容进行不同排列组合，从而形成满足消费者需求的保险商品的过程。

3. 健康保险的产品设计要遵循市场、简明、互补、平衡等原则，涉及要素包括投保范围、保险责任、责任免除、保险期间、续保、保险费、投保人解除合同的处理，被保险人的年龄、性别、职业等及其他风险要素。

4. 健康保险的定价贯穿于业务管理工作的始终，其基本要素包括索赔总额、费用、等待期、免赔额、保单续保率和失效率、利率和安全余量等。

5. 等价和公平是健康保险费率制定的两大基本原则，等价是指保险公司所承担的对被保险人的保险责任应与被保险人所交纳的保险费等价，公平是指风险程度相同的被保险人所交纳的保险费应相等。

三、 健康保险的风险

1. **被保险人的健康风险** 可分为三类：

（1）一旦必须去医院就医，可能产生巨额医疗费用而无力承受的风险。

（2）工作能力的丧失或降低，不能从事任何工作，或者必须改变工作，从而带来收入损失并可能导致健康状况恶化的风险。

（3）生活不能自理，可能导致无法承受高额护理费用而使健康状况恶化的风险。

2. 特点 不确定性、 多发性、 长期性。

3. 健康保险风险控制的原理和方法

（1）原理

1）内在风险因素：是指因为保险公司企业经营管理不规范、不严格所带来的风险，体现在业务流程上，就是产品设计、承保以及理赔过程中的一系列风险。

2）外在风险因素：是指来自于投保方的风险、开放保险市场带来的风险以及社会经济环境变化所导致的经营风险，主要包括投保方逆选择和道德风险、医疗机构风险、社会环境风险、市场风险等。

（2）方法

1）条款设计时的风险控制：在产品开发阶段，通过设计相应的合同条款增加被保险人的费用意识，是控制医疗费用并降低商业健康保险经营风险的首要策略，因为当被保险人需要分担部分医疗费用时，可以增强其节约意识，有利于最终降低医疗费用。

2）核保时的风险控制：核保是商业健康保险进行风险控制的重要手段之一，其实质是将采用同样费率的被保险人按风险程度进一步分类，然后按照核保标准作出是按标准风险承保，按次标准风险承保，还是拒保的结论。

3）理赔时的风险控制：被保险人隐瞒既往病史，不如实告知；医疗服务提供方开大处方，提供不必要的检查和治疗服务，转嫁费用，甚至与被保险人相互勾结共同欺骗保险人的情况时有发生。

4）对风险转移的方法——再保险：保险人为了减轻自身直接业务的风险，往往将其经营业务的一部分或大部分按照合同约定转让给其他保险人或再保险集团，可以分散过于集中的保险标的的风险，这在健康险经营中也普遍适用。通过再保险的方式，健康险公司可使业务规模化和分散风险、提供给投保人更宽的选择业务和其他服务的范围等，使得保险公司在产品和承保风险的选择上可能会更灵活、更积极、更好地为社会需求提供多方面保障。

4. 健康保险风险控制方法的新进展

（1）对医疗服务过程的控制

1）医疗服务利用审查：是对被保险人医疗服务利用的必要性和服务质量进行审核和评估的方法，审查的内容包括确认非急诊住院的必要性，规定其合理的住院期限等。

2）第二诊疗意见：即被保险人已经获得初次诊断（第一诊疗意见）的基础上，由另外的医学专家为其提供的再次咨询诊疗服务，适用于第一诊疗意见为重大疾病、建议手术、无法确诊等情形。

3）医疗服务监测：是指保险人要对被保险人接受的医疗服务过程进行监测，以保证其获得必要而有效的医疗服务。

（2）医疗服务补偿方式：保险公司与医疗机构间通常以经济合同的方式来确定费用的

支付方式。如按服务项目付费，由于医院和医生的收入与提供的服务量直接相关，极易诱导向被保险人提供过度的医疗服务。

（3）无赔偿优待和其他利润分享措施

1）无赔偿优待：对没有发生索赔的个人或团体提供一定的保费返还，或将优待款用来向客户提供免费体检和健康保健服务等。

2）其他利润分享措施：如建立相应的门诊或住院治疗风险基金，保险人、投保团体和医疗机构三方各自承担相应的风险并分享基金的收益。

（4）健康管理机制：一个有效的健康管理机制将对控制健康风险产生重要作用。通过对被保险人提供一系列健康服务，可以将被保险人患病概率降至最低，同时通过定期体检等方式及时掌握被保险人健康状况，为续保提供重要依据。

（5）管理式医疗：管理式医疗能促使医疗机构增加保健和预防方面的开支，合理有效地安排治疗，节约服务成本，从而有效地控制整个医疗服务费用，同时可以对医疗服务过程进行管理，保证被保险人得到合理、必需、高质量而又最经济的医疗服务。

四、 健康保险的需求和供给

1. 需求

（1）保险产品购买力：对于健康险保费收入增长有决定性的影响。只有经济收入达到一定水平的人才有能力购买健康保险。同时经济收入的高低也决定了其选择何种健康保险，如低收入者往往选择保费较低的健康保险产品。

（2）保险的消费意识：反映了人们对保险作用的认知程度，保险消费意识越强，对健康保险产品的需求就越大，市场潜力就越大。保险消费意识与健康保险发展的关联极为显著。

（3）医疗费用的增长：医疗费用负担在一定程度上刺激了居民对健康保险的需求。

（4）人口老龄化：年老者比年轻者购买健康保险的需求更强。尽管老龄化是社会文明和进步的重要标志，但同时也带来了一系列的社会问题。其中一个十分突出的问题就是患病人口，特别是患慢性病人口增加，导致用于老年人的医疗保险费用大幅度上升，这在一定程度上刺激了对健康保险的需求。

2. 供给

（1）我国商业健康保险是医疗保险市场的重要组成部分，在和谐社会建设、发挥经济补偿和社会管理功能、完善社会医疗保障体系方面正在发挥越来越大的作用。

（2）我国健康保险市场呈现快速发展的局面主要体现为保费收入大幅增长、市场主体众多、保险产品品种丰富、积极服务于政府基本医疗保障体系建设。

第二节   健康管理在健康保险中的应用

一、 健康保险行业在健康管理的定义

在健康保险行业中，健康管理的概念与医疗行业中略有不同，是指保险管理与经营机构在为被保险人提供医疗服务保障和医疗费用补偿的过程中，利用医疗服务资源或利用与医疗、保健服务提供者的合作，以控制医疗风险或实现差异化服务为目标，对客户实施的健康指导和诊疗干预等服务活动。

二、 健康保险行业中健康管理的分类 （表14 – 1）

表14 – 1   健康保险行业中健康管理的分类

分类	内容
健康指导类	健康咨询：为客户建立健康档案和提供专业性信息服务入手，通过家庭咨询医师或健康咨询热线实现的个性化健康和诊疗咨询，实现对参保人员健康和诊疗信息的采集，为风险分析和采取控制措施奠定基础
	健康维护：为客户提供不同需求的健康体检、健康评估和健康指导等健康促进服务，实现更具便捷性与及时性的疾病预防保健和护理服务
诊疗干预类	就诊服务：指依托合作医院网络的建立，为参保人员提供就诊指引、门诊或住院预约等绿色通道式的就诊服务，提高其就医的便捷性、及时性与合理性
	诊疗保障：指依托合作医院网络与医师队伍的组建，为客户提供专家会诊、家庭医生和医护上门等全程式的诊疗管理，满足参保人员的诊疗需求

三、 健康管理在健康保险中的作用

1. 延伸保险服务的内容。
2. 控制保险赔付风险。
3. 拓宽保险投资领域。

四、 健康保险对健康管理的意义

1. 健康保险促进健康管理的资源配置与整合。
2. 健康保险可作为健康管理的战略性市场渠道。
3. 健康保险能够加强健康管理的良好态度。

五、 健康保险与健康管理的结合模式

1. 服务完全外包模式   在该模式下，服务完全由健康管理机构提供，健康保险机构采用整体购买方式。

2. 自行提供服务模式   由健康管理机构提供核心技术，服务实施方式和内容由保险机构与健康管理机构协商确定，最后由保险机构直接面向客户提供服务。

3. 共同投资模式   由健康保险与健康管理机构共同投入资金和人力，建立用于提供健

康管理服务的机构。

六、 健康保险相关健康管理基本实践技能 （表14－2）

表14－2　健康保险相关健康管理基本实践技能

健康档案	是指客户提供的与健康相关的个人信息，以及以健康检查为基础建立的生命体征数据记录及所经历的与健康相关的一切行为与事件记录
健康咨询	通过多种形式的健康咨询，回答客户提出的健康相关问题，包括诊前咨询、就医指导、疾病预防、康复护理、慢性病管理、养生保健等
健康评估	评估能够根据医学专家对客户健康体检报告等健康档案的解读结果，整理并撰写健康评估报告，包括客户的基本信息、需关注的主要问题、其他需关注的问题、医学专家建议四部分内容
健康体检	在客户体检前，主动联系客户，如在客户健康体检前为客户发送提醒短信。在客户健康体检完成后，与客户沟通，了解客户健康体检情况，进行记录
就医服务	包括诊前、诊中、诊后的全流程服务能力。诊前服务，就诊前向客户提示就诊信息，包括时间、地点、所需资料、天气、交通等。诊中服务，如提前到达就诊医院等候，将客户导医至相关诊室候诊。客户就诊完成后，在诊室门口迎候
远程医疗	能够熟知各种病情及症状在远程会诊或二次诊疗中所需的准备材料，包括门诊病历、住院病历、检查、检验报告、医学影像胶片等，能够为客户匹配合适的专科
慢病管理	根据医学专家的指导意见，针对高血压、糖尿病等常见慢性疾病，能够提供健康咨询、健康评估、就医指导、健康教育、体检管理和健康提醒等服务，并为客户建立健康档案，当被保险人申请就医服务时，提供陪诊服务和探视服务

七、 发展前景

1. 健康保险的发展需要健康管理的支撑。

2. 将健康保险与健康管理、费用补偿服务、健康管理服务结合成为发展的必然。要实现健康管理与健康保险的结合，主要应进行两项工作：

（1） 要延伸和扩展对客户实施的健康服务。

（2） 要对健康诊疗的各个环节和内容上实施全程化的风险管理。

第十五章

健康管理服务基础知识

第一节　健康管理服务概述

一、概念

1. **健康管理服务内容**　包括健康评估、健康教育、营养与胆固醇水平干预、高血压管理、体重管理、运动管理、生活行为矫正（如戒烟）、工作压力管理、控制物质滥用等。

2. **主要包括三个层次**

（1）提高健康认知水平

（2）生活方式的改变

（3）建立支持性环境

二、健康管理服务特性

1. **无形性**　服务的整个过程，顾客在购买之前无法看到、触摸到，也无法用形状质地、大小标准来衡量和描述。健康管理服务的无形性给消费者购买选择带来一定的不确定性。

2. **不可分割性**　在健康管理服务产品中，从产品购买开始到服务结束，服务提供者与消费者始终是实现健康绩效的两个重要角色，缺一不可。

3. **不稳定性**　服务质量往往会由于健康管理师、消费者或者双方同时出现的心理与行为的变化波动而失去稳定性。

4. **易逝性**　健康管理师针对个人当时的健康数据而提出的健康处方，会随着个人的健康指标变化而失去价值。

5. **客户的满意标准不同**　在某些情况下，消费者永远也不会清楚他所购买的服务是否是最佳选择，客户的满意标准往往与个人的期望值有关。

6. **客户的参与程度**　健康管理师所提供服务的每一步都会影响客户对服务质量的总体印象，这被称作"瞬间真实"。服务提供者应把握住每一个瞬间真实，向客户传达一个完整的总体印象。

三、健康管理的行业本质

行业本质就是"管理"两字。JCIA（国际医疗机构认证联合委员会医院管理标准）已将 PDCA 循环推荐为医院质量改进方案。PDCA 循环的含义是将质量管理分为四个阶段，即计划（Plan）、执行（Do）、检查（Check）、处理（Action）。健康管理 PDCA 循环可以分为四个阶段八个步骤实施，见表 15 - 1。

表 15 - 1　健康管理 PDCA 循环的阶段和步骤

阶段	步骤	工作重点
第一阶段：Plan（计划）	第一步	进行身体检查，分析健康现状，发现健康问题
	第二步	分析健康问题中各种危险因素
	第三步	分析影响健康风险的行为危险因素
	第四步	针对行为危险因素，制定干预计划（开具健康管理处方）
第二阶段：Do（执行）	第五步	按干预计划内容执行
第三阶段：Check（检查）	第六步	把执行结果与要求达到的目标进行对比，进行绩效评价
	第七步	把成功的经验总结出来，制定相应的健康行为标准
第四阶段：Action（处理）	第八步	把没有解决或新出现的问题转入下一个 PDCA 循环

第二节　健康管理服务消费行为分析

一、　健康管理需求特征

1. 需求的被动性　健康管理服务是以疾病预防为目标的健康服务。

2. 需求的不确定性　人们是否需要健康管理服务，并不以个人的主观愿望为主导，而是取决于消费者是否有发生疾病的健康风险，以及通过健康体检和疾病风险评估分析出潜在疾病风险的程度来确定健康管理计划，而且随着个人健康改善行动而发生变化。

3. 需求的差异性　在同一细分市场中，每个健康消费者的服务需求是存在差异性的，主要是每个人的健康观念、行为矫正难易度和环境的压力是不一样的。

4. 需求的发展性　随着健康管理服务的不断深入，消费者对服务的需求会随之而发展。从生活方式改变到精神压力管理，从体重为干预目标到血压、血糖、脂肪肝、骨质疏松为干预目标。

5. 需求的外部关联性　健康管理服务不仅仅是满足个体的健康需求，而且会影响到企业单位或者各种场所其他的消费者。

6. 需求的广泛性　随着年龄的变化和一些人生活方式问题的积累，超重、肥胖、糖尿病、高血压、痛风、冠心病、脑卒中等疾病发生的风险也在不断增加。

7. 需求的超前性与滞后性　疾病预防为目的的健康需求本身就具有超前性的特征。投资不是发生在疾病之后，而是在没有发生疾病之前就产生消费行为。

8. 需求的重复性　疾病管理服务对于个人来说，是一生一世的消费需求。

二、 健康管理消费行为特征 （表 15 – 2）

表 15 – 2　健康管理消费行为特征

习惯型	消费者具备一定的健康知识，习惯于在健康管理师的帮助指导下，改善自己的运动与营养膳食行为
经济型	消费者由于经济条件限制，因此特别重视投入成本，对健康服务价格敏感，低成本的健康管理服务对他们具有吸引力
理智型	消费者在作出购买决策之前，对自己所要选择的服务机构已经反复考虑，作过比较，十分慎重
盲目型	消费者缺乏应有的健康知识，往往容易受到广告和健康管理师的诱导，盲目冲动地购买某种健康服务
躲闪型	消费者由于害怕单位领导知道自己的健康问题，因而不愿意参加健康体检和健康管理项目，总是抱着临时抱佛脚的态度面对疾病的危害

三、 消费者的购买决策过程

1. 识别需求 （健康体检）　消费者首先要对自身健康需求进行评估。一般评价的依据来自医生的建议和健康体检报告。

2. 搜索信息 （健康评估）　明确了自己的健康需求，如何找到适合于自己的健康服务产品就成为消费者关注的问题，通常消费者会通过网站和媒体以及各种相关广告来搜索信息。消费者通常需要如下信息的支持：解决健康危险因素的合适标准；各种备选方案或方法的存在；每一种备选方案中每一个评估标准上的表现或特征。

3. 备选方案评估 （健康干预套餐）　在消费者最终作出自己的选择之前，会有一个复杂的过程。首先明确选择服务产品所遵循的评估标准；然后，基于所确定的评估标准对每一个备选方案进行评估，得出决策时参考排序。

4. 选择购买　对备选方案进行评估之后，消费者决策过程的下一个步骤是在备选方案中作出选择。

5. 购买后评估　消费者一旦购买了服务，就会进行与期望值比较的评估。

第三节　健康管理服务营销

一、 健康管理服务营销过程

1. 确定目标客户　健康体检机构是确定目标客户的最佳场所，客户一旦通过健康体检发现危险因素，个人会产生如何干预风险的个体需求。此时的医生所提供的健康服务营销会调动起消费者购买健康服务的积极性。

2. 分析评价需求

（1）医院体检中心：通过体检后健康风险评估来细分客户需求，包括疾病现患的健康教育需求、体重管理需求、高血压及糖尿病管理需求等。

（2）企业工作场所：通过健康体检、健康评估、人群风险分组确定重点干预对象等方式来导入目标管理人群。主要采取的工具是健康风险评估软件和分类方法。

3. 选择和利用资源　一旦客户需求被明确，作为健康管理师或者服务机构来说，下一步的工作就是选择与配置资源。

4. 确定产品价值　在设计服务产品过程中，需要充分考虑服务成本与客户预期效果，来确定产品的价值，或称为产品定价。

5. 促进客户购买　市场营销的主要功能就是通过产品展示、信息传递、成功案例展现提高目标客户的需求欲望，通过一些现场促销手段让客户产生购买行为。

6. 实现客户价值　健康管理的核心是行为危险因素干预的有效性，作为健康管理服务提供者，除了熟悉临床医学知识和预防医学知识外，还需要研究与掌握行为科学和健康心理学知识，在让服务对象行动起来方面有时候还显得非常重要。

二、健康管理服务营销组合

1. 产品　健康管理产品是健康服务机构提供给服务对象用于满足其健康需要和欲望的服务，包括有形和无形服务。

2. 价格　指获得某项产品，消费者支付的金钱以及其他非金钱代价，如时间、交通的便利程度以及是否能讨价还价等因素。

（1）成本导向定价法：不含税价格＝直接成本＋间接成本＋（边际）利润。成本导向定价法主要困难之一在于定义购买一项健康服务的单位。每单位的价格成为一个模糊的概念。

（2）竞争导向定价法：竞争导向定价法将其他公司的同质化服务产品价格作为本公司定价的依据。

（3）需求导向定价法：定价与顾客的价值感受相一致：价格以顾客会为提供的服务支付多少费用为导向。

3. 渠道

（1）概念：服务营销中的分销又称为渠道，是服务从生产者手中送到消费者手中的通道。

（2）方式

1）直销：健康管理服务机构通过门店方式与消费者直接接触，而产生产品销售，也可以通过工作场所健康管理项目的开展来直接为目标客户提供产品。

2）分销代理：通过社区卫生服务机构和医院体检中心为体检后客户以及慢性病高风险人群提供健康管理延伸服务。

3）网络营销：随着互联网的普及和电子商务的快速发展，越来越多的健康管理机构开始利用互联网销售其产品或服务，移动健康管理和健康物联网战略将成为中国人群慢性病风险管理的主要手段。

4. 促销　是指一系列在目标市场上宣传服务的特征及优点，并说服消费者购买的活动。促销的方式是多种多样的，关键是要保证各种促销活动向公众展示一致的产品形象和核心信息。

5. 有形展示　弥补了专业性服务作为无形商品无法被公众直接感知的不足。无论是健康服务中心还是健康管理咨询公司，消费者都希望能从一些有形展示上推断出服务质量。

6. 过程　服务过程指的是一个健康服务机构如何有效地进行健康管理服务。

7. 人员　经过专业健康管理技术培训的服务人员（健康管理师）非常重要，特别是在专业健康管理服务营销中，因为服务是无形商品，而客户总是希望能通过一些可感知因素来推断服务的质量和价值。

第四节　健康管理相关产品

一、 健康维护产品

1. 概念　一般指能够直接或间接促进和改善人类健康的相关产品，以及不直接与人接触但通过改善人的生活环境而发生促进健康作用的产品。

2. 保健食品

（1）概念：是指声称具有特定保健功能或以补充维生素、矿物质为目的的食品。

（2）作用：适用于特定人群，具有调节机体功能，但不以治疗疾病为目的，且对人体不产生任何急性、亚急性或者慢性危害的食品。

（3）原料：主要包括普通食品、既为食品又为药品的物品、功能性氨基酸、功能性脂类、多糖、维生素、矿物质、益生菌等。

3. 保健用品

（1）概念：是指列入保健用品类别目录，具有调节人体机能、增进健康和有益养生保健等特定保健功效的外用产品。

（2）分类：《陕西省食品药品监督管理局保健用品注册管理办法》将保健用品分为改善微循环保健类、乳房保健类、胃肠功能保健类、皮肤保健类、妇女卫生保健类、眼部保健类、改善睡眠 - 醒脑通窍保健类七大类保健用品。

4. 健身产品

（1）概念：健身产品是用来满足人们在进行各类健身活动时所需要的各种专门器械和相关产品的总称。

（2）分类：包括健身器械、可穿戴式技术产品、虚拟健身系统、运动健身类 APP 等。

5. 医疗器械

（1）概念：是指直接或者间接用于人体的仪器、设备、器具、体外诊断试剂及校准物、材料以及其他类似或者相关的物品，包括所需要的计算机软件。

（2）分类：我国的医疗器械分为有源手术器械、无源手术器械、神经和心血管手术器械、骨科手术器械、放射治疗器械、医用成像器械、医用诊察和监护器械等共22种。

二、健康服务

1. 中医药医疗保健服务

（1）加快中医养生保健服务体系建设。

（2）提升中医养生保健服务能力。

（3）发展中医药健康养老服务。

（4）发展中医药健康旅游服务，推动中医药健康服务与旅游产业有机融合。

2. 健康养老服务
《"十三五"国家老龄事业发展和养老体系建设规划》提出要健全以居家养老为基础、社区为依托、机构为补充、医养相结合的养老服务体系。

3. 健康保险服务

（1）不断丰富健康保险和健康管理产品和服务，开发推广"一个主险 + 若干附加险"的组合型产品，满足客户的个性化和多样化需求。

（2）建立功能完备的医疗健康数据库，加强对医疗健康数据的深度发掘和分析，建立和完善实时查询、趋势预测、医疗质量评估等管理工具，为医疗风险管控、产品设计、健康管理服务优化等提供有效支持，构建专业健康保险公司的核心竞争优势。

（3）精心作好参保对象就诊信息和医药费用审核、报销、结算、支付等工作，提供医疗即时结算服务，简化理赔手续；通过电话、网络等多种方式提供全方位的咨询、查询和投诉服务；发挥远程医疗和健康服务平台优势来共享优质医疗资源，从而不断丰富健康服务方式。

（4）保险公司与医疗机构加强合作，依据诊疗规范和临床路径等标准或规定，作好对新增民营医疗机构和农村医疗机构医疗行为的监督管理。

（5）健全城乡医保关系转移接续办法，实现保障权益随参保居民流动转移。

（6）依据国家行业标准，统一信息系统建设标准和医疗服务项目、药品、疾病名称和编码等标准。

4. 健康咨询服务

（1）集体咨询：根据评估的不良的生活方式、行为习惯及工作压力等因素，结合客户的体检情况，以客户单位为集中点，进行集体健康讲课，讲解上述不良因素导致机体亚健康状态的因果关系，特别是一些由于平时的不良行为习惯导致的机体健康状况下降等。

（2）一对一指导：对已处于疾病状态或亚健康状态的客户进行一对一单独指导。

（3）电话咨询与随访：建立咨询电话，方便客户的随时咨询。对疾病状态的客户进行跟踪随访，了解客户是否已及时到专科医院就诊，防止客户的病情延误，同时对需要复查或定期复查的客户及时进行电话提醒，督促客户及时进行复查。

5. 健康体检服务

（1）检前健康咨询服务模式

（2）检中差异化服务模式

（3）检后跟踪随访服务模式

6. 就医绿色通道服务　患者可以根据自身情况选择专业导医陪诊、特需挂号、特约门诊、手术预约、床位预约、家庭医生、住院管家等不同类型就医绿色通道服务。

7. 母婴健康管理服务

（1）孕前：主要的健康管理服务包括孕前检查及身体调理，以及辅助生殖技术服务。

（2）孕中：主要包括产检医疗服务和营养保健服务等。

（3）产后：产后阶段的健康管理服务主要是产妇护理及0~3岁婴幼儿的照护。

三、 健康管理仪器设备

1. 健康监测设备

（1）一般检查监测设备：身高体重仪、血压计、血糖仪、血氧仪、计步器、体温计、人体脂肪分析仪等。

（2）实验室检查设备：全自动生化分析仪、宫颈癌细胞学检查仪（TCT检测仪）、基因检测仪等。

（3）辅助检查设备：X线成像仪、CT探测仪、超声诊断仪、磁共振成像（MRI）、心电图仪、脑电图仪、核医学检查等。

（4）中医检查设备：中医体质辨识仪、中医四诊仪、中医经络仪、中医脉象仪等。

（5）特殊检查设备：亚健康测定仪、动脉硬化测定仪、骨密度仪、显微诊断仪等。

2. 健康评估设备　营养评估系统、运动评估系统、心理测评系统、智力测评系统、神经康复评定系统、认知功能评定分析系统等、证素辨识评估系统等。

3. 干预设备　超声波治疗仪、红外线治疗仪、电疗仪、磁刺激仪、半导体激光治疗仪、微波治疗仪、蜡疗仪、肌肉刺激仪、艾灸治疗仪、电针治疗仪、按摩床、中药熏蒸仪等。

4. 智慧医疗平台

（1）智慧医院系统：医院信息系统（HIS）、医学影像存档与通信系统（PACS）、实验室信息管理系统（LIS）、传输系统以及医生工作站、远程医疗信息系统、临床决策系统、系统安全系统等。

（2）区域卫生系统：社区医疗信息系统、科研机构管理系统等。

（3）移动医疗平台

1）服务于医生端的平台：功能类型主要分为医生服务、医疗咨询、医患交流。

2）服务于患者端的平台：功能类型主要分为问诊咨询、预约挂号、疾病管理、购药服务。

第十六章

健康管理相关法律、法规知识

第一节　《中华人民共和国劳动合同法》 相关知识

一、 立法宗旨

完善劳动合同制度，明确劳动合同双方当事人的权利和义务，保护劳动者的合法权益，构建和发展和谐稳定的劳动关系。

二、 适用范围

1. 中华人民共和国境内的企业、个体经济组织、民办非企业单位等组织（以下称用人单位） 与劳动者建立劳动关系，订立、履行、变更、解除或者终止劳动合同，适用本法。

2. 国家机关、事业单位、社会团体和与其建立劳动关系的劳动者，订立、履行、变更、解除或者终止劳动合同，依照本法执行。

三、 劳动合同的订立

1. 用人单位自用工之日起即与劳动者建立劳动关系。用人单位应当建立职工名册备查。用人单位招用劳动者时，应当如实告知劳动者工作内容、工作条件、工作地点、职业危害、安全生产状况、劳动报酬，以及劳动者要求了解的其他情况；用人单位有权了解劳动者与劳动合同直接相关的基本情况，劳动者应当如实说明。用人单位招用劳动者，不得扣押劳动者的居民身份证和其他证件，不得要求劳动者提供担保或者以其他名义向劳动者收取财物。

2. 建立劳动关系，应当订立书面劳动合同。已建立劳动关系，未同时订立书面劳动合同的，应当自用工之日起一个月内订立书面劳动合同。用人单位与劳动者在用工前订立劳动合同的，劳动关系自用工之日起建立。用人单位未在用工的同时订立书面劳动合同，与劳动者约定的劳动报酬不明确的，新招用的劳动者的劳动报酬按照集体合同规定的标准执行；没有集体合同或者集体合同未规定的，实行同工同酬。

3. 劳动合同应当具备以下条款

（1） 用人单位的名称、住所和法定代表人或者主要负责人。

（2） 劳动者的姓名、住址和居民身份证或者其他有效身份证件号码。

（3） 劳动合同期限。

（4） 工作内容和工作地点。

（5）工作时间和休息休假。

（6）劳动报酬。

（7）社会保险。

（8）劳动保护、劳动条件和职业危害防护。

（9）法律、法规规定应当纳入劳动合同的其他事项。

4. 下列劳动合同无效或者部分无效

（1）以欺诈、胁迫的手段或者乘人之危，使对方在违背真实意思的情况下订立或者变更劳动合同的。

（2）用人单位免除自己的法定责任、排除劳动者权利的。

（3）违反法律、行政法规强制性规定的。

对劳动合同的无效或者部分无效有争议的，由劳动争议仲裁机构或者人民法院确认。劳动合同部分无效，不影响其他部分效力的，其他部分仍然有效。劳动合同被确认无效，劳动者已付出劳动的，用人单位应当向劳动者支付劳动报酬。劳动报酬的数额，参照本单位相同或者相近岗位劳动者的劳动报酬确定。

四、 劳动合同的履行和变更

1. 用人单位与劳动者应当按照劳动合同的约定，全面履行各自的义务。用人单位应当按照劳动合同约定和国家规定，向劳动者及时、足额支付劳动报酬。用人单位拖欠或者未足额支付劳动报酬的，劳动者可以依法向当地人民法院申请支付令，人民法院应当依法发出支付令。用人单位应当严格执行劳动定额标准，不得强迫或者变相强迫劳动者加班。用人单位安排加班的，应当按照国家有关规定向劳动者支付加班费。

2. 用人单位变更名称、法定代表人、主要负责人或者投资人等事项，不影响劳动合同的履行。用人单位发生合并或者分立等情况，原劳动合同继续有效，劳动合同由承继其权利和义务的用人单位继续履行。用人单位与劳动者协商一致，可以变更劳动合同约定的内容。变更劳动合同，应当采用书面形式。变更后的劳动合同文本由用人单位和劳动者各执一份。

五、 劳动合同的解除和终止

1. 用人单位有下列情形之一的， 劳动者可以解除劳动合同

（1）未按照劳动合同约定提供劳动保护或者劳动条件的。

（2）未及时足额支付劳动报酬的。

（3）未依法为劳动者缴纳社会保险费的。

（4）用人单位的规章制度违反法律、法规的规定，损害劳动者权益的。

（5）因本法第二十六条第一款规定的情形致使劳动合同无效的。

（6）法律、行政法规规定劳动者可以解除劳动合同的其他情形。用人单位以暴力、威胁或者非法限制人身自由的手段强迫劳动者劳动的，或者用人单位违章指挥、强令冒险作

业危及劳动者人身安全的，劳动者可以立即解除劳动合同，不需事先告知用人单位。

2. 劳动者有下列情形之一的， 用人单位不得解除劳动合同

（1）从事接触职业病危害作业的劳动者未进行离岗前职业健康检查，或者疑似职业病患者在诊断或者医学观察期间的。

（2）在本单位患职业病或者因工伤并被确认丧失或者部分丧失劳动能力的。

（3）患病或者非因工负伤，在规定的医疗期内的。

（4）女职工在孕期、产期、哺乳期的。

（5）在本单位连续工作满十五年，且距法定退休年龄不足五年的。

（6）法律、行政法规规定的其他情形。

3. 有下列情形之一的， 劳动合同终止

（1）劳动合同期满的。

（2）劳动者开始依法享受基本养老保险待遇的。

（3）劳动者死亡，或者被人民法院宣告死亡或者宣告失踪的。

（4）用人单位被依法宣告破产的。

（5）用人单位被吊销营业执照、责令关闭、撤销或者用人单位决定提前解散的。

（6）法律、行政法规规定的其他情形。

六、 劳动合同的监督和检查

国务院劳动行政部门负责全国劳动合同制度实施的监督管理。县级以上地方人民政府劳动行政部门负责本行政区域内劳动合同制度实施的监督管理。县级以上各级人民政府劳动行政部门在劳动合同制度实施的监督管理工作中，应当听取工会、企业方面代表以及有关行业主管部门的意见。

第二节 《中华人民共和国消费者权益保护法》 相关知识

一、 立法宗旨

保护消费者的合法权益，维护社会经济秩序、促进社会主义市场经济健康发展。

二、 适用范围

1. 消费者为生活消费需要购买、使用商品或者接受服务，其权益受《中华人民共和国消费者权益保护法》保护。

2. 经营者与消费者提供其生产、销售的商品或者提供服务，应当遵守《中华人民共和国消费者权益保护法》。

3. 农民购买、使用直接用于农业生产的生产资料，参照《中华人民共和国消费者权益保护法》执行。

三、 消费者的权利

1. 消费者在购买、使用商品和接受服务时享有人身、财产安全不受损害的权利。消费者有权要求经营者提供的商品和服务，符合保障人身、财产安全的要求。

2. 消费者享有知悉其购买、使用的商品或者接受的服务的真实情况的权利。消费者有权根据商品或者服务的不同情况，要求经营者提供商品的价格、产地、生产者、用途、性能、规格、等级、主要成分、生产日期、有效期限、检验合格证明、使用方法说明书、售后服务，或者服务的内容、规格、费用等有关情况。

3. 消费者享有自主选择商品或者服务的权利。消费者有权自主选择提供商品或者服务的经营者，自主选择商品品种或者服务方式，自主决定购买或者不购买任何一种商品，接受或者不接受任何一项服务。消费者在自主选择商品或者服务时，有权进行比较、鉴别和挑选。

4. 消费者享有公平交易的权利。消费者在购买商品或者接受服务时，有权获得质量保障、价格合理、计量正确等公平交易条件，有权拒绝经营者的强制交易行为。

5. 消费者因购买、使用商品或者接受服务受到人身、财产损害的，享有依法获得赔偿的权利。

6. 消费者享有依法成立维护自身合法权益的社会团体的权利。

7. 消费者享有获得有关消费和消费者权益保护方面的知识的权利。

8. 消费者在购买、使用商品和接受服务时，享有其人格尊严、民族风俗习惯得到尊重的权利。

9. 消费者享有对商品和服务以及保护消费者权益工作进行监督的权利。消费者有权检举、控告侵害消费者权益的行为和国家机关及其工作人员在保护消费者权益工作中的违法失职行为，有权对保护消费者权益提出批评、建议。

四、 经营者的义务

1. 经营者向消费者提供商品或者服务，应当依照《中华人民共和国产品质量法》和其他有关法律、法规的规定履行义务。

2. 经营者应当听取消费者对其提供的商品或者服务的意见，接受消费者的监督。

3. 经营者发现其提供的商品或者服务存在严重缺陷，即使正确使用商品或者接受服务仍然可能对人身、财产安全造成危害的，应当立即向有关行政部门报告和告知消费者，并采取防止危害发生的措施。

4. 经营者应当向消费者提供有关商品或者服务的真实信息，不得作使人误解的虚假宣传。经营者对消费者就其提供的商品或者服务的质量和使用方法等问题提出的询问，应当作出真实、明确的答复。

5. 经营者提供商品或者服务，应当按照国家有关规定或者商业惯例向消费者出具购货凭证或者服务单据；消费者索要购货凭证或者服务单据的，经营者必须出具。

6. 经营者以广告、产品说明、实物样品或者其他方式表明商品或者服务的质量状况的，应当保证其提供的商品或者服务的实际质量与表明的质量状况相符。

7. 经营者提供商品或服务，按照国家规定或者与消费者的约定，承担包修、包换、包退或者其他责任的，应当按照国家规定或者约定履行，不得故意拖延或者无理拒绝。

8. 经营者不得以格式合同、通知、声明、店堂告示等方式作出对消费者不公平、不合理的规定，或者减轻、免除其损害消费者合法权益应当承担的民事责任。经营者不得对消费者进行侮辱、诽谤，不得搜查消费者的身体及携带的物品，不得侵犯消费者的人身自由。

五、 争议的解决

消费者和经营者发生消费者权益争议的，可以通过下列途径解决：

1. 与经营者协商和解。

2. 请求消费者协会调解。

3. 向有关行政部门申诉。

4. 根据与经营者达成的仲裁协议提请仲裁机构仲裁。

5. 向人民法院提起诉讼。

第三节　《中华人民共和国执业医师法》 相关知识

一、 立法宗旨

加强医师队伍的建设，提高医师的职业道德和业务素质，保障医师的合法权益，保护人民健康。

二、 适用范围

依法取得执业医师资格或者执业助理医师资格，经注册在医疗、预防、保健机构中执业的专业医务人员，适用本法。本法所称医师，包括执业医师和执业助理医师。

三、 医师的考试和注册

1. 具有下列条件之一的，可以参加执业医师资格考试。

（1）具有高等学校医学专业本科以上学历，在执业医师指导下，在医疗、预防、保健机构中试用期满一年的。

（2）取得执业助理医师执业证书后，具有高等学校医学专科学历，在医疗、预防、保健机构中工作满二年的；具有中等专业学校医学专业学历，在医疗、预防、保健机构中工作满五年。

2. 具有高等学校医学专科学历或者中等专业学校医学专业学历，在执业医师指导下，在医疗、预防、保健机构中试用期满一年的，可以参加执业助理医师资格考试。以师承方式学习传统医学满三年或者经多年实践医术确有专长的，经县级以上人民政府卫生行政部门确定的传统医学专业组织或者医疗、预防、保健机构考核合格并推荐，可以参加执业医师资格考试或者执业助理医师资格考试。

3. 国家实行医师执业注册制度。取得医师资格的，可以向所在地县级以上人民政府卫生行政部门申请注册。医师经注册后，可以在医疗、预防、保健机构中按照注册的执业地点、执业类别、执业范围执业，从事相应的医疗、预防、保健业务。未经医师注册取得执业证书，不得从事医师执业活动。

四、 医师的执业规则

1. 医师在执业活动中享有下列权利

（1）在注册的执业范围内，进行医学诊查、疾病调查、医学处置、出具相应的医学证明文件，选择合理的医疗、预防、保健方案。

（2）按照国务院卫生行政部门规定的标准，获得与本人执业活动相当的医疗设备基本条件。

（3）从事医学研究、学术交流，参加专业学术团体。

（4）参加专业培训，接受继续医学教育。

（5）在执业活动中，人格尊严、人身安全不受侵犯。

（6）获取工资报酬和津贴，享受国家规定的福利待遇。

（7）对所在机构的医疗、预防、保健工作和卫生行政部门的工作提出意见和建议，依法参与所在机构的民主管理。

2. 医师在执业活动中履行下列义务

（1）遵守法律、法规，遵守技术操作规范。

（2）树立敬业精神，遵守职业道德，履行医师职责，尽职尽责为患者服务。

（3）关心、爱护、尊重患者，保护患者的隐私。

（4）努力钻研业务，更新知识，提高专业技术水平。

（5）宣传卫生保健知识，对患者进行健康教育。

五、 医师的考核和培训

1. 受县级以上人民政府卫生行政部门委托的机构或者组织应当按照医师执业标准，对医师的业务水平、工作成绩和职业道德状况进行定期考核。对医师的考核结果，考核机构应当报告准予注册的卫生行政部门备案。

（1）对考核不合格的医师，县级以上人民政府卫生行政部门可以责令其暂停执业活动三个月至六个月，并接受培训和继续医学教育。暂停执业活动期满，再次进行考核，对考核合格的，允许其继续执业。

（2）对考核不合格的医师，由县级以上人民政府卫生行政部门注销注册，收回医师执业证书。县级以上人民政府卫生行政部门负责指导、检查和监督医师考核工作。

2. 医师有下列情形之一的，县级以上人民政府卫生行政部门应当给予表彰或者奖励。

（1）在执业活动中，医德高尚，事迹突出的。

（2）对医学专业技术有重大突破，作出显著贡献的。

（3）遇有自然灾害、传染病流行、突发重大伤亡事故及其他严重威胁人民生命健康的紧急情况时，救死扶伤、抢救诊疗表现突出的。

（4）长期在边远贫困地区、少数民族地区条件艰苦的基层单位努力工作的。

（5）国务院卫生行政部门规定应当予以表彰或者奖励的其他情形的。

3. 县级以上人民政府卫生行政部门应当制订医师培训计划，对医师进行多种形式的培训，为医师接受继续医学教育提供条件。县级以上人民政府卫生行政部门应当采取有力措施，对在农村和少数民族地区从事医疗、预防、保健业务的医务人员实施培训。

第四节　《中华人民共和国食品安全法》相关知识

一、立法宗旨

保证食品安全，保障公众身体健康和生命安全。

二、适用范围

在中华人民共和国境内从事下列活动，应当遵守本法。

（1）食品生产和加工（以下称食品生产），食品流通和餐饮服务（以下称食品经营）。

（2）食品添加剂的生产经营。

（3）用于食品的包装材料、容器、洗涤剂、消毒剂和用于食品生产经营的工具、设备（以下称食品相关产品）的生产经营。

（4）食品生产经营者使用食品添加剂、食品相关产品。

（5）食品的储存和运输。

（6）对食品、食品添加剂和食品相关产品的安全管理。

三、食品安全风险监测和评估

1. 国家建立食品安全风险监测制度，对食源性疾病、食品污染以及食品中的有害因素进行监测。国家建立食品安全风险评估制度，对食品、食品添加剂中生物性、化学性和物理性危害进行风险评估。

2. 国务院卫生行政部门应当会同国务院有关部门，根据食品安全风险评估结果、食品安全监督管理信息，对食品安全状况进行综合分析。对经综合分析表明可能具有较高程度安全风险的食品，国务院卫生行政部门应当及时提出食品安全风险警示，并予以公布。

四、食品安全标准

食品安全标准是强制执行的标准。食品安全标准应当包括下列内容：

1. 食品、食品相关产品中的致病性微生物、农药残留、兽药残留、重金属、污染物质以及其他危害人体健康物质的限量规定。

2. 食品添加剂的品种、使用范围、用量。

3. 专供婴幼儿和其他特定人群的主辅食品的营养成分要求。

4. 对与食品安全、营养有关的标签、标志、说明书的要求。

5. 食品生产经营过程的卫生要求。

6. 与食品安全有关的质量要求。

7. 食品检验方法与规程。

8. 其他需要制定为食品安全标准的内容。

五、 食品生产经营

1. 食品生产经营应当符合食品安全标准， 并符合下列要求

（1）具有与生产经营的食品品种、数量相适应的食品原料处理和食品加工、包装、贮存等场所，保持该场所环境整洁，并与有毒、有害场所以及其他污染源保持规定的距离。

（2）具有与生产经营的食品品种、数量相适应的生产经营设备或者设施，有相应的消毒、更衣、盥洗、采光、照明、通风、防腐、防尘、防蝇、防鼠、防虫、洗涤以及处理废水、存放垃圾和废弃物的设备或者设施。

（3）有食品安全专业技术人员、管理人员和保证食品安全的规章制度。

（4）具有合理的设备布局和工艺流程，防止待加工食品与直接入口食品、原料与成品交叉污染，避免食品接触有毒物、不洁物。

（5）餐具、饮具和盛放直接入口食品的容器，使用前应当洗净、消毒，炊具、用具用后应当洗净，保持清洁。

（6）贮存、运输和装卸食品的容器、工具和设备应当安全、无害，保持清洁，防止食品污染，并符合保证食品安全所需的温度等特殊要求，不得将食品与有毒、有害物品一同运输。

（7）直接入口的食品应当有小包装或者使用无毒、清洁的包装材料、餐具。

（8）食品生产经营人员应当保持个人卫生，生产经营食品时，应当将手洗净，穿戴清洁的工作衣、帽；销售无包装的直接入口食品时，应当使用无毒、清洁的售货工具。

（9）用水应当符合国家规定的生活饮用水卫生标准。

（10）使用的洗涤剂、消毒剂应当对人体安全、无害。

（11）法律、法规规定的其他要求。

2. 禁止生产经营下列食品

（1）用非食品原料生产的食品或者添加食品添加剂以外的化学物质和其他可能危害人体健康物质的食品，或者用回收食品作为原料生产的食品。

（2）致病性微生物、农药残留、兽药残留、重金属、污染物质以及其他危害人体健康的物质含量超过食品安全标准限量的食品。

（3）营养成分不符合食品安全标准的专供婴幼儿和其他特定人群的主辅食品。

（4）腐败变质、油脂酸败、霉变生虫、污秽不洁、混有异物、掺假掺杂或者感官性状异常的食品。

（5）病死、毒死或者死因不明的禽、畜、兽、水产动物肉类及其制品。

（6）未经动物卫生监督机构检疫或者检疫不合格的肉类，或者未经检验或者检验不合格的肉类制品。

（7）被包装材料、容器、运输工具等污染的食品。

（8）超过保质期的食品。

（9）无标签的预包装食品。

（10）国家为防病等特殊需要明令禁止生产经营的食品。

（11）其他不符合食品安全标准或者要求的食品。

3. 预包装食品的包装上应当有标签。 标签应当标明下列事项

（1）名称、规格、净含量、生产日期。

（2）成分或者配料表。

（3）生产者的名称、地址、联系方式。

（4）保质期。

（5）产品标准代号。

（6）贮存条件。

（7）所使用的食品添加剂在国家标准中的通用名称。

（8）生产许可证编号。

（9）法律、法规或者食品安全标准规定必须标明的其他事项。专供婴幼儿和其他特定人群的主辅食品，其标签还应当标明主要营养成分及其含量。食品经营者应当按照食品标签标示的警示标志、警示说明或者注意事项的要求，销售预包装食品。

4. 生产经营的食品中不得添加药品，但是可以添加按照传统既是食品又是中药材的物质。按照传统既是食品又是中药材的物质的目录由国务院卫生行政部门制定、公布。国家对声称具有特定保健功能的食品实行严格监管。有关监督管理部门应当依法履职，承担责任。具体管理办法由国务院规定。

5. 国家建立食品召回制度。食品生产者发现其生产的食品不符合食品安全标准，应当立即停止生产，召回已经上市销售的食品，通知相关生产经营者和消费者，并记录召回和通知情况。

六、 食品经营

1. 食品检验机构按照国家有关认证认可的规定取得资质认定后，方可从事食品检验活动。食品检验由食品检验机构指定的检验人独立进行。食品检验实行食品检验机构与检验人负责制。食品检验报告应当加盖食品检验机构公章，并有检验人的签名或者盖章。食品检验机构和检验人对出具的食品检验报告负责。

2. 食品安全监督管理部门对食品不得实施免检。食品生产经营企业可以自行对所生产的食品进行检验，也可以委托符合本法规定的食品检验机构进行检验。食品行业协会等组织、消费者需要委托食品检验机构对食品进行检验的，应当委托符合本法规定的食品检验机构进行。

七、 食品进出口

1. 进口的食品、食品添加剂以及食品相关产品应当符合我国食品安全国家标准。进口的食品应当经出入境检验检疫机构检验合格后，海关凭出入境检验检疫机构签发的通关证明放行。

2. 进口的预包装食品应当有中文标签、中文说明书。标签、说明书应当符合本法以及我国其他有关法律、行政法规的规定和食品安全国家标准的要求，载明食品的原产地以及境内代理商的名称、地址、联系方式。预包装食品没有中文标签、中文说明书，或者标签、说明书不符合本条规定的，不得进口。

3. 出口的食品由出入境检验检疫机构进行监督、抽检，海关凭出入境检验检疫机构签发的通关证明放行。出口食品生产企业和出口食品原料种植、养殖场应当向国家出入境检验检疫部门备案。

八、 食品安全事故处置

1. 国务院组织制定国家食品安全事故应急预案。县级以上地方人民政府应当根据有关法律、法规的规定和上级人民政府的食品安全事故应急预案以及本地区的实际情况，制定本行政区域的食品安全事故应急预案，并报上一级人民政府备案。食品生产经营企业应当制定食品安全事故处置方案，定期检查本企业各项食品安全防范措施的落实情况，及时消除食品安全事故隐患。

2. 发生食品安全事故的单位应当立即予以处置，防止事故扩大。任何单位或者个人不得对食品安全事故隐瞒、谎报、缓报，不得销毁有关证据。

九、 监督管理

1. 县级以上质量监督、 工商行政管理、 食品药品监督管理部门履行各自食品安全监督管理职责， 有权采取下列措施：

（1） 进入生产经营场所实施现场检查。

（2） 对生产经营的食品进行抽样检验。

（3） 查阅、复制有关合同、票据、账簿以及其他有关资料。

（4） 查封、扣押有证据证明不符合食品安全标准的食品，违法使用的食品原料、食品添加剂、食品相关产品，以及用于违法生产经营或者被污染的工具、设备。

（5） 查封违法从事食品生产经营活动的场所。县级以上农业行政部门应当依照《中华人民共和国农产品质量安全法》规定的职责，对食用农产品进行监督管理。

2. 国家建立食品安全信息统一公布制度。 下列信息由国务院卫生行政部门统一公布：

（1） 国家食品安全总体情况。

（2） 食品安全风险评估信息和食品安全风险警示信息。

（3） 重大食品安全事故及其处理信息。

（4） 其他重要的食品安全信息和国务院确定的需要统一公布的信息。

十、 《中华人民共和国食品安全法》 主要修订内容 （2015 年修订版）

1. **禁止剧毒高毒农药用于果蔬菜叶** 在农药管理上，新版食品安全法规定，国家对农药的使用实行严格的管理制度，加快淘汰剧毒、高毒农药、高残留农药，推动替代产品的研发和运用，鼓励使用高效、低毒，低残留农药。增加了禁止将剧毒、高毒农药用于蔬菜、瓜果、茶叶和中草药材等国家规定的农作物的规定。

2. **保健食品标签不得涉防病治疗功能** 保健食品声称保健功能，应当具有科学依据，不得对人体产生急性、亚急性或者慢性危害。保健食品的标签、说明书不得涉及疾病预防、治疗功能，内容应当真实，与注册或者备案的内容相一致，载明适宜人群、不适宜人群、功效成分或者标志性成分及其含量等，并声明 "本品不能代替药物"。

3. **婴幼儿配方食品生产全程质量控制** 婴幼儿配方乳粉的产品配方应当经国务院食品药品监督管理部门注册。注册时，应当提交配方研发报告和其他表明配方科学性、安全性的材料；不得以分装方式生产婴幼儿配方乳粉，同一企业不得用同一配方生产不同品牌的婴幼儿配方乳粉。

4. **网购食品纳入监管范围** 明确规定，网络食品交易第三方应当对入网食品经营者进行实名登记，明确其食品安全管理责任；依法应当取得许可证的，还应当审查其许可证。消费者通过网络食品交易第三方平台购买食品，其合法权益受到损害的，可以向入网食品经营者或者食品生产者要求赔偿。网络食品交易第三方平台提供者不能提供入网食品经营者的真实名称、地址和有效联系方式的，由网络食品交易第三方平台提供者赔偿。网络食品交易第三方平台提供者赔偿后，有权向入网食品经营者或者食品生产者追偿。

5. **生产经营转基因食品按规定标示** 生产经营转基因食品应当按照规定进行标示。同时规定，未按规定进行标示的，没收违法所得和生产工具、设备、原料等，最高可处货值金额五倍以上十倍以下罚款，情节严重的责令停产停业，直至吊销许可证。

第五节 《中华人民共和国医药法》 相关知识

一、 立法宗旨

继承和弘扬中医药，保障和促进中医药事业发展，保护人民健康。

二、 立法亮点

1. 明确了中医药事业的重要地位和发展方针 中医药法规定中医药事业是我国医药卫

生事业的重要组成部分，国家大力发展中医药事业，实行中西医并重的方针。发展中医药事业应当遵循中医药发展规律，坚持继承和创新相结合，保持和发挥中医药特色和优势。国家鼓励中医西医相互学习，相互补充，协调发展，发挥各自优势，促进中西医结合。

2. **建立符合中国医药特点的管理制度** 中医药是反映中华民族对生命、健康和疾病的认识，具有悠久历史传统和独特理论及技术方法的医药学体系。中医药法在中医诊所、中医医师准入，中药管理等多个方面对现有的管理制度进行了改革创新，规定了适应中医药发展规律，符合中医药特点的管理制度，包括将中医诊所由许可管理改为备案管理，规定以师承方式学习中医和经多年实践，医术确有专长的人员，经实践技能和效果考核合格即可取得中医医师资格；允许医疗机构根据临床需要，凭处方炮制市场上没有供应的中药饮片，或者对中药饮片进行再加工。

3. **加大对中医药事业的扶持力度** 我国中医药事业发展取得了显著成就，但是与人民群众的中医药服务需求相比，中医药资源总量仍然不足，中医药服务能力仍然薄弱。为此，中医药法进一步加大对中医药事业的扶持力度，包括明确县级以上政府；应当将中医药事业纳入国民经济和社会发展规划，建立健全中医药管理；体系，将中医药事业发展经费纳入财政预算，为中医药事业发展提供政策支持和条件保障，统筹推进中医药事业发展；应当将中医医疗机构建设纳入医疗机构设置规划，举办规模适宜的中医医疗机构，扶持有中医药特色和优势的医疗机构发展；合理确定中医医疗服务的收费项目和标准，将符合条件的中医医疗机构、中医药项目分别纳入医保定点机构范围和医保支付范围。

4. **坚持扶持与规范并重，加强对中医药的监管** 针对中医药行业中存在的服务不规范、中药材质量下滑等问题，中医药法作了有针对性的规定，包括明确开展中医药服务应当符合中医药服务基本要求，加强对中医医疗广告管理；明确国家制定中药材种植养殖、采集、贮存和初加工的技术规范、标准，加强对中药材生产流通全过程的质量监督管理，保障中药材质量安全。加强中药材质量监测，建立中药材流通追溯体系和进货查验记录制度。鼓励发展中药材规范化种植养殖，严格管理农业投入品的使用，禁止在中医药种植过程中使用剧毒、高毒农药等。

5. **加大对中医药违法行为的处罚力度** 针对中医诊所和中医医师非法执业、医疗机构违法炮制中药饮片、违法配制中药制剂、违法发布中医医疗广告等违法行为规定了明确的法律责任，特别是对在中药材种植过程中使用剧毒、高毒农药的违法行为，明确了严厉的处罚，除依照有关法律、法规规定给予处罚外，情节严重的，可以对直接负责的主管人员和其他直接责任人员处五日以上十五日以下拘留，以加大对危害中药材质量安全行为的惩处力度，保证人民群众用药安全。

第二部分

实践操作

第十七章

健康监测

第一节　信息采集

学习单元1　健康调查表选用及健康信息收集

一、 概述

1. 健康管理的一个关键步骤是健康信息的采集，健康调查表则是健康信息采集的工具。健康信息采集的原则是要保证采集的内容客观反映服务对象的实际情况。

2. 卫生服务记录的主要载体是卫生服务记录表单。一般包括基本信息、儿童保健、妇女保健、疾病控制、疾病管理和医疗服务。

3. 卫生服务记录表单是卫生管理部门依据国家法律法规、卫生制度和技术规范的要求，用于记录服务对象的有关基本信息、健康信息以及卫生服务操作过程与结果的医学技术文档，具有医学效力和法律效力。

4. 目前的健康体检表、行为危险因素调查表和相关疾病管理的随访表是最为重要的健康管理信息来源。这些记录表的首页一般都有个人基本信息，然后是针对性的调查内容。

5. 摘录表格

（1）基本信息表格：表17－1为个人基本信息表。

（2）疾病管理随访表：表17－2为高血压患者随访服务记录表、表17－3为糖尿病患者随访服务记录表。

表 17 - 1　个人基本信息表

姓名：　　　　　　　　　　　　　　　　　　编号□□□－□□□□□

性　　别	1 男　2 女　9 未说明的性别　0 未知的性别	□	出生日期	□□□□ □□ □□
身份证号			工作单位	
本人电话		联系人姓名	联系人电话	
常住类型	1 户籍　2 非户籍　□		民　族	01 汉族　99 少数民族_____□
血　　型	1 A 型　2 B 型　3 O 型　4 AB 型　5 不详 / RH：1 阴性　2 阳性　3 不详			□/□

文化程度	1 研究生　2 大学本科　3 大学专科和专科学校　4 中等专业学校　5 技工学校　6 高中　7 初中　8 小学　9 文盲或半文盲　10 不详　□
职　　业	0 国家机关、党群组织、企业、事业单位负责人　1 专业技术人员　2 办事人员和有关人员　3 商业、服务业人员　4 农、林、牧、渔、水利业生产人员　5 生产、运输设备操作人员及有关人员　6 军人　7 不便分类的其他从业人员　8 无职业　□
婚姻状况	1 未婚　2 已婚　3 丧偶　4 离婚　5 未说明的婚姻状况　□
医疗费用支付方式	1 城镇职工基本医疗保险　2 城镇居民基本医疗保险　3 新型农村合作医疗　4 贫困救助　5 商业医疗保险　6 全公费　7 全自费　8 其他　□/□/□
药物过敏史	1 无　2 青霉素　3 黄胺　4 链霉素　5 其他_____　□/□/□/□
暴露史	1 无　2 化学品　3 毒物　4 射线　□/□/□

既往史	疾病	1 无　2 高血压　3 糖尿病　4 冠心病　5 慢性阻塞性肺疾病　6 恶性肿瘤_____　7 脑卒中　8 严重精神障碍　9 结核病　10 肝炎　11 其他法定传染病　12 职业病____　13 其他_____ □ 确诊时间　　年　月/□ 确诊时间　　年　月/ □ 确诊时间　　年　月 □ 确诊时间　　年　月/□ 确诊时间　　年　月/ □ 确诊时间　　年　月
	手术	1 无　2 有：名称①_____时间_____/名称②_____时间_____□
	外伤	1 无　2 有：名称①_____时间_____/名称②_____时间_____□
	输血	1 无　2 有：原因①_____时间_____/原因②_____时间_____□

家族史	父　亲	□/□/□/□/□/□_____	母　亲	□/□/□/□/□/□___
	兄弟姐妹	□/□/□/□/□_____	子　女	□/□/□/□/□/□___
	1 无　2 高血压　3 糖尿病　4 冠心病　5 慢性阻塞性肺疾病　6 恶性肿瘤　7 脑卒中 8 严重精神障碍　9 结核病　10 肝炎　11 先天畸形　12 其他_____			

遗传病史	1 无　2 有：疾病名称_____　□
残疾情况	1 无残疾　2 视力残疾　3 听力残疾　4 言语残疾　5 肢体残疾 6 智力残疾　7 精神残疾　8 其他残疾_____　□/□/□/□/□/□/□

生活环境	厨房排风设施	1 无　　　2 油烟机　3 换气扇　4 烟囱	□
	燃料类型	1 液化气　2 煤　　　3 天然气　4 沼气　5 柴火　6 其他	□
	饮水	1 自来水　2 经净化过滤的水　3 井水　4 河湖水　5 塘水　6 其他	□
	厕所	1 卫生厕所　2 一格或二格粪池式　3 马桶　4 露天粪坑　5 简易棚厕	□
	禽畜栏	1 无　　　2 单设　　　3 室内　　　4 室外	□

表 17 – 2 高血压患者随访服务记录表

姓名：　　　　　　　　　　　　　　　　　　　　　　编号□□□－□□□□□

随访日期		年　月　日	年　月　日	年　月　日	年　月　日
随访方式		1 门诊 2 家庭 3 电话 □	1 门诊 2 家庭 3 电话 □	1 门诊 2 家庭 3 电话 □	1 门诊 2 家庭 3 电话 □
症状	1 无症状 2 头痛头晕 3 恶心呕吐 4 眼花耳鸣 5 呼吸困难 6 心悸胸闷 7 鼻衄出血不止 8 四肢发麻 9 下肢水肿	□/□/□/□/□ 其他：	□/□/□/□/□ 其他：	□/□/□/□/□ 其他：	□/□/□/□/□ 其他：
体征	血压（mmHg）				
	体重（kg）				
	体质指数（BMI）（kg/m²）				
	心率（次/分钟）				
	其　他				
生活方式指导	日吸烟量（支）				
	日饮酒量（两）				
	运　动	次/周　分钟/次 次/周　分钟/次	次/周　分钟/次 次/周　分钟/次	次/周　分钟/次 次/周　分钟/次	次/周　分钟/次 次/周　分钟/次
	摄盐情况（咸淡）	轻/中/重　/轻/中/重	轻/中/重　/轻/中/重	轻/中/重　/轻/中/重	轻/中/重　/轻/中/重
	心理调整	1 良好 2 一般 3 差　□	1 良好 2 一般 3 差　□	1 良好 2 一般 3 差　□	1 良好 2 一般 3 差　□
	遵医行为	1 良好 2 一般 3 差　□	1 良好 2 一般 3 差　□	1 良好 2 一般 3 差　□	1 良好 2 一般 3 差　□
辅助检查					
服药依从性		1 规律 2 间断 3 不服药 □	1 规律 2 间断 3 不服药 □	1 规律 2 间断 3 不服药 □	1 规律 2 间断 3 不服药 □
药物不良反应		1 无 2 有_____　□	1 无 2 有_____　□	1 无 2 有_____　□	1 无 2 有_____　□
此次随访分类		1 控制满意 2 控制不满意 3 不良反应 4 并发症　□	1 控制满意 2 控制不满意 3 不良反应 4 并发症　□	1 控制满意 2 控制不满意 3 不良反应 4 并发症　□	1 控制满意 2 控制不满意 3 不良反应 4 并发症　□
用药情况	药物名称 1				
	用法用量	每日　次　每次	每日　次　每次	每日　次　每次	每日　次　每次
	药物名称 2				
	用法用量	每日　次　每次	每日　次　每次	每日　次　每次	每日　次　每次
	药物名称 3				
	用法用量	每日　次　每次	每日　次　每次	每日　次　每次	每日　次　每次
	其他药物				
	用法用量	每日　次　每次	每日　次　每次	每日　次　每次	每日　次　每次
转诊	原因				
	机构及科别				
下次随访日期					
随访医生签名					

表 17-3   糖尿病患者随访服务记录表

姓名：   编号□□□-□□□□□

	随访日期				
	随访方式	1 门诊 2 家庭 3 电话　□	1 门诊 2 家庭 3 电话　□	1 门诊 2 家庭 3 电话　□	1 门诊 2 家庭 3 电话　□
症状	1 无症状 2 多饮 3 多食 4 多尿 5 视力模糊 6 感染 7 手脚麻木 8 下肢浮肿 9 体重明显下降	□/□/□/□/□/□/□ 其他	□/□/□/□/□/□/□ 其他	□/□/□/□/□/□/□ 其他	□/□/□/□/□/□/□ 其他
体征	血压（mmHg）				
	体重（kg）				
	体质指数 （kg/m^2）				
	足背动脉搏动	1 触及正常　　　□ 2 减弱（双侧 左侧 右侧） 3 消失（双侧 左侧 右侧）	1 触及正常　　　□ 2 减弱（双侧 左侧 右侧） 3 消失（双侧 左侧 右侧）	1 触及正常　　　□ 2 减弱（双侧 左侧 右侧） 3 消失（双侧 左侧 右侧）	1 触及正常　　　□ 2 减弱（双侧 左侧 右侧） 3 消失（双侧 左侧 右侧）
	其他				
生活方式指导	日吸烟量	支	支	支	支
	日饮酒量	两	两	两	两
	运动	___次/周　___分钟/次 ___次/周　___分钟/次	___次/周　___分钟/次 ___次/周　___分钟/次	___次/周　___分钟/次 ___次/周　___分钟/次	___次/周　___分钟/次 ___次/周　___分钟/次
	主食（克/天）				
	心理调整	1 良好 2 一般 3 差　□	1 良好 2 一般 3 差　□	1 良好 2 一般 3 差　□	1 良好 2 一般 3 差　□
	遵医行为	1 良好 2 一般 3 差　□	1 良好 2 一般 3 差　□	1 良好 2 一般 3 差　□	1 良好 2 一般 3 差　□
辅助检查	空腹血糖值	_____mmol/L	_____mmol/L	_____mmol/L	_____mmol/L
	其他检查	糖化血红蛋白_____% 检查日期：___月___日 _____ _____ _____	糖化血红蛋白_____% 检查日期：___月___日 _____ _____ _____	糖化血红蛋白_____% 检查日期：___月___日 _____ _____ _____	糖化血红蛋白_____% 检查日期：___月___日 _____ _____ _____
	服药依从性	1 规律 2 间断 3 不服药　□	1 规律 2 间断 3 不服药　□	1 规律 2 间断 3 不服药　□	1 规律 2 间断 3 不服药　□
	药物不良反应	1 无 2 有　　　　　□	1 无 2 有　　　　　□	1 无 2 有　　　　　□	1 无 2 有　　　　　□
	低血糖反应	1 无 2 偶尔 3 频繁　□	1 无 2 偶尔 3 频繁　□	1 无 2 偶尔 3 频繁　□	1 无 2 偶尔 3 频繁　□
	此次随访分类	1 控制满意 2 控制不满意 3 不良反应 4 并发症　□	1 控制满意 2 控制不满意 3 不良反应 4 并发症　□	1 控制满意 2 控制不满意 3 不良反应 4 并发症　□	1 控制满意 2 控制不满意 3 不良反应 4 并发症　□

续表

用药情况	药物名称1											
	用法用量	每日　次	每次	每日　次	每次	每日　次	每次	每日　次	每次			
	药物名称2											
	用法用量	每日　次	每次	每日　次	每次	每日　次	每次	每日　次	每次			
	药物名称3											
	用法用量	每日　次	每次	每日　次	每次	每日　次	每次	每日　次	每次			
	胰岛素	种类： 用法和用量：		种类： 用法和用量：		种类： 用法和用量：		种类： 用法和用量：				
转诊	原因											
	机构及科别											
下次随访日期												
随访医生签名												

二、 填表基本要求

1. 健康信息记录表填写须用钢笔或水笔，不得用圆珠笔、铅笔或红色笔书写。字迹须清楚，书体须工整。

2. 数字或代码须用阿拉伯数字书写，不要填出格外。如果数字填错，用双横线将整笔数码划去，并在原数码上方工整填写正确的数码，切勿涂改。

3. 凡有备选答案的项目，应在该项目栏的"□"内填写与相应答案选项编号对应的数字。对于选择备选答案中"其他"或者"异常"这一选项者，应在该选项留出的空白处用文字填写相应内容，并在项目栏的"□"内填写与"其他"或者"异常"选项编号对应的数字。

4. 对各类表单中没有备选答案的项目，用文字或数据在相应的横线上或方框内据实填写。

5. 健康信息记录表个人编码。编码的目的是为了有效识别和便于查找所收集资料的个体。编码的每一位数字都应该有具体的含义。同时也建议将身份证号作为统一的身份识别码，为在信息平台下实现资源共享奠定基础。

6. 各类健康记录表中涉及的日期类项目，按照年（4位）、月（2位）、日（2位）顺序填写。

三、 健康调查表选择

1. 根据健康管理的个体需求选用合适的健康调查表（健康信息记录表）。

2. 如果个体只是要求体检，则使用健康体检表。

3. 在前者基础上，如果个体同意接受以后的健康管理，则需收集行为危险因素相关的信息。

4. 如果发现个体有某种慢性病，应结合疾病管理选用疾病管理随访表。

四、健康信息的收集

按照所选定的健康调查表（健康信息记录表），逐项询问服务对象相关的信息。

1. 收集资料前的准备。熟悉所要使用的健康信息记录表的每一项内容，并接受调查员培训，同时使用该记录表进行预调查。

2. 明确调查对象。

3. 签署知情同意书。被调查对象自主、自愿签署，调查员不得诱导和胁迫。

4. 开始调查，通常面对面直接询问。按顺序逐一询问记录。

（1）使用表 17 - 1 收集个人基本信息，在填写过程中参照下面的说明。

1）工作单位：应填写目前所在工作单位的全称。离退休者填写最后工作单位的全称；下岗待业或无工作经历者须具体注明。

2）联系人姓名：填写与健康监测对象关系紧密的亲友姓名。

3）民族：少数民族应填写全称，如彝族、回族等。

4）血型：在前一个"□"内填写与 ABO 血型对应编号的数字；在后一个"□"内填写是否为"RH 阴性"对应编号的数字。

5）文化程度：指截至本次健康记录时间，本人接受国内外教育所取得的最高学历或现有水平所相当的学历。

6）药物过敏史：表中药物过敏主要列出青霉素、磺胺或者链霉素过敏，如有其他药物过敏，请在其他栏中写明名称，可以多选。

7）既往史

①疾病：填写现在和过去曾经患过的某种疾病，包括建档时还未治愈的慢性病或某些反复发作的疾病，并写明确诊时间，如有恶性肿瘤，请写明具体的部位或疾病名称，如有职业病，请填写具体名称。对于经医疗单位明确诊断的疾病都应以一级及以上医院的正式诊断为依据，有病史卡的以卡上的疾病名称为准，没有病史卡的应有证据证明是经过医院明确诊断的。可以多选。

②手术：填写曾经接受过的手术治疗。如有，应填写具体手术名称和手术时间。

③外伤：填写曾经发生的后果比较严重的外伤经历。如有，应填写具体外伤名称和发生时间。

④输血：填写曾经接受过的输血情况。如有，应填写具体输血原因和发生时间。

8）家族史：指直系亲属（父亲、母亲、兄弟姐妹、子女）中是否患过所列出的具有遗传性或遗传倾向的疾病或症状。有则选择具体疾病名称对应编号的数字，可以多选。没有列出的在"其他"中写明。

9）生活环境：农村地区在建立居民健康档案时需根据实际情况选择填写此项。

（2）使用生活方式信息记录表收集信息。表 17 - 4 引自"WHO 行为危险因素监测指南"相关内容。可根据实际情况进行相应修改、删减或补充。询问问题的序号可删改成指定表格的序号。同时，也可以参考健康体检自测问卷（表17 – 5）中的"生活习惯"部分内容收集管理对象的生活方式相关信息。

（3）健康体检信息的收集

1）健康管理师根据健康体检基本项目目录开展健康体检服务。

2）"必选项目"是开展健康体检服务的基本检测项目，也是形成健康体检报告及个人健康管理档案的必需项目，包括健康体检自测问卷（表17 – 5）、体格检查、实验室检查、辅助检查、体检报告首页（表17 – 6）等五部分。"必选项目"的具体内容见表17 – 7。

3）"备选项目"是个体化深度体检项目，主要针对不同年龄、性别及慢性病风险个体提供的专业化筛检项目。"备选项目"的具体内容见表17 – 8。

5. 记录表的核查。

6. 结束访谈，致谢。

7. 资料的保存。

表17 – 4 生活方式信息记录表

姓名： 编号：

现在我要问你几个关于健康行为的问题，包括吸烟、饮酒、吃水果和蔬菜、体力活动，让我们从烟草开始			
烟草的使用			
序号	问题	回答	代码
1	你目前在使用任何一种烟草制品吗，例如卷烟、雪茄或烟斗	是 / 1	T1
		否 / 2 若为否，请跳转至 T6	
2	若为是，你目前每天都使用烟草制品吗	是 / 1	T2
		否 / 2 若为否，请跳转至 T6	
3	你几岁第一次开始每天吸烟 不记得，填777	年龄（岁）|__|__|如果知道，请跳转至 T5a	T3
4	你记得是多久以前开始吸烟的？（只记录1项，不是3项都填） 不记得，填777	多少年 |__|__|如果知道，请跳转至 T5a	T4a
		或多少个月 |__|__|如果知道，请跳转至 T5a	T4b
		或多少周 |__|__|	T4c
5	你每天平均使用多少支下列种类的烟？（记录每种类型使用的数量） 不记得，填777	机制卷烟 |__|__|__|	T5a
		手卷卷烟 |__|__|__|	T5b
		烟斗烟 |__|__|__|	T5c
		雪茄、方头雪茄、小雪茄 |__|__|	T5d
		其他 |__|__|如为其他，请跳转至 T5 其他	T5e
		其他（请填写具体名称）|__|__|__|__|__|__|	T5 其他
6	你以前曾经每天吸烟吗	是 / 1	T6
		否 / 2 若为否，请跳转至 T9	

续表

7	若为是，你停止每天吸烟时的年龄是多少？ 不记得，填 777	年龄（岁）	∟∟∟∟如果知道，请跳转至 T9		T7
8	你多长时间以前停止每天吸烟？（只记录 1 项，不是 3 项都填） 不记得，填 777	多少年以前	∟∟∟∟如果知道，请跳转至 T9		T8a
		或多少月以前	∟∟∟如果知道，请跳转至 T9		T8b
		或多少周以前	∟∟∟		T8c
9	你目前使用任何无烟烟草，如鼻烟、嚼烟和烟叶吗	是	1		T9
		否	2 若为否，请跳转至 T12		
10	若为是，你目前每天都使用无烟的烟草制品吗	是	1		T10
		否	2 若为否，请跳转至 T12		
11	你平均每天使用多少次（记录每种类型） 不记得，填 777	用嘴吸	∟∟∟∟		T11a
		用鼻子吸	∟∟∟∟		T11b
		嚼烟	∟∟∟∟		T11c
		蒌叶，咀嚼物	∟∟∟∟		T11d
		其他	∟∟∟∟如为其他，请跳转至 T11 其他		T11e
		其他（具体说明）	∟∟∟∟∟∟∟∟∟		T11 其他
12	你过去曾经每天使用无烟烟草制品，如鼻烟、嚼烟和烟叶吗	是	1		T12
		否	2		

饮酒					

下面是有关饮酒的问题（饮酒量的评判标准是：1 标准杯等于半两白酒，或 1 两低度白酒，或 1 两半黄酒，或 3 两葡萄酒，或 1 易拉罐啤酒）

序号	问题		回答	代码
1	过去 12 个月里，你喝过酒吗？（如啤酒、葡萄酒、白酒、黄酒或增加当地其他种类的酒为例子）（使用图示卡片或展示样品）	是	1	A1
		否	2 若为否，请跳转至 D1	
2	过去 12 个月里，你至少喝过 1 标准杯酒的情况如何？（读出供选择的时间，使用图示卡片）	每天	1	A2
		每周 5~6 天	2	
		每周 3~4 天	3	
		每周 1~2 天	4	
		每月 1~3 天	5	
		每月少于 1 天	6	
3	饮酒时，你平均 1 天饮多少杯酒？ 不知道，填写 77	数量	∟∟∟	A3

续表

4	过去 30 天里,你喝过酒吗?(比如啤酒、葡萄酒、白酒、黄酒或增加当地其他种类的酒为例子)(使用图示卡片或展示样品)	是	1	A4
		否	2 若为否,请跳转至 A6	
5	过去 7 天以来,你每天喝了多少标准杯的酒?(使用图示卡片)不知道,填 77	周一	⎣＿⎦＿⎦	A5a
		周二	⎣＿⎦＿⎦	A5b
		周三	⎣＿⎦＿⎦	A5c
		周四	⎣＿⎦＿⎦	A5d
		周五	⎣＿⎦＿⎦	A5e
		周六	⎣＿⎦＿⎦	A5f
		周日	⎣＿⎦＿⎦	A5g
6	过去 12 个月里,你 1 次最多喝了多少标准杯最大数量的酒(将各种酒加起来计算)	最大数量	⎣＿⎦＿⎦	A6
7	只问男性 过去 12 个月里,你有多少天 1 天饮酒量达到 5 个或 5 个以上标准杯	天数	⎣＿⎦＿⎦＿⎦	A7
8	只问女性 过去 12 个月以来,你有多少天 1 天饮酒量达到 4 个或 4 个以上标准杯	天数	⎣＿⎦＿⎦＿⎦	A8

膳食				

下面是有关你通常食用水果和蔬菜的问题。我这里有一张营养图片,上面是本地水果、蔬菜的一些样品。每张图片表示 1 份的重量大小,回答问题时,请您考虑过去 1 年以来有代表性的周的食用情况

序号	问题		回答	代码
1	你通常每周有多少天吃一水果?(使用图示卡片)	天数	⎣＿⎦＿⎦若为 0 天,请跳转至 D3	D1
		不知道,填 77		
2	你通常每天吃多少份水果?(使用图示卡片)	份数	⎣＿⎦＿⎦	D2
		不知道,填 77		
3	你通常每周有多少天吃蔬菜?(使用图示卡片)	天数	⎣＿⎦＿⎦若为 0 天,请跳转至 D5	D3
		不知道,填 77		
4	你通常每天吃多少份蔬菜?(使用图示卡片)	份数	⎣＿⎦＿⎦	D4
		不知道,填 77		

续表

5	你家里备餐时最常使用哪种类型的食用油?(用图示卡,只选1项)	植物油	1	如果是其他,请跳转至 D5 其他	D5
		猪油或牛羊板油	2		
		黄油或酥油	3		
		人造黄油	4		
		其他	5		
		不特别用某种油	6		
		不用油	7		
		不知道	77		
		其他		⊔⊔⊔⊔⊔⊔⊔	D5 其他
6	你平时吃菜喜欢清淡点儿还是咸一点儿	偏淡	1		D6
		一般	2		
		偏咸	3		

身体活动

下面我要询问你通常每周做各类身体活动所花费的时间。请回答下列问题(即使你认为是自己不经常做的身体活动)。身体活动有多种,应包括工作、家务和园艺活动、来回走动(交通相关的)、休闲(自由支配的或业余时间)、锻炼或运动等活动类型。在开始询问前一定要向被调查者做上述陈述

序号	问题		回答	代码
工作时的身体活动				
1	你的工作中有剧烈活动以致引起呼吸和心跳显著增加(如搬运或举重物、挖掘或建筑工作)时间至少持续10分钟吗?(插入例子,使用图示卡片)	是	1	P1
		否	2 若为否,请跳转至 P4	
2	你的工作中通常每周有多少天会做剧烈活动	天数	⊔	P2
3	你通常每天工作中做多长时间的剧烈活动	小时:分钟	⊔⊔:⊔⊔ 小时　　分	P3(a-b)
4	你的工作需要做引起呼吸和心跳轻度增加的中等强度活动,如快步走(搬运较轻的物品)时间至少持续10分钟?(插入例子,使用图示卡片)	是	1	P4
		否	2 若为否,请跳转至 P7	
5	你通常每周有多少天工作时做中等强度的活动	天数	⊔	P5
6	你通常每天工作时做多长时间中等强度的活动	小时:分钟	⊔⊔:⊔⊔ 小时　　分	P6(a-b)
交通时的身体活动				

续表

以下问题不包括上述工作时的体力活动				
现在我要询问你通常的交通方式。例如，去上班、去购物、去市场等（根据需要插入其他例子）				
7	你去某个地方时步行或骑自行车至少持续 10 分钟以上吗	是	1	P7
		否	2 若为否，请跳转至 P10	
8	你通常每周有多少天从一个地点到另一个地点步行或骑自行车至少持续 10 分钟以上	天数	⊔	P8
9	你通常每天在交通方面花多少时间步行或骑自行车	小时：分钟	⊔⊔ : ⊔⊔ 小时　　分	P9(a–b)
娱乐性身体活动				
以下问题不包括上述工作和交通过程中的体力活动				
现在我询问你有关运动、健身和娱乐性体力活动（休闲）的问题（插入相关的例子）				
10	你曾经做过引起你呼吸和心跳显著增加的剧烈的运动、健身和娱乐性（休闲）体力活动并至少持续10分钟以上吗？（插入例子，使用图示卡片）	是	1	P10
		否	2 若为否，请跳转至 P13	
11	你通常每周有多少天进行剧烈的运动、健身和娱乐性（休闲）体力活动	天数	⊔	P11
12	你通常每天花多长时间进行剧烈的运动、健身和娱乐性体力活动	小时：分钟	⊔⊔ : ⊔⊔ 小时　　分	P12(a–b)
13	你曾经做过引起你呼吸和心跳轻度增加的中等强度的运动、健身和娱乐性体力活动（休闲），如快步走（骑自行车、游泳、排球）至少持续10分钟或以上吗？（插入例子，使用图示卡片）	是	1	P13
		否	2 若为否，请跳转至 P16	
14	你通常每周有多少天进行中等强度的运动、健身和娱乐性（休闲）体力活动	天数	⊔	P14
15	你通常每天花多少时间进行中等强度的运动、健身和娱乐性（休闲）体力活动	小时：分钟	⊔⊔ : ⊔⊔ 小时　　分	P15(a–b)
静态习惯				
以下问题是关于工作时、在家里、交通过程中、会朋友时坐姿或靠着所花费的时间（包括坐在桌前、与朋友一起坐着，乘坐轿车、公共汽车、火车，阅读、打扑克或看电视），但不包括睡觉的时间（插入例子，使用图示卡片）				
16	你通常每天有多少时间坐着或靠着	小时：分钟	⊔⊔ : ⊔⊔ 小时　　分	P16(a–b)

在填写中，注意如下：

①表中的问题栏，序号可根据所设计表格的序号重新安排；问题栏的每个问题请直接读给被调查者听。

②表中的回答栏列出了可能出现的各种回答的选项，供健康管理师在调查时画圈或填写。跳转的指示说明在回答选项的右边。

③表中的代码栏目是为了保证调查数据和计算机录入工具、分析程序、数据手册和基本数据表的数据相对应一致而设计的。它是用于数据录入和分析的标识符号，不得更改或取消。

④有关含酒精饮料消费（饮酒）的调查，表中指出可"增加当地其他种类的酒"，可根据当地饮酒的习惯，增加相应的酒类。有关"饮酒量的评判标准"：1 标准杯等于半两白酒（40%），或 1 两低度白酒，或 1 两半黄酒，或 3 两葡萄酒，或 1 易拉罐啤酒。

⑤1 份蔬菜约等于 1 小碗的量；1 份水果约等于 1 个中等体积大小的苹果、香蕉或橘子。

表 17－5　健康体检自测问卷

一、基本信息

姓名：_____　性别：□男　□女　出生日期：____ 年____月____日

身份证号：_____　民族：□汉族 □少数民族

出生地：_____省___ 市___县

婚姻状况：□未婚　□已婚（含同居）　□丧偶　□离异　□其他

文化程度：□小学及以下 □初中 □高中 □中专及技校 □大学本科/专科 □研究生及以上

职业：□国家公务员　□专业技术人员　□职员　□企业管理人员　□工人　□农民　□学生　□现役军人　□自由职业者　□个体经营者　□无业人员　□退（离）休人员　□其他

医保类别：□城镇职工医保　□城镇居民医保　□新农合医保　□其他　□无

联系电话：_____

二、健康史－家族史

1. 您的父母或兄弟姐妹是否患有明确诊断的疾病？　A. 是　B. 否

1－1. 请选择疾病的名称：（可多选）

A. 高血压　B. 脑卒中　C. 冠心病　D. 外周血管病　E. 心力衰竭　F. 糖尿病　G. 肥胖症　H. 慢性肾脏疾病 I. 慢性阻塞性肺病　J. 骨质疏松　K. 痛风　L. 恶性肿瘤　M. 风湿免疫性疾病　N. 精神疾病　O. 其他_____

1－2. 请确定所患的恶性肿瘤名称：

A. 肺癌　B. 肝癌　C. 胃癌　D. 食管癌　E. 结直肠癌　F. 白血病　G. 脑瘤　H. 乳腺癌　I. 胰腺癌　J. 骨癌 K. 膀胱癌　L. 鼻咽癌　M. 宫颈癌　N. 子宫癌　O. 前列腺癌　P. 卵巢癌　Q. 甲状腺癌　R. 皮肤癌　S. 其他_____

1－3. 您的父亲是否在 55 岁、母亲在 65 岁之前患有上述疾病吗？　A. 是　B. 否

三、健康史－现病史

2. 您是否患有明确诊断的疾病或异常？　A. 是　B. 否

2－1. 请您确认具体疾病或异常的名称：（可多选，如有，请标明诊断时间）

A. 高血压　B. 脑卒中　C. 冠心病　D. 外周血管病　E. 糖尿病　F. 脂肪肝　G. 慢性肾脏疾病　H. 慢性胃炎或胃溃疡　I. 幽门螺杆菌感染　J. 胃息肉　K. 肠道息肉　L. 慢性阻塞性肺病　M. 哮喘　N. 慢性胰腺炎　O. 骨质疏松 P. 慢性肝炎或肝硬化　Q. 慢性胆囊炎、胆石症　R. 结核病　S. 类风湿关节炎　T. 前列腺炎或肥大　U. 慢性乳腺疾病　V. 人乳头瘤病毒（HPV）感染　W. 血脂异常　X. 尿酸升高 Y. 恶性肿瘤　Z. 其他_____

2－2. 请确定您所患的恶性肿瘤名称：

A. 肺癌　B. 肝癌　C. 胃癌　D. 食管癌　E. 结直肠癌　F. 白血病　G. 脑瘤　H. 乳腺癌　I. 胰腺癌　J. 骨癌 K. 膀胱癌　L. 鼻咽癌　M. 宫颈癌　N. 子宫癌　O. 前列腺癌　P. 卵巢癌　Q. 甲状腺癌　R. 皮肤癌　S. 其他_____

2－3. 请填写您被诊断患有上述疾病或异常的年龄：_____岁

四、健康史－过敏史

3. 您是否出现过过敏？　A. 是　B. 否

3－1. 请选择过敏原：（可多选）

A. 青霉素　B. 磺胺类　C. 链霉素　D. 头孢类　E. 鸡蛋　F. 牛奶　G. 海鲜　H. 花粉或尘螨　I. 粉尘　J. 洗洁剂　K. 化妆品　L. 其他_____

五、健康史－用药史

4. 您是否长期服用药物？（连续服用 6 个月以上，平均每日服用一次以上）　　A. 是　B. 否

4－1. 您长期服用哪些药物：（可多选）

A. 降压药　B. 降糖药　C. 调脂药（降脂药）　D. 降尿酸药　E. 抗心律失常药　F. 缓解哮喘药物　G. 解热镇痛药（如布洛芬等）　H. 强的松类药物　I. 雌激素类药物 J. 利尿剂　K. 镇静剂或安眠药　L. 中草药　M. 避孕药　N. 抗抑郁药物　O. 其他_____

六、健康史－手术史

5. 您是否因病进行过手术治疗？　A. 是　B. 否

5－1. 请您选择手术的部位：（可多选）

A. 头颅（含脑）　B. 眼　C. 耳鼻咽喉　D. 颌面部及口腔　E. 颈部或甲状腺　F. 胸部（含肺部）　G. 心脏（含心脏介入）H. 外周血管　I. 胃肠　J. 肝胆　K. 肾脏　L. 脊柱　M. 四肢及关节　N. 膀胱　O. 妇科　P. 乳腺　Q. 前列腺　R. 其他_____

七、健康史 – 月经生育史

6. 您第一次来月经的年龄：_____岁

7. 您是否绝经？　A. 是　　B. 否

7 – 1. 绝经年龄：_____岁

8. 您的结婚年龄：_____岁

9. 您是否生育过？A. 是　　B. 否

9 – 1. 初产年龄：_____岁，生产_____次，流产总次数_____次

9 – 2. 您的孩子是母乳喂养吗？　A. 是　　B. 否

9 – 3. 哺乳时间：_____月

9 – 4. 您是否曾患有妊娠糖尿病？A. 是　　B. 否

9 – 5. 您是否曾患有妊娠高血压？A. 是　　B. 否

八、躯体症状（最近 3 个月）

10. 您感觉身体总体健康状况如何？
A. 好　　B. 一般　　C. 差

11. 您感到疲劳乏力或周身明显不适吗？
A. 没有　　B. 偶尔　　C. 经常

12. 您视力有下降吗？
A. 没有　　B. 轻微　　C. 明显

13. 您听力有下降吗？
A. 没有　　B. 轻微　　C. 明显

14. 您有鼻出血或脓血鼻涕吗？
A. 没有　　B. 偶尔　　C. 经常

15. 您出现过吞咽不适、哽噎感吗？
A. 没有　　B. 偶尔　　C. 经常

16. 您有明显的咳嗽、咳痰吗？
A. 没有　　B. 偶尔　　C. 经常

17. 您有过咳痰带血或咯血吗？
A. 没有　　B. 偶尔　　C. 经常

18. 您感到胸痛或心前区憋闷不适吗？
A. 没有　　B. 偶尔　　C. 经常

19. 您感到有胸闷气喘或呼吸困难吗？
A. 没有　　B. 偶尔　　C. 经常

20. 您感到低热（体温偏高）吗？
A. 没有　　B. 偶尔　　C. 经常

21. 您感到头晕或头昏吗？
A. 没有　　B. 偶尔　　C. 经常

22. 您感到恶心、反酸或上腹部不适吗？
A. 没有　　B. 偶尔　　C. 经常

23. 您有过食欲不振、消化不良或腹胀吗？
A. 没有　　B. 偶尔　　C. 经常

24. 您有过不明原因跌倒或晕倒吗？
A. 没有　　B. 偶尔　　C. 经常

25. 您感到明显的手足发麻或刺痛吗？
A. 没有　　B. 偶尔　　C. 经常

26. 您双下肢水肿吗？
A. 没有　　B. 偶尔　　C. 经常

27. 您排尿困难吗？
A. 没有　　B. 偶尔　　C. 经常

28. 您有尿频、尿急、尿痛及尿血吗？
A. 没有　　B. 偶尔　　C. 经常

29. 您有腹泻、腹痛或大便习惯改变（入厕时间、次数、形状等）吗？

A. 没有　　B. 偶尔　　C. 经常

30. 您出现过柏油样便或便中带血吗？

A. 没有　　　B. 偶尔　　　C. 经常

31. 您出现过不明原因的身体消瘦或体重减轻（体重减轻超过原体重的10%）吗？

A. 是　　　B. 否

32. 您是否发现乳房有包块，并伴有胀痛（与月经周期无关）？

A. 是　　　B. 否

33. 您有不明原因的阴道出血、白带异常吗？

A. 是　　　B. 否

34. 您身体有过明显的疼痛（外伤除外）吗？

A. 是　　　B. 否

34-1. 疼痛的部位？

A. 头　B. 颈肩　C. 咽喉　D. 腰背　E. 胸部　F. 腹部　G. 四肢　H. 关节

九、生活习惯——饮食

35. 您通常能够按时吃三餐吗？

A. 能　　B. 基本能　　C. 不能

36. 您常暴饮暴食吗？

A. 是　　　B. 否

37. 您常吃夜宵吗？

A. 不吃　　B. 偶尔吃　　　C. 经常吃

38. 您参加请客吃饭（应酬）情况？

A. 不参加或偶尔参加（1~2次/月）　　B. 比较多（1~2次/周）

C. 经常参加（3~5次/周）　　　　　　D. 非常频繁（>5次/周）

39. 您的饮食口味：

A. 清淡　　B. 咸　　　C. 甜　　D. 高油脂　　　E. 辛辣　　F. 热烫

40. 您的饮食偏好：

A. 熏制、腌制类　B. 油炸食品　C. 甜点　D. 吃零食（适量坚果除外）

E. 吃快餐　F. 喝粥（≥2次/天）G. 其他

41. 您的主食结构如何？

A. 细粮为主　B. 粗细搭配　C. 粗粮为主　D. 不好说

42. 您喝牛奶吗？

A. 不喝　B. 偶尔喝（1~2次/周）　C. 经常喝（3~5次/周）　D. 每天都喝（>5次/周）

43. 您吃鸡蛋吗？

A. 不吃　B. 偶尔吃（1~2次/周）　C. 经常吃（3~5次/周）　D. 每天都吃（>5次/周）

44. 您吃豆类及豆制品吗？

A. 不吃　B. 偶尔吃（1~2次/周）　C. 经常吃（≥3次/周）

45. 您吃水果吗？

A. 不吃　　B. 偶尔吃（1~2次/周）　C. 经常吃（3~5次/周）　D. 每天都吃（>5次/周）

46. 您平均每天吃多少蔬菜？

A. <100g　B. 100~200g　C. 200~500g　D. >500g

47. 您平均每天吃多少肉（猪、牛、羊、禽）？

A. <50g　B. 50~100g　C. 101~250g　D. >250g

48. 您吃肥肉吗？

A. 不吃　　B. 偶尔吃一点　　C. 经常吃

49. 您吃动物内脏吗？

A. 不吃　　B. 偶尔吃（1~2次/周）　　C. 经常吃（≥3次/周）

50. 您吃鱼肉或海鲜吗？

A. 不吃　　B. 偶尔吃（1~2次/周）　　C. 经常吃（≥3次/周）

51. 您喝咖啡吗？

A. 不喝　　B. 偶尔喝（1~2次/周）　　C. 经常喝（3~5次/周）　　D. 每天都喝（>5次/周）

52. 您喝含糖饮料（果汁、可乐等）吗？

A. 不喝　　B. 偶尔喝（1~2次/周）　　C. 经常喝（3~5次/周）　　D. 每天都喝（>5次/周）

十、生活习惯–吸烟

53. 您吸烟吗？（持续吸烟1年以上）

A. 不吸　B. 吸烟　C. 吸烟，已戒（戒烟1年以上）　D. 被动吸烟（每天累计15分钟以上，且每周1天以上）

53－1. 您通常每天吸多少支烟？（含戒烟前）_____支

53－2. 您持续吸烟的年限？（含戒烟前）_____年

53－3. 您戒烟多长时间了？_____年

十一、生活习惯－饮酒

54. 您喝酒吗？（平均每周饮酒1次以上）　A. 不喝　　　B. 喝　　C. 以前喝，现已戒酒（戒酒1年以上）

54－1. 您一般喝什么酒？

A. 白酒　　B. 啤酒　　C. 红酒　　D. 什么都喝

54－2. 您每周喝几次酒？（含戒酒前）

A. 1～2次　　B. 3～5次　　C. >5次

54－3. 您每次喝几两？（1两相当于50mL白酒，100mL红酒，300mL啤酒）

A. 1～2两　　B. 3～4两　　C. >5两

54－4. 您持续喝酒的年限？（含戒酒前）_____年

54－5. 您戒酒多长时间了？_____年

十二、生活习惯－运动锻炼

55. 您参加运动锻炼吗？

A. 不参加　B. 偶然参加　　C. 经常参加（平均每周锻炼3次及以上，每次锻炼>30分钟）

55－1. 您常采用的运动锻炼方式：（可多选）

A. 散步　B. 慢跑　C. 游泳　　D. 骑自行车　E. 爬楼梯　F. 球类　G. 交谊舞　H. 瑜伽　I. 健身操　　　J. 力量锻炼　　K. 登山　　　L. 太极拳　　M. 其他

55－2. 您每周锻炼几次？

A. 1～2次　　B. 3～5次　　C. >5次

55－3. 您每次锻炼多长时间？

A. <30分钟　　B. 30～60分钟　　C. >60分钟

55－4. 您坚持锻炼多少年了？_____年

56. 您工作中的体力强度？

A. 脑力劳动为主　　B. 轻体力劳动　　C. 中度体力劳动　　D. 重体力劳动　　E. 不工作

56－1. 您每周工作几天？

A. <3天　　B. 3～5天　　C. >5天

56－2. 您每天平均工作多长时间？_____小时

57. 除工作、学习时间外，您每天坐着（如看电视、上网、打麻将、打牌等）的时间是？

A. <2小时　　B. 2～4小时　　C. 4～6小时　　D. >6小时

十三、环境健康

58. 您的工作/生活场所经常会接触到哪些有害物质？

A. 无或很少　B. 噪音、震动　C. 电磁辐射　　D. 粉尘　　E. 化学污染　F. 空气污染　G. 建筑装修污染　H. 烹饪油烟　I. 其他

十四、心理健康－精神压力（最近两周）

59. 您感到闷闷不乐、情绪低落吗？

A. 没有　　B. 偶尔　　C. 经常

60. 您容易情绪激动或生气吗？

A. 没有　　B. 偶尔　　C. 经常

61. 您感到精神紧张，很难放松吗？

A. 没有　　B. 偶尔　　C. 经常

62. 您比平常容易紧张和着急吗？

A. 没有　　B. 偶尔　　C. 经常

63. 您容易发脾气，没有耐性吗？

A. 没有　　B. 偶尔　　C. 经常

64. 您感到心力枯竭，对人对事缺乏热情吗？

A. 没有　　B. 偶尔　　C. 经常

65. 您容易焦虑不安、心烦意乱吗？

A. 没有　　B. 偶尔　　C. 经常

66. 您感觉压抑或沮丧吗？

A. 没有　　B. 偶尔　　C. 经常

67. 您注意力集中有困难吗？

A. 没有　　B. 偶尔　　C. 经常

十五、睡眠健康

68. 最近 1 个月，您的睡眠如何？

A. 好　　B. 一般　　C. 差

68 – 1. 您睡眠差的主要表现：

A. 入睡困难　　B. 早醒　　C. 多梦或噩梦中惊醒　　D. 夜起　　E. 熟睡时间短　　F. 其他

68 – 2. 造成您睡眠差的主要原因：

A. 工作压力过大　　B. 负性生活事件　　C. 环境干扰（如噪音、配偶或室友打鼾等）　　D. 身体不适或疾病　　E. 气候变化　　F. 药物　　G. 倒班或倒时差　　H. 其他

69. 您每天平均睡眠时间：（不等于卧床时间）

A. <5 小时　　B. 5 ~ 7 小时　　C. 7 ~ 9 小时　　D. >9 小时

十六、健康素养

70. 您多长时间做一次体检？

A. 从来不做　　B. 半年　　C. 1 年　　D. 2 ~ 3 年　　E. >3 年

71. 您是否主动获取医疗保健知识？

A. 是　　B. 否

71 – 1. 您获取医疗保健知识的途径？

A. 电视　　B. 广播　　C. 图书和报刊　　D. 上网　　E. 卫生机构及医生　　F. 其他

72. 您入厕观察二便（大小便）吗？

A. 从不　　B. 偶尔　　C. 经常

73. 您自测血压、心率吗？

A. 从不　　B. 偶尔　　C. 经常

74. 您出差或旅游带常用或急救药品吗？

A. 从不　　B. 偶尔　　C. 经常

75. 您乘坐私家车或出租车时系安全带吗？

A. 从来不系　　B. 有时系　　C. 每次都系

76. 您经常晒太阳吗？

A. 从不　　B. 偶然　　C. 经常

77. 您认为以下血压值哪个最理想？

A. 140/90mmHg　　B. 120/80mmHg　　C. 150/100mmHg　　D. 不知道

78. 您认为成年人腋下体温最理想的范围是？

A. 35℃ ~ 36℃　　B. 36℃ ~ 37℃　　C. 37℃ ~ 38℃　　D. 不知道

79. 您认为安静状态下成年人最理想的脉搏次数是？

A. 30 ~ 50 次/分　　B. 51 ~ 70 次/分　　C. 71 ~ 90 次/分　　D. >90 次/分　　E. 不知道

80. 您认为成年人每天最佳食盐量不要超过多少克？

A. 6 克　　B. 8 克　　C. 10 克　　D. 12 克　　E. 不知道

81. 您认为成年人正常体重指数是 ［体重指数 = 体重（kg）/身高（m²）］？

A. ≤18. 5　　B. 18. 5 ~ 24. 9　　C. 25 ~ 29. 9　　D. 30 以上　　E. 不知道

82. 您认为成年人正常腰围是？

男性：A. ≤80cm　　B. ≤85cm　　C. ≤90cm　　D. ≤95cm　　E. 不知道

女性：A. ≤70cm　　B. ≤75cm　　C. ≤80cm　　D. ≤85cm　　E. 不知道

83. 您认为成人空腹血糖正常值是？

A. <3. 89mmol/L　　B. 3. 89 ~ 6. 1mmol/L　　C. 6. 1 ~ 7. 0mmol/L　　D. ≥7. 0mmol/L　　E. 不知道

84. 您认为成人甘油三酯正常值是？

A. <0. 56mmol/L　　B. 0. 56 ~ 1. 7mmol/L　　C. >1. 7mmol/L　　D. 不知道

85. 您认为成人总胆固醇理想值是？

A. <5. 2mmol/L　　B. 5. 2 ~ 6. 1mmol/L　　C. >6. 1mmol/L　　D. 不知道

86. 答完该问卷后，您对自己的健康状态感觉如何？

A. 很好　　B. 比较好　　C. 一般（还可以）　　D. 不好或较差　　E. 不好说

87. 您对该健康自测问卷的总体印象是？

A. 很好　　B. 比较好　　C. 一般（还可以）　　D. 不好说　　E. 较差或不好

表 17 - 6　健康体检报告首页

体检机构：　　　　　　　　　　　体检编号：

第＿＿＿＿＿次体检　　　　　　　本次体检日期：＿＿＿＿＿年＿＿＿＿＿月＿＿＿＿＿日

体检项目类别：1. 健康体检自测问卷　2. 基本体检　3. 专病专项检查（注明）

姓名＿＿＿＿＿　　性别：1. 男 2. 女　　出生日期＿＿＿＿＿年＿＿＿＿＿月＿＿＿＿＿日

身份证号＿＿＿＿＿＿＿＿＿＿＿＿

民族＿＿＿＿＿　　职业＿＿＿＿＿

婚姻状况：1. 未婚　2. 已婚　3. 丧偶　4. 离婚

文化程度：1. 小学及以下　2. 初中　3. 高中　4. 中专及技校　5. 大学本科/专科　6. 研究生及以上

自测问卷发现的主要疾病及健康危险因素（填写相应序号；其他请填写详细名称）：＿＿＿＿＿

1. 阳性家族史（注明）　2. 吸烟　3. 过量饮酒　4. 体力活动不足　5. 不合理膳食　6. 血压升高　7. 血糖异常　8. 血脂异常　9. 超重或肥胖　10. 心理压力大或工作紧张　11. 睡眠问题　12. 现病［a. 高血压 b. 冠心病　c. 脑卒中　d. 糖尿病　e. 慢阻肺　f. 慢性肾病　g. 恶性肿瘤　h. 其他（注明）＿＿＿＿＿］

物理检查结果（只对应异常科室）：＿＿＿＿＿

科室：1. 内科　2. 外科　3. 眼科　4. 耳鼻咽喉科　5. 口腔科　6. 妇科　7. 其他（注明）＿＿＿＿＿

体检基本项目检测结果

指标	检测结果	指标	检测结果
心率（次/分）		总胆固醇（mmol/L）	
血压（mmHg）		甘油三酯（mmol/L）	
体重指数（kg/m^2）		低密度脂蛋白胆固醇（mmol/L）	
腰围（cm）		高密度脂蛋白胆固醇（mmol/L）	
空腹血糖（mmol/L）		谷丙转氨酶（U/T）	
白细胞计数（10^9/L）		总胆红素（μmol/L）	
红细胞计数（10^{12}/L）		血尿素氮（mmol/L）	
血红蛋白（g/L）		血肌酐（μmol/L）	
血小板计数（10^9/L）		血尿酸（μmol/L）	

辅助检查项目	检查结果	辅助检查项目	检查结果
心电图		其他 1（注明）	
腹部超声		其他 2（注明）	
X 线胸片		其他 3（注明）	

慢性病风险筛查

慢性病类别	低风险	中度风险	高风险	疾病
心血管病				
糖尿病				
恶性肿瘤				
慢阻肺（COPD）				
慢性肾病（CKD）				
骨质疏松				
其他疾病 1				
其他疾病 2				
其他疾病 3				

审核签名：＿＿＿＿＿＿＿＿＿＿

表 17 - 7　健康体检基本项目目录 （必选项目）

一级目录	二级目录	主要检查内容
健康体检自测问卷	个人基本信息	年龄、性别、婚否、职业等
	生活习惯	饮食习惯、烟酒嗜好、运动、体力活动、生活起居等
	健康史及症状	现病现症，既往疾病及用药或伤残史、手术史，过敏史，妇女月经及孕育史等
	家族史	遗传病史及早发 （男性≤55 岁、女性≤65 岁） 慢性病家族史等
体格检查	一般检查	身高、体重、腰围、臀围、血压、脉搏
	物理检查	内科：心、肝、脾、肺、肾 外科：浅表淋巴结、甲状腺、乳腺、脊柱四肢关节、肛门、外生殖器 （男性） 眼科检查：视力、辨色力、内眼、外眼、眼压 耳鼻咽喉科：外耳道、骨膜、听力、鼻腔、咽喉 口腔科：口腔黏膜、牙齿、牙龈、颞颌关节、腮腺 妇科：外阴内诊
实验室检查	常规检查	血常规：白细胞计数、红细胞计数、血红蛋白、血小板计数 尿液分析：尿蛋白、尿潜血、尿红细胞、尿白细胞、尿比重、亚硝酸盐 便常规 + 便潜血
	生化检查	肝功能：谷草转氨酶、谷丙转氨酶、总胆红素 肾功能：血尿素氮、血肌酐 血脂：总胆固醇 （TC）、甘油三酯 （TG）、低密度脂蛋白胆固醇 （LDL - C）、高密度脂蛋白胆固醇 （HDLC） 血糖：空腹血糖 血尿酸
	细胞学检查	妇科病理学检查
辅助检查	心电图检查	心率及心电图异常结论
	X 线检查	胸片：肺部、心脏、胸廓、纵隔、膈肌
	超声检查	腹部超声：肝、胆、胰、脾、肾
体检报告首页		个人基本信息、体检主要发现、体检结果摘要、慢性病风险筛查

表 17 - 8　健康体检基本项目目录 （备选项目）

一级目录	二级目录	主要检查内容
心脑血管疾病风险筛查	高血压风险筛查 （适宜 20 岁以上人群）	早发高血压家族史、吸烟史、饮酒史、高盐饮食、长期精神紧张、头昏、头痛、眩晕等诊室血压 （连续 3 次） 动态血压监测及血压变异性分析 心电图 血管超声 （颈动脉、肾动脉、下肢动脉、腹主动脉） 眼底镜及眼底血管照相 胸部 X 线照片 脉搏传导速度、踝臂指数

续表

一级目录	二级目录	主要检查内容
心脑血管疾病风险筛查		空腹血糖、餐后2小时血糖、糖化血红蛋白、血肌酐、尿微量白蛋白 血脂：TC、TG、LDL－C、HDLC、载脂蛋白a、载脂蛋白b、脂蛋白a同型半胱氨酸、超敏C反应蛋白、肾素等
	冠心病风险筛查（适宜40岁以上人群）	冠心病病史及早发家族史、心前区疼痛、压迫感及胸部不适等 血压计动态血压检查 眼底镜及眼底血管照相 心脏彩色超声 脉搏波传导速度、血管内皮功能、踝臂指数 颈动脉超声 动态心电图 心电图运动试验 螺旋CT断层扫描冠脉成像（CTA） 空腹血糖、血肌酐、尿微量白蛋白 心肌酶谱检查：血乳酸脱氢酶及其同工酶（LDH）、血清肌酸激酶（CK）及其同工酶（CKMB）、肌红蛋白、肌钙蛋白 血脂：TC、TG、LDL－C、HDL－C、载脂蛋白a、载脂蛋白b、脂蛋白a 血管损伤标志物检查：超敏C反应蛋白、白介素6、肿瘤坏死因子（TNF－α）纤维蛋白原、同型半胱氨酸等
	脑卒中风险筛查（适宜40岁以上人群）	高血压、慢性房颤、扩张性心肌病、风湿性心脏病病史及早发家族史、头痛、头昏、眩晕及短暂性脑缺血发作（TIA）等 血压及动态血压检查 眼底镜及眼底血管照相 心脏彩色超声 颈动脉超声及经颅多普勒 脉搏波传导速度、血管内皮功能、踝臂指数 头颅CT、空腹血糖、血肌酐、尿微量白蛋白 血脂：TC、TG、LDL－C、HDLC、载脂蛋白a、载脂蛋白b、脂蛋白a等 血黏度监测、血小板聚集等 血管损伤标志物检查：超敏C反应蛋白、纤维蛋白原、同型半胱氨酸等
	外周血管病风险筛查（适宜50岁以上人群）	高血压或脑卒中家族史，高血压，脑卒中、房颤、颈动脉狭窄、腹主动脉瘤等病史，头痛、头昏、乏力、下肢水肿及跛行等 足背动脉触诊 血压及四肢血压测量 颈部、腹部听诊（血管杂音） 血管超声（颈动脉、腹主动脉、肾动脉及肢体动脉） 脉搏波传导速度、血管内皮功能、踝臂指数 血脂：TC、TG、LDL－C、HDLC、载脂蛋白a、载脂蛋白b、脂蛋白a等 空腹血糖、血肌酐、尿微量白蛋白 血管损伤标志物检查：超敏C反应蛋白、纤维蛋白原、同型半胱氨酸等

续表

一级目录	二级目录	主要检查内容
2 型糖尿病风险筛查	空腹血糖受损（IFG）、糖耐量异常（IGT）糖调节受损（IFG + IGT）（适宜 35 岁以上人群）	出生体重，糖尿病家族史、妊娠糖尿病、高血压、冠心病史、血糖及血脂异常史、饮食与运动情况，口渴、多饮、多尿、多食、体重下降、倦怠乏力等 BMI、腰围与腰臀比、脂肪率等 空腹血糖、餐后 2 小时血糖、OGTT 血糖 2 次、糖化血红蛋白、糖化白蛋白等 尿糖、尿酮体、尿微量白蛋白 血压、脉搏波传导速度、血管内皮功能、踝臂指数 血脂：TCTG、LDL – C、HDLC、载脂蛋白 a、载脂蛋白 b、脂蛋白 a 等 胰岛素、C 肽 血管损伤标志物检查：超敏 C 反应蛋白、同型半胱氨酸等
慢性阻塞性肺疾病（COPD 风险筛查）	适宜 50 岁一般人群和 40 岁以上吸烟人群	吸烟史，慢性支气管炎、哮喘病史，慢性咳嗽、咳痰，气短、喘息、胸闷等 肺功能检查 肺部 X 线检查、CT 检查 血沉、白细胞计数、红细胞计数及红细胞压积
慢性肾病风险筛查	适宜 40 岁以上人群	肾脏疾病家族史，慢性肾炎及蛋白尿、高血压、糖尿病病史等，眼睑水肿、血尿、尿少、疲乏、厌食、恶心呕吐等 血压测量 血肌酐、尿微量白蛋白 肾脏超声检查
骨质疏松风险筛查	适宜 50 岁以上人群	骨质疏松家族史，脆性骨折史，糖皮质激素及长期服用中草药史、女性绝经后服用雌激素情况，腰背痛、脊柱变形等 脊柱及四肢 X 线检查 骨密度检查：双能 X 线吸收法测定、超声检查等 血钙浓度、血无机磷浓度、碱性磷酸酶、骨钙素 钙磷代谢调节激素检查：25（OH）D$_3$
恶性肿瘤风险筛查	肺癌（适宜 50 岁以上人群）	肺癌家族史、吸烟史、阵发性刺激咳嗽、胸痛、痰中带血、长期低热等 低剂量 CT 肿瘤标志物：神经元特异性烯醇化酶（NSE）、血清细胞角蛋白 19 片段（CYFRA2 – 1）、癌胚抗原（CEA）、鳞状上皮细胞癌抗原（SCC）
	乳腺癌（适宜 35 岁以上人群）	乳腺癌家族史、乳腺癌病史、婚育史、月经史、乳房胀痛（与月经周期无关）、乳头异常分泌物等 乳腺超声检查（20～30 岁每年 1 次） 乳腺钼靶检查（50 岁以后 1 年半 1 次） 肿瘤标志物：糖类抗原 153（CA – 153）、糖类抗原 125（CA – 125）、癌胚抗原（CEA）
	宫颈癌（适宜 21 岁以上人群）	宫颈癌家族史，月经史、生育史、不洁性生活史，白带异常、阴道出血等 宫颈超薄细胞学检查（TCT） 人乳头瘤病毒（HPV）测试 肿瘤标志物：鳞状上皮细胞癌抗原（SCC）、癌胚抗原（CEA）

续表

一级目录	二级目录	主要检查内容
恶性肿瘤风险筛查	结直肠癌（适宜50岁以上人群）	结直肠癌家族史、慢性结肠炎及肠息肉病史，下腹痛、便血、黏液便、大便频次等 肛诊、大便潜血试验 结肠镜（50岁以上，每5年1次） 气钡双重造影 肿瘤标志物：癌胚抗原（CEA）、糖类抗原199（CA-199）糖类抗原242（CA-242）
	胃癌（适宜50岁以上人群）	胃癌家族史，胃溃疡、胃肠息肉病史等，腹痛、腹泻、消瘦、柏油便等 胃镜检查 气钡双重造影 幽门螺杆菌（HP）检查 胃蛋白酶原Ⅰ、Ⅱ及其比值测定 肿瘤标志物：糖类抗原72-4（CA72-4）、癌胚抗原（CEA）
	肝癌（适宜50岁以上人群）	乙型肝炎及肝硬化病史、肝区疼痛、纳差、消瘦、腹胀等症状 肝功能：总蛋白、白蛋白、球蛋白、总胆红素、碱性磷酸酶、γ-谷氨酰转肽酶（γ-GT）等 丙肝抗体：血丙肝抗体、丙肝RNA浓度 乙肝病毒免疫学：乙肝表面抗原（HBsAg）、乙肝表面抗体（HBsAb），乙肝e抗原（HBeAg）、乙肝e抗体（HBeAb）、乙肝核心抗体（HBcAb）、乙肝DNA浓度 肝脏超声 肿瘤标志物：甲胎蛋白（AFP）
	前列腺癌（适宜45岁以上男性）	前列腺癌家族史，慢性炎症史，反复尿频、尿急及血尿等前列腺触诊检查 阴式超声 肿瘤标志物：血清前列腺特异性抗原（PSA）、血清游离前列腺特异性抗原（FPSA）
	甲状腺癌（适宜40岁以上人群）	颈部放射线治疗史、结节性甲状腺肿、声音嘶哑、进食呛噎等症状 甲状腺触诊检查 甲状腺超声检查

学习单元2 体格测量

一、 体重与身高

1. 体重反映的是体内蛋白质、矿物质、水分、脂肪与碳水化合物的总和。在水分恒定不变的情况下，体重可反映身体营养水平，尤其反映与蛋白质和脂肪有关的能量水平。

2. 体重由脂肪体重和去脂体重构成，是客观评价人体营养和健康状况的重要指标。

3. 评价体重状况方法如下：

（1）年龄组别体重：主要用于 0~6 岁儿童。以实测体重与同年龄组的标准体重进行比较，应在标准体重均值的 2 个标准范围内（或在第 25 ~ 75 百分位数范围）。

（2）身高别体重：主要用于 0 ~ 6 岁儿童。以实测体重与同身高组的标准体重相比较，也应在均值的 2 个标准差范围内（或在第 25 ~ 75 百分位数范围）。如达不到标准，则表示为消瘦，反映近期营养不佳。对区分急性营养不良和慢性营养不良有较大意义。

（3）体重指数：体重指数（BMI）计算公式为：$BMI = 体重（kg）/ [身高（m）]^2$。

1）性别年龄组别 BMI：可查询 6 ~ 18 岁学龄儿童青少年 BMI 筛查超重与肥胖界值（表 17 - 9）。此指标较年龄组别体重更精确、科学。

表 17 - 9　6 ~ 18 岁学龄儿童青少年性别年龄别 BMI 筛查超重与肥胖界值　（单位为 kg/m^2）

年龄（岁）	男生		女生	
	超重	肥胖	超重	肥胖
6.0 ~	16.4	17.7	16.2	17.5
6.5 ~	16.7	18.1	16.5	18.0
7.0 ~	17.0	18.7	16.8	18.5
7.5 ~	17.4	19.2	17.2	19.0
8.0 ~	17.8	19.7	17.6	19.4
8.5 ~	18.1	20.3	18.1	19.9
9.0 ~	18.5	20.8	18.5	20.4
9.5 ~	18.9	21.4	19.0	21.0
10.0 ~	19.2	21.9	19.5	21.5
10.5 ~	19.6	22.5	20.0	22.1
11.0 ~	19.9	23.0	20.5	22.7
11.5 ~	20.3	23.6	21.1	23.3
12.0 ~	20.7	24.1	21.5	23.9
12.5 ~	21.0	24.7	21.9	24.5
13.0 ~	21.4	25.2	22.2	25.0
13.5 ~	21.9	25.7	22.6	25.6
14.0 ~	22.3	26.1	22.8	25.9
14.5 ~	22.6	26.4	23.0	26.3
15.0 ~	22.9	26.6	23.2	26.6
15.5 ~	23.1	26.9	23.4	26.9
16.0 ~	23.3	27.1	23.6	27.1
16.5 ~	23.5	27.4	23.7	27.4
17.0 ~	23.7	27.6	23.8	27.6
17.5 ~	23.8	27.8	23.9	27.8
18.0 ~	24.0	28.0	24.0	28.0

2）BMI：评价 18 岁以上成人群体营养状况的常用指标。不仅对反映体型胖瘦程度较为敏感，而且与皮褶厚度、上臂围等营养状况指标的相关性也较高。中国成人判断超重和肥胖程度的界限值：①体重过低，BMI < 18.5kg/m²。②正常体重范围，18.5 kg/m² ≤ BMI < 24kg/m²。③超重，24 kg/m² ≤ BMI < 28kg/m²。④肥胖，BMI ≥ 28kg/m²。

二、 腰围

临床上估计患者腹部脂肪过多的最简单和实用的指标是腰围。男性腰围 ≥ 90cm、女性 ≥ 85cm 患肥胖相关疾病的危险性增加。

三、 血压

1. **血压定义**　血液在血管内流动时对血管壁产生的单位面积侧压。通常指动脉血压。

2. **血压分类**　分为收缩压和舒张压。

（1）心脏收缩时，动脉内的压力最高，此时压力称为收缩压，也称高压。

（2）心脏舒张时，动脉弹性回缩产生的压力称为舒张压，也称低压。

（3）收缩压和舒张压之差称为脉压。

3. **血压单位**　通常以毫米汞柱（mmHg）表示，也可用千帕（kPa）表示。1mmHg = 1.133kPa，7.5mmHg = 1kPa。血压常使用血压计测定，血压计以大气压为基数。如果测得的血压数为 12.0kPa（90mmHg），即表示血液对血管壁的侧压比大气压高 12.0kPa（90mmHg）。

4. **正常血压**

（1）在生理状态下，人的血压保持在一定的范围内，每个人血压并不完全相同，有个体差异。但每个人的生理血压是相对稳定的，称为某人正常血压。

（2）正常血压有年龄和性别的差异。动脉血压随年龄的增长而逐渐升高，收缩压的升高更显著。女性在更年期前动脉血压比同龄男性低，更年期后动脉血压升高。

（3）正常血压是波动的，有周期性变化的特性。

1）季节性波动。正常人冬天血压往往比夏天高。

2）昼夜 24 小时的波动。上午 9 ~ 10 点血压最高，后逐渐下降，于夜间睡眠中血压降到最低点，差值可达 40mmHg，睡醒时血压可上升 40mmHg 左右。起床走动后血压进一步升高，主要与人体血浆去甲肾上腺素水平的变动及压力感受器的敏感性有关。

3）血浆中去甲肾上腺素水平的波动与血压波动是平行的，但压力感受器敏感性高，神经抑制有效时其血压波动就小。

5. **血压标准**　医学上的正常血压是对一定数量人的基础血压通过统计学处理得出的统计学平均数。我国成人血压的标准，见表 17 - 10。

表 17－10   我国成人血压的标准

级别	收缩压和/或舒张压
正常血压	收缩压＜120mmHg 和舒张压＜80mmHg
正常高值	120mmHg≤收缩压＜140mmHg 和/或 80mmHg≤舒张压＜90mmHg
高血压	收缩压≥140mmHg 和/或舒张压≥90mmHg

四、 身高测量方法

1. 受试者空腹、赤足、穿轻薄的衣服。

2. 测量身高的量尺（最小刻度为 1mm）应与地面垂直固定或贴在墙上。

3. 受试者直立、两脚后跟并拢靠近量尺，并将两肩及臀部也贴近量尺。

4. 测量人员用一个直角尺放在受试者的头顶，使直角的两个边一边靠紧量尺，另一边接近受试者的头皮，读取量尺上的读数，准确至 1mm。

5. 每次测量身高最好连续测 2 次。两次测量的结果应大致相同。身高计的误差不得超过 0.5cm。

五、 体重测量方法

体重计有电子体重计和杠杆秤，称量体重最好用经过校正的杠杆型体重秤。

1. 电子体重计

（1）根据使用说明，用前检验其工作状态、准确度和灵敏度。打开电源开关；按下"启动"按键，显示屏上显示 2 次"8888"后，显示 0.0，进入工作状态。

（2）受检者穿薄衣服、赤足，全身放松，自然站立在体重计量盘的中央，保持身体平稳。待显示屏显示的数值稳定后，测量人员记录显示的数值。

（3）记录以千克（kg）为单位，精确到小数点后 1 位。测量误差不得超过 0.1kg。

2. 杠杆秤

（1）使用前需检验其准确度和灵敏度。

1）准确度测量方法是以备用的 10kg、20kg、30kg、50kg 等标准砝码分别进行称量，检查指示读数与标准砝码误差是否在允许范围。要求误差不超过 0.1%。即每 100kg 误差小于 0.1kg。

2）灵敏度的检验方法是置 100g 重的砝码，观察刻度尺变化。如果刻度尺抬高了 3mm，或游标向远处移动 0.1kg 而刻度尺仍维持水平位时，说明达到要求。

（2）受检者穿薄衣服、赤足，全身放松，自然站立在秤底盘的中部。测量人员读取杠杆秤上的游标位置，读数准确至 10g。

3. 注意事项

（1）受试者宜排空大小便，不要大量喝水，也不要进行剧烈的体力活动。

（2）称量时穿薄衣服、赤足，轻立在秤台中央，保持身体平稳，严禁晃动。

（3）上下体重计时，动作要轻缓。

（4）测量秤台要水平放置，避免撞击、受潮。

（5）若电子秤秤台平面上空载时显示屏显示读数不为0.0，按一下"启动"键即可清"0"。

（6）每天使用杠杆秤前均需进行校正。

（7）检测人员每次读数前都要校对砝码重量。

六、腰围的测量方法

1. **受试者姿势**　直立，两脚分开30～40cm。

2. **工具**　一个没有弹性、最小刻度为1mm的软尺。

3. **方法**　软尺放在右侧腋中线髂骨上缘与第十二肋骨下缘连线的中点（通常是腰部的天然最窄部位），沿水平方向围绕腹部一周，紧贴而不压迫皮肤，在正常呼气末测量腰围的长度，读数准确至1mm。

七、血压的测量方法

1. 被测者在测量血压前30分钟内应避免剧烈运动、进食、喝含咖啡或茶的饮料、吸烟、服用影响血压的药物（用降压药治疗的高血压患者除外）；精神放松、排空膀胱；至少安静休息5分钟。

2. 被测者取坐位，最好坐靠背椅；裸露右上臂，肘部置于与心脏同一水平。若疑有外周血管病，首次就诊时应测双臂血压。特殊情况下测量血压时可以取卧位或站立位；老年人、糖尿病患者及常出现直立性低血压者，应测立位血压。立位血压应在卧位改为站立位2分钟后测量。

3. 使用大小合适的袖带，袖带内气囊至少应包裹80%上臂，宜使用宽13～15cm，长30～35cm规格的气囊袖带，儿童用较小袖带。

4. 将袖带紧贴缚在被测者上臂，袖带下缘应在肘弯上2.5cm，松紧以能插入1～2指为宜。用水银柱血压计时将听诊器探头置于肘窝肱动脉波动明显处。

5. 选择水银柱血压计或上臂式电子血压计进行测量。

6. 测量时快速充气，气囊内压力应达到桡动脉搏动消失并再升高30mmHg（4.0kPa），然后以恒定速率（2～6mmHg/s）缓慢放气。获取舒张压读数后快速放气至零。

7. 在放气过程中仔细听取柯氏音，收缩压读数取柯氏音第Ⅰ时相，舒张压读数取柯氏音第Ⅴ时相（消失音）。

8. 所有读数均应以水银柱凸面的顶端为准；读数应取偶数（0、2、4、6、8），医疗记录中血压位数0、2、4、6、8的分布应均匀（分别占20%±10%以内）。电子血压计以显示血压数据为准。

9. 至少测量2次，应间隔2分钟重复测量，取2次读数的平均值记录。如果2次测量的收缩压或舒张压读数相差>5mmHg，则应相隔2分钟后再次测量。然后取3次读数或后2次读数相近的结果的平均数值。

学习单元3　不合逻辑健康信息记录的识别

1. 不合逻辑健康信息记录的识别是应用一般常识和医学常识，对所收集的健康信息进行判断，看是否有违背常识的数据。

2. 不合逻辑健康信息记录识别的方法如下：

（1）直接审阅所收集的健康记录表。

（2）在建立计算机数据库结构时对相应变量进行逻辑设计，主要有设置合理的数据范围［设定范围（如年龄范围设定在 ≥25 和 ≤64）和合法输入值（如性别只能录入 1 或 2）］、逻辑跳转、自动编码、输入警告提示等。

3. 在数据录入完成后应用计算机进行逻辑差错识别。可通过编写简单的计算机程序找出不合逻辑的变量值。

第二节　信息管理

学习单元1　信息录入、清理和传递

一、　信息录入

1. 信息录入是健康信息收集完成之后的工作，是把收集到的信息录入到计算机里保存，以便下一步的分析和使用。

2. 在调查问卷设计阶段一般就已经编写了调查问卷的编码并留出空格，要求调查者按照编码手册中不同变量所规定的编码填入相应的数值。在信息录入阶段可按照完成问卷里填写的数字，使用上级健康管理师设计好的数据库将调查问卷录入计算机。

3. 信息录入是发生错误较多的一个环节。错误主要包括读不懂手写文字、错误的答案、编码错误、错误的编码位置、遗漏数据、重复录入数据等。

二、　信息清理

信息清理是检查录入信息准确性的过程，鉴别和核实健康信息的原则包括检查核实数据编码是否正确、问题到编码的转换是否正确、录入是否正确。

信息清理的方法如下：

1. 他人重新输入数据库。

2. 直接审阅数据库文件。

3. 计算机查错包括数据库设计合理编码，逻辑查错。

三、　录入员培训

录入与培训内容包括数据库结构、调查表的编码、逻辑差错的设置要求、数据库文件的保存等。

四、 数据录入

信息录入的程序可用一般性的计算机软件如 Excel 等，需要有一定的计算机应用能力。信息录入有两种方法：

1. 将所有的调查数据直接输入电子数据表。最好是采用双份独立录入校对的方法。所谓"双份独立录入"是指有两个录入员采用相同的数据库结构分别独立地录入同一份健康信息记录表。

2. 应用如 PAD 这样的电脑终端在调查时就将数据送入计算机主机，可以节省时间，并且在现场直接录入会提高调查双方的积极性。

五、 录入数据的鉴别和核实

双份录入时可用某些数据管理软件进行比较，打印出不一致的部分并与原始表格的内容进行对照和修改。修改后再校对直至相同。

六、 健康信息的传递和接收

信息录入、分析整理后，健康管理师应及时地将结果按照规定的格式反馈给客户。信息的传递方法，见表 17 – 11。传递出去的健康信息必须要有客户收到的反馈。反馈的信息除了是否收到外，还包括客户对所传递的信息是否能理解以及意见和建议。传递出去的信息和接收回来的反馈应被记录在案，并按照要求及时传递给上一级健康管理师。

表 17 – 11 信息的传递方法

方法	要求与特点
通知客户到健康管理中心	以面对面的方式将结果告诉客户，最好也同时打印一份结果交给客户，进行相应的解释
将打印的结果通过邮寄方式寄给客户	如有特殊问题需要解释，应在书面给予解释如果需要到健康管理中心进行复查后进一步诊断，则需详细说明
以电子邮件的形式将结果发送给客户	要求与邮寄方法相同
电话通知客户	较直接，可以比较详细地解释一些结果，但由于语言表达等问题易造成客户的错误理解邮寄（含电子邮件）与电话方式相结合效果较好，也较节省费用
短信通知客户	描述比较简单，一般不太重要的信息或紧急需要联系客户的情况下才使用

学习单元 2 健康信息的保存

一、 健康信息保存

1. **信息保存** 包括计算录入后的数据库文件的存档和调查问卷文件的保管和存放。

2. **数据库文件保存** 进行双备份，分别保存。

3. **调查问卷的保存** 原则是保证信息档案的完整、安全、方便查阅。具体措施如下：

（1）有一定的空间和必需的档案保管设施设备，做到防盗、防晒、防高温、防火、防潮、防尘、防鼠和防虫。

（2）指定专职人员进行管理。

（3）放置时，做到便于使用，可按编号摆放、建立目录卡，并留有空间以备扩充。

二、　信息安全

1. **概念**　信息安全是指所收集的数据受到保护，不会因为偶然的或者恶意的原因而遭到破坏、更改、泄露。

2. **内容**　主要包括保证信息保密性、真实性、完整性、拷贝的安全性（未经授权不得拷贝）和所寄生系统的安全性。

3. **策略**　制订严格的规章制度和严格的安全管理制度。

三、　技能要求

1. 信息录入完成后，及时保存数据库文件。录入完全部调查表后还要进行双备份，分别保存在不同的计算机相应的文件夹内，并向上级管理者报告。

2. 按照本单元知识要求所提及的，将调查问卷送到资料管理员手里，按照要求保管好已录入的调查问卷。

第十八章

健康风险评估和分析

学习单元1　健康风险识别

一、健康危险因素

(一) 概念

1. 要想有效地控制和改善慢性病的危险因素，首先应识别这些个体及人群的危险因素。

2. 健康风险评估的方法就是对慢性病危险因素的识别，从而有针对性地进行干预和管理。

3. 健康危险因素也称健康相关危险因素，是指机体内外存在的使疾病发生和死亡概率增加的诱发因素，包括个人特征、环境因素、生理参数、疾病或亚临床疾病状态等。

(1) 个人特征：包括不良的行为（如吸烟、身体运动不足、膳食不平衡、酗酒、吸毒、迷信、破坏生物节律等）、疾病家族史、职业等。

(2) 环境因素：包括暴露于不良的生活环境和生产环境等。

(3) 生理参数：包括有关实验室检查结果（如血脂紊乱）、体型测量（如超重）和其他资料（如心电图异常）等。

4. 健康危险因素是健康风险评估的依据，按是否可以纠正分为不可改变的危险因素和可改变的危险因素。

(1) 不可改变的危险因素：家族遗传史、老龄化与性别、环境等。

(2) 可改变的危险因素：心理不健康、不良生活方式、腰围超标、血脂异常、血糖/血压/血尿酸偏高等。

(二) 生活方式相关的危险因素

影响健康的因素主要有生活方式/行为因素、环境因素、生物学因素、健康服务因素四大类。生活方式受个体特征和社会关系所制约，包括饮食习惯、社会生活习惯等。

1. 吸烟　吸烟增加罹患严重肺部疾患、癌症、心脏病、脑卒中和其他慢性病的危险性。戒烟10～15年之后，危险性就会降至与非吸烟者几乎相同的水平。

2. 不合理膳食

(1) 采用健康膳食有助于控制慢性疾病的多种危险因素。

(2) 健康饮食的目标是保持恒定理想体重，预防疾病，摄入充足、平衡的各种营养素。

(3) 应摄入丰富的谷类、蔬菜、水果和豆类，以及食用低脂、低胆固醇、低盐、低钠和低糖膳食。

3. 缺乏身体活动/运动　多进行身体活动将有助于降低胆固醇水平、升高 HDL – C 水平，缓解高血压，降低罹患心脏病及其他慢性疾病的风险，消耗多余的热能，改善心肺功能。

4. 酗酒

5. 压力

（1）不及时缓解的压力会增加脑卒中、心脏病，以及其他慢性疾病如偏头痛、过敏、哮喘和背痛的危险性。

（2）压力能够暂时性地使血压升高，长时间就会导致高血压。

（三）体检中常用的健康风险评估指标及其意义

1. 体重与体重指数（BMI）

（1）超重（肥胖）的人罹患高血压、高血胆固醇或其他脂质代谢紊乱、2 型糖尿病、心脏病、脑卒中和某些癌症的危险性较大。

（2）判断是否超重或肥胖的常用指标是 BMI。一般建议将自己的体重控制在理想体重的 120% 以内。中国人肥胖控制指南中设定的男、女性超重标准为 BMI≥24。

2. 血压　高血压会导致脑卒中、心脏病、肾衰竭和其他疾病。收缩压超过 140mmHg，或舒张压超过 90mmHg，可以诊断高血压。

3. 总胆固醇　绝大多数专家认为高胆固醇与心脏病之间的联系强度可以与吸烟和癌症的关系相提并论。这种联系的强度在 55 岁以下男性人群中最高，但在妇女和 55 岁以上人群中也很高。胆固醇水平降低 1%，意味着死于心脏病的危险性下降 2%。

4. 高密度脂蛋白胆固醇（HDL – C）和低密度脂蛋白胆固醇（LDL – C）　女性偏低的 HDL 水平比偏高的 LDL 水平对预测心脏病发作更有价值。男性 LDL 水平偏高对于预测发生心脏病发作极为重要。

5. 总胆固醇（TC）/HDL 之比　可以衡量发生心血管疾病的危险性，这一比值越高，说明罹患心血管疾病的危险性也越大。

6. 甘油三酯

（1）膳食胆固醇的来源仅限于肉、蛋或乳制品等动物性食品，而甘油三酯的来源是动物性食物（饱和脂肪）和植物油（不饱和脂肪）。

（2）甘油三酯从总量来说占人体脂肪组织的 95% 以上。

（3）甘油三酯水平高者患心脏病的危险性大。饮酒和胰腺疾病也会使甘油三酯的水平升高。

7. 激素替代疗法

（1）为已绝经妇女补充不再能自行合成的雌激素。药物为雌激素和黄体酮的混合物。

（2）可减少潮红和情绪波动等绝经造成的一些症状，降低发生心脏病和骨质疏松的危险性，但也会增加患乳腺癌的危险性。

8. **左心室肥大（LVH）**　长期高血压易使左心室发生肥大，肌肉组织变厚并拉伸。

9. **脂蛋白 a**　脂蛋白 a 也是心脏病和脑卒中的一项危险因素。

10. 前列腺特异抗原（PSA）　目前多用来作为前列腺癌的筛查指标。

11. **前列腺增大**

（四）健康危险因素与健康风险评价指标的关系

开展健康风险评估，首先要建立健康风险评价指标体系，健康危险因素与健康风险评价指标相对应，健康危险因素危险程度决定了健康风险指标的高低。

（五）健康危险因素信息采集的常用方式

健康危险因素采集可以通过多种渠道和方式来进行，如医疗机构的信息管理系统以及社区卫生服务机构的信息系统，也可以专门针对健康风险评估的需求来进行相关信息的采集，方法如下：

1. 生活方式评估问卷

（1）指通过所收集的大量的个人健康相关信息，分析建立生活方式、环境、遗传等危险因素与健康状态之间的量化关系，确定主要健康危险因素，并预测发生某种特定疾病或因为某种特定疾病导致死亡的可能性，为服务对象提供一系列评估报告。

（2）如反映服务对象各项检查指标状况的体检报告、反映精神状况的心理评估报告、疾病风险的预测报告以及综合的总体健康评估报告等。

2. 健康体检与预防性筛查

（1）健康体检是以服务对象的健康需求为基础，按照早发现、早干预的原则来选择体检的项目，应该根据具体情况进行适当调整。

（2）如 40 岁以上人群，每年针对心脑血管病、糖尿病、肿瘤等疾病进行体检。

（3）健康体检的结果对健康风险管理及干预具有明确的指导意义。

二、 健康风险评估的一般原理

（一）定义

健康风险评估（HRA），也称为健康危害评估。

1. 健康风险评估是一种分析方法或工具，用于描述和估计某一个体未来可能发生的某种特定疾病或因为某种特定疾病导致死亡的可能性。

2. 目的在于估计特定事件发生的可能性，而不在于作出明确诊断。

3. 健康风险评估，是对个人的健康状况及未来患病和（或）死亡危险性的量化估计。

4. HRA 是预测在某一群体在某一阶段的可能的健康状况，因此被作为制定健康教育或健康促进目标及计划的基础。

5. 将健康数据转变为健康信息。

（二）健康风险评估的研究

1. 研究看起来健康而且没有任何疾病症状的人，其可能具有未来发生某种疾病或导致死亡的潜在风险。

2. 研究如何将导致风险的危险因素识别出来。

3. 研究如何消灭或控制这些致病因素，达到预防疾病或延迟疾病发生的效果。

（三）健康风险评估的基本原理

健康风险评估包括三个基本模块：问卷、危险度计算、评估报告。目前，绝大多数健康风险评估都已计算机化。

1. 问卷　健康风险评估进行信息收集的一个重要手段，首先需要保证信息准确性，应分清和强调各方提供问卷数据的责任和义务。主要组成如下：

（1）生理、生化数据，如身高、体重、血压、血脂等。

（2）生活方式数据，如吸烟、膳食与运动习惯等。

（3）个人或家族健康史。

（4）其他危险因素，如精神压力。

（5）态度和知识方面的信息（有时候需要）。

2. 危险度的计算

（1）一般以死亡为结果，现已逐步扩展到以疾病为基础的危险性评价。方法如下：

1）建立在单一危险因素与发病率的基础上，将这些单一因素与发病率的关系以相对危险性来表示其强度，得出的各相关因素的加权分数即为患病的危险性。简单实用，是发展早期的主要危险性评价方法。如美国卡特中心及美国糖尿病协会（ADA）的评价方法。

2）建立在多因素数理分析基础上，即采用统计学概率理论的方法来得出患病危险性与危险因素之间的关系模型。采取数理手段，如多元回归、基于模糊数学的神经网络方法及基于 Monte Carlo 的模型等。典型代表是 Framingham 的冠心病模型。

（2）前期暴露因素指行为生活方式危险因素、临床检验值、遗传因素等。以死亡率为基础的健康风险评估的结局就是死亡的各种原因。估算前期暴露和结局的关系最常见的是相对危险性。

（3）相对危险性，反映的是相对于一般人群危险度的增减量。一般人群的危险度是按照人口的年龄性别死亡率/发病率来计算的。如果把一般人群的相对危险性定成1，被评估者的相对危险性就是大于1或小于1的值。个人的相对危险性乘以一般人群的死亡率就是若干年后死于发生某种疾病的概率。

（4）绝对危险性，按病种的评估方法一般都是以发病率为表示方法，也就是未来若干年内患某种疾病的可能性，又称为绝对危险性。

3. 评估报告

（1）较好的情况是评估报告包括个人报告和一份人群报告。个人报告一般包括健康风险评估的结果和健康教育信息。人群报告一般包括对所有受评估群体的人口学特征概述、健康危险因素总结、建议的干预措施和方法等。

（2）评估结果是健康风险评估报告的主要内容，应包含个人患病风险（绝对风险）、人群风险（相对风险），以及个人可降低风险。

（3）随着互联网的不断普及，通过网络发布健康教育信息会成为一种重要的教育形式。

三、 健康风险评估的操作方法

通常采用 IT（信息科技）支持技术，收集并跟踪反映个人健康状况的各种信息，为参加个人提供个人健康信息清单、个人疾病危险性评价报告、个人健康管理处方及如何降低和控制危险因素的个人健康改善行动指南。

1. 工作条件

（1）风险评估表格、软件或网站。

（2）计算机，基本配置和录入软件程序等。

（3）体重计、血压计、体检设备及常规生化实验检查设备。

2. 内容和方法

（1）个人健康信息管理：疾病史、家族史、膳食及生活方式、体力活动、体格测量、心电图检查和临床实验室检查等个人健康信息。

（2）个人疾病危险性评价：未来若干年内患某种疾病的可能性（绝对危险性）和与同年龄、同性别的人群平均水平相比，个人患病危险性的高低（相对危险性）。

（3）个人健康指导：①制定以降低及控制个人危险因素为目标的个体化健康管理处方及相应的健康促进措施并进行跟踪。②按疾病危险程度分级，对高、中、低危的管理对象随访时间，跟踪危险因素的变化，对健康促进的效果进行评估并及时调整健康促进措施。

3. 步骤

（1）采集个人健康信息、进行有关医学检查：服务对象在健康管理师、医生的指导下填写"个人健康及生活方式信息记录表"，进行体格测量、心电图检查和临床实验室检查等。

（2）信息录入及报告打印

1）健康管理医生利用互联网评估或计算机软件评估个人的危险因素情况及特定疾病的患病风险。

2）汇总"个人健康信息清单"、按病种分类的"疾病危险性评价报告"及"个人健康管理处方"等报告。

（3）跟踪指导

1）健康管理师或医生将评估的结果定期提供给服务对象并解释，定期与服务对象保持联系，提醒服务对象按健康管理处方及健康行动计划去做。

2）服务对象也可通过电话、门诊咨询等方式与负责医生保持联系。使用互联网的服务对象可通过网站查询使用自己的健康资料。

（4）随访（再次评价）

1）对高度危险的服务对象的随访时间一般为每 3 个月一次，中度危险的服务对象的随访时间为每 6 个月一次，低度危险服务对象的随访时间为每年一次。

2）随访时服务对象可以再次填写"个人健康及生活方式信息记录表"，也可以采用"个人健康管理日记"的方法作为随访的信息来源，如膳食、运动量等方面的内容。

3）进行再次评估后服务对象会得到同样的一组报告，所不同的是所有的结果都将与上一次评价进行比较。

（5）效果考核与评价，见表 18 - 1。

表 18 - 1 健康风险评估的效果考核与评价

考核对象	考核内容
对被管理对象个人的考核	个人健康危险信息的知晓度参加个人的健康改善知识、行为变化危险因素的控制情况不同病种的控制率和有效率
对健康管理师及服务医师的考核	工作量（管理人数、工作记录等）参加者对服务的满意度（问卷调查）

四、 缺血性血管疾病发病风险的评估

1. 将冠心病事件和缺血性脑卒中事件合并后的联合终点称为缺血性心血管病事件（即如某一个体兼患冠心病和缺血性脑卒中事件，则仅记为 1 例缺血性心血管病事件）。

2. 该研究采用 Cox 比例风险模型，以缺血性心血管病事件作为预测模型的因变量，以年龄、收缩压（SBP）、体重指数（BMI）、血清总胆固醇（TC）、是否糖尿病（GLU）和是否吸烟等 6 个主要危险因素为自变量，拟合分性别的最优预测模型。

3. 根据简易预测模型中各危险因素处于不同水平时所对应的回归系数，制定了不同危险因素水平给予不同危险分值的评分系统（表 18 - 2、表 18 - 3）。所有危险因素评分之总和对应于缺血性心血管病事件的 10 年发病绝对危险。下表中平均危险是指同年龄所有人的平均发病危险。最低危险是指同年龄同性别人中，SBP < 120mmHg，BMI < 24kg/m^2，TC < 5. 20mmol/L，不吸烟，无糖尿病者的发病危险。

表 18 - 2 缺血性心血管病 （ICVD） 10 年发病危险度评估表 （男）

第一步：评分			
年龄（岁）	得分	收缩压（mmHg）	得分
35 ~ 39	0	< 120	- 2
40 ~ 44	1	120 ~	0
45 ~ 49	2	130 ~	1
50 ~ 54	3	140 ~	2
55 ~ 59	4	160 ~	5
		≥180	8
≥60 岁每 5 岁累加 1			

续表

体重指数（kg/m²）	得分	总胆固醇（mmol/L）	得分
<24	0	<5.20	0
24~	1	≥5.20	1
≥28	2		
吸烟	得分	糖尿病	得分
否	0	否	0
是	2	是	1

第二步：求和

危险因素	得分
年龄	——
收缩压	——
体重指数	——
总胆固醇	——
吸烟	——
糖尿病	——
总计	——

第三步：绝对危险

总分	10年ICVD危险（%）	总分	10年ICVD危险（%）
≤-1	0.3		7.3
0	0.5	9	9.7
1	0.6	10	12.8
2	0.8	11	16.8
3	1.1	12	21.7
4	1.5	13	27.7
5	2.1	14	35.3
6	2.9	15	44.3
7	3.9	16	≥52.6
8	5.4	≥17	

10年ICVD绝对危险参考标准

年龄	平均危险	最低危险
35~39	1.0	0.3
40~44	1.4	0.4
45~49	1.9	0.5
50~54	2.6	0.7
55~59	3.6	1.0

表18-3 缺血性心血管病 （ICVD） 10 年发病危险度评估表 （女）

第一步：评分			
年龄（岁）	得分	收缩压（mmHg）	得分
35~39	0	<120	-2
40~44	1	120~	0
45~49	2	130~	1
50~54	3	140~	2
55~59	4	160~	3
		≥180	4
≥60 岁每 5 岁累加 1			
体重指数（kg/m^2）	得分	总胆固醇（mmol/L）	得分
<24	0	<5.20	0
24~	1	≥5.20	1
≥28	2		
吸烟	得分	糖尿病	得分
否	0	否	0
是	1	是	2

第二步：求和	
危险因素	得分
年龄	_____
收缩压	_____
体重指数	_____
总胆固醇	_____
吸烟	_____
糖尿病	_____
总计	_____

第三步：绝对危险			
总分	10 年 ICVD 危险（%）	总分	10 年 ICVD 危险（%）
-2	0.1	6	2.8
-1	0.2	7	4.4
0	0.2	8	6.8
1	0.3	9	10.3
2	0.5	10	15.6
3	0.8	11	23.0
4	1.2	12	32.7
5	1.8	13	≥43.1

10 年 ICVD 绝对危险参考标准		
年龄	平均危险	最低危险
35~39	0.3	0.1
40~44	0.4	0.1
45~49	0.6	0.2
50~54	0.9	0.3
55~59	0.4	0.5

学习单元 2　健康风险分析

一、 健康风险的表示方法

1. 死亡率和发病率

（1）特定原因死亡率的临床定义已取得广泛共识；居民死亡率表提供了一个全面、可靠的标准参考。基于死亡的危险度计算比较容易获得定义清晰的基础信息。

（2）发病对每一种健康结果的定义并不清晰，而且也不像死亡率那样具有统一的案例报告要求。在发病率的基础上研究健康风险评估的工具受到的挑战要大很多。

2. 危险度

（1）相对危险度

1）表示的是与人群平均水平相比，危险度的升高或降低。

2）人群平均危险度可以来自一个国家或一个地区的按年龄和性别统计的死亡率表。如果把人群平均危险度定为 1，则其他相对危险度就是比 1 大或比 1 小的数字。

3）将每个人的相对危险度与人群平均水平危险度相乘，就得到了未来 10 年内死亡的概率。将所有先兆和所有健康结果进行类似的计算后，就可以合计得到未来 10 年内死亡的总危险度。这个危险度就叫评估（得到的）危险度。

4）评估危险度适用于一个具有共同先兆的若干个个人组成的人群，而不能看作是某一个人死亡的危险。

（2）理想危险度：表示的是健康风险降低的空间。将所有先兆因素修正到目标水平计算出来的危险度称理想危险度。

3. 评估分值

危险度有时也称为评估分值，用于表示个人的风险高低。将可改变的危险因素改变和降低后达到的新的危险度也称为目标分值。

4. 健康年龄

指具有相同评估总分值的男性或女性人群的平均年龄。若评估危险度 = 人群平均危险度，则健康年龄 = 自然年龄；评估危险度 > 人群平均危险度，则健康年龄 > 自然年龄；评估危险度 < 人群平均危险度，则健康年龄 < 自然年龄。

二、 健康风险评估的主要作用

1. 帮助个体综合认识健康危险因素

健康危险因素是指机体内外存在的使疾病发生和死亡概率增加的诱发因素，包括个人特征（不良的行为、疾病家族史、职业等）、环境因素（不良的生活环境和生产环境等）、生理参数（有关实验室检查结果、体型测量和其他资料等）、疾病或临床前疾病状态等。

2. 鼓励和帮助人们修正不健康的行为

3. 制定个体化的健康干预措施

4. 评价干预措施的有效性

健康风险评估通过自身的信息系统，收集、追踪和比较重点评价指标的变化，可对健康干预措施的有效性进行实时评价和修正。

5. 健康管理人群分类

（1）分类的标准主要有健康风险的高低和医疗花费的高低。

（2）前者主要根据健康危险因素的多少、疾病危险性的高低等进行人群分组，后者主要根据卫生服务的利用水平、设定的阈值或标准等进行人群划分。

6. 其他应用 使保费的收取更加合理化、进行健康保险费用的预测。

三、 健康风险评估的工具选择与使用

健康风险评估包括了简单的个体健康风险分级方法和复杂的群体健康风险评估模型。

1. 评估软件的选择

（1）从效率的角度来考虑，目前都是采用软件来进行健康风险评估。常用的健康风险评估软件都能够为用户进行健康信息和体检结果的数据管理与汇总分析，对个人和单位体检客户进行个体和群体健康风险评估，并针对不同的风险等级制定个性化的健康改善方案。

（2）风险管理的功能还能为个人和群体进行个性化健康干预，帮助改变不良生活方式，降低或消除疾病危险因素，不断改善和促进健康。

（3）在上级的健康管理师或医生的指导下，需要掌握使用方法，能够向个人对评估结果进行解释。

2. 填写风险评估问卷

（1）评估报告是以受评估者提供的个人信息为依据。应强调受评估者提供问卷数据的责任和义务，提醒受评估者务必完整准确地填写各项内容。

（2）有些评估软件或系统可以和其他的医疗及健康软件系统，如 HIS、社区卫生服务软件、体检软件等进行数据对接，这样可以减少部分信息录入工作。

3. 产生报告的种类 不同软件产生的报告种类及份数会有不同，但在内容上有很多的共同点。国际上常用的健康风险评估方法以及国内主要的健康风险评估软件都会包括一些常用的共性指标，以及健康干预和指导的报告。一般报告内容：个人健康信息汇总、缺血性心血管疾病评估、糖尿病风险评估报告、肺癌风险评估报告、高血压评估报告、生活方式评估报告、个性化膳食处方、个性化运动处方、危险因素重点提示等。

四、 常见健康风险评估报告内容及解释

1. 个人健康信息汇总报告 可看到受评估者的主要健康信息及体检指标的本次汇总及与上次评估所录入的健康信息进行前后对比。

2. 疾病风险评估报告 评估报告的主要部分包括单病种的评估结果，或者因为某种病而导致死亡的评估结果。病种主要包括缺血性心血管疾病、肺癌、糖尿病、高血压等慢性病的风险评估。报告包括疾病风险评估结果、危险因素状况、可改变的危险因素提示三部分内容。

（1）风险评估结果：以风险等级（相对危险性）和发病率（绝对危险性）两种方式来表达个人在未来发生某种疾病的风险大小。

1）风险等级（相对危险性）：相对危险性反映的是相对于一般人群危险性的增减量，如果把一般人群的相对危险性定成1，被评估个体的相对危险性就是大于1或小于1的值。报告中将与受评估者同年龄同性别的人群危险性分为五个等级（极高风险、高风险、中等风险、低风险和极低风险），将计算出的受评估者的相对危险性大小与人群水平比较，来判断其未来患某种疾病的风险等级的高低。

2）发病率（绝对危险性）：绝对危险性是以发病率的方式来表示未来若干年内发生某种疾病的可能性。"当前风险"表示根据当前的危险因素状况计算出未来若干年内发生某种疾病的可能性大小，"理想风险"所对应的发病率表示控制各项可改变的危险因素后，未来若干年内发生某种疾病的可能性大小。

（2）危险因素状况：以列表形式呈现各疾病相关的危险因素、受评估者前后两次评估中各个危险因素的变化情况以及与参考值的对比。

（3）可改变的危险因素提示：使受评估者了解可通过控制哪些可改变的危险因素，来有效控制或降低疾病发病风险，同时也为后续个性化干预和健康指导服务提供了依据和切入点。

3. 健康促进与信息指导

（1）健康生活方式评估报告：对受评估者的整体生活方式进行评价。生活方式评分得分在60分以上可认为拥有良好的生活习惯，得分在80~100分被认为是最佳范围。

（2）危险因素重点提示：报告可根据受评估者目前存在的可改变的健康危险因素及对应的理想范围、这些因素对健康的危害、控制这些危险因素对降低疾病风险的贡献幅度等提出重点的提示。

（3）膳食处方：针对性地为管理对象制定个性化膳食处方，并提供特定能量级别和膳食营养特点的食谱以及食物交换份。

（4）运动处方：处方通常提供一周的锻炼方案，针对有氧、力量、柔韧练习给出相应的运动方式、强度、频率及目标的建议，并针对用户的具体情况提出运动中的注意事项。

第十九章

健康指导

学习单元1 健康教育

一、生活方式指导

对生活方式的管理是健康管理的基本策略和重要方法，是慢性病预防与健康管理的基本内容，决定健康管理工作的成败。

（一）营养指导

1. 我国居民目前存在的主要营养问题 摄入能量多、脂肪（烹调油）多、盐多，微量营养素缺乏，身体活动减少，导致超重、肥胖、高血压、糖尿病高发，心脑血管疾病和癌症死亡率居高不下。经常在外就餐者营养不平衡现象比普通人更甚。

2. 营养指导的一般原则 2016年我国颁布了《中国居民膳食指南》，一般人群膳食指南：①食物多样，谷类为主。②吃动平衡，健康体重。③多吃蔬果、奶类、大豆。④适量吃鱼、禽、蛋、瘦肉。⑤少盐少油，控糖限酒。⑥杜绝浪费，新兴时尚。

营养指导的原则简化如下：

（1）食物多样化，以谷类为主：是平衡膳食模式的重要特征。

1）每天的膳食包括谷薯类、蔬菜水果类、畜禽鱼蛋奶类、大豆坚果类等食物。平均每天摄入12种以上食物，每周25种以上。每天摄入谷薯类食物250～400g，其中全谷物和杂豆类50～150g，薯类50～100g。

2）全谷物富含B族维生素、脂肪酸，营养更丰富。杂豆和薯类以碳水化合物为主，满足主食多样化需要。

3）坚持谷类为主，特别是增加全谷物摄入，有利于降低2型糖尿病、心血管疾病、结直肠癌等与膳食相关的慢性病的发病风险，可减少体重增加的风险，增加全谷物和燕麦摄入具有改善血脂异常的作用。

（2）多吃蔬菜、水果、奶类、大豆

1）蔬菜和水果富含维生素、矿物质、膳食纤维，且能量低，对于满足人体微量营养素的需要，保持人体肠道正常功能以及降低慢性病的发生风险等具有重要作用。蔬果中还含有各种植物化合物、有机酸、芳香物质和色素等成分，能够增进食欲，帮助消化，促进人体健康。

2）奶类富含钙，是优质蛋白质和B族维生素的良好来源；奶类品种繁多，液态奶、酸奶、奶酪和奶粉等都可选用。每天摄入300g奶或相当量乳制品可以较好补充钙不足。

3）大豆富含优质蛋白质、必需脂肪酸、维生素 E，并含有大豆异黄酮、植物固醇等多种植物化合物。

4）坚果富含脂类和多不饱和脂肪酸、蛋白质等营养素，是膳食的有益补充。

（3）适量吃优质蛋白质

1）鱼、禽、蛋和瘦肉含有丰富的蛋白质、脂类、维生素 A、B 族维生素、铁、锌等营养素，是平衡膳食的重要组成部分，是人体营养需要的重要来源。

2）满足人体营养需要 20% 以上的营养素有蛋白质、维生素 A、维生素 B_2、烟酸、磷、铁、锌、硒、铜等，其中蛋白质、铁、硒、铜等达到 30% 以上。

3）鱼类脂肪含量相对较低，且含有较多的不饱和脂肪酸，海鱼对预防血脂异常和心血管疾病等有一定作用，可首选。

4）禽类脂肪含量也相对较低，其脂肪酸组成优于畜类脂肪。

5）蛋黄是蛋类中的维生素和矿物质的主要来源，蛋黄胆固醇含量较高不能过量摄入。

6）瘦的畜肉脂肪含量较低，矿物质含量丰富，利用率高，因此应当选吃瘦肉，少吃肥肉。

7）动物内脏如肝、肾等，含有丰富的脂溶性维生素、B 族维生素、铁、硒和锌等，可定期摄入，建议每月可食用动物内脏食物2 ~ 3 次，每次 25g 左右。

8）烟熏和腌制肉应当少吃。

（4）少盐少油，控糖限酒

1）清淡饮食，少吃高盐和油炸食品。成人每天食盐不超过 6g，每天烹调油25 ~ 30g。控制添加糖的摄入量，每天摄入不超过 50g，最好控制在 25g 以下。

2）足量饮水，成年人每天7 ~ 8 杯（1500 ~ 1700mL），提倡饮用白开水和茶水；不喝或少喝含糖饮料。儿童、少年、孕妇、乳母不应饮酒。

3）减少食盐量。一般 20mL 酱油中含有 3g 食盐，10g 蛋黄酱含 1.5g 食盐。可放醋帮助适应少盐食物。减少酱菜、腌制食品以及其他过咸食品的摄入量。

4）烹调油过多摄入会增加慢性疾病发生的风险。应经常更换烹调油的种类，食用多种植物油，减少动物油的用量。

5）换算成不同酒类，25g 酒精相当于啤酒 750mL，葡萄酒 250mL，38°白酒 75g，高度白酒 50g；15g 酒精相当于啤酒 450mL，葡萄酒 150mL，38°白酒 50g，高度白酒 30g。

6）补充水分的最好方式是饮用白开水和淡茶水。在温和气候条件下，成年男性 每日最少饮用1700mL（约 8.5 杯）水，女性 最少饮用1500mL（约 7.5 杯）水。最好的饮水方式是少量多次，每次 1 杯（200mL）。

（5）珍惜食物，按需备餐，提倡分餐不浪费

（6）吃动平衡，保持健康体重

1）量出为入，鼓励多动会吃，不提倡少动少吃，忌不动不吃。

2）对于成年人来说，轻体力 劳动者每天能量摄入量男性为 2250kcal，女性为 1800kcal；

中、重体力 劳动者或活动量大的人，每天能量摄入应适当增加300~500kcal。

3）建议食物多样，平衡膳食，每餐食不过量；一日三餐，定时定量，重视早餐，不漏餐。

（二）身体活动指导

1. 身体活动量的测量方法　身体活动量反映身体所承受的体力负荷剂量。通常用能量消耗量表示。

（1）运动强度的测量

1）心率：运动中的心率可以通过颈动脉 或四肢动脉 触摸直接测量，测量时间可以为10秒，更方便的方法是采用有线和无线仪器设备监测心率。运动的目标心率：以个体最大心率乘以百分数 可得到运动的目标心率 。最大心率可由逐级递增运动试验测定，更简便的方法是按年龄预计，即最大心率 $HR_{max} = 220 -$ 年龄（岁）。中等强度的心率一般定义在最大心率 的60%~75% 。

2）代谢当量（梅脱，MET）：指相对于安静休息时身体活动的能量代谢水平。1MET相当于每分钟每千克体重消耗3.5mL的氧，或每千克体重每小时消耗1.05kcal能量的活动强度。≥6METs 为高强度活动；3~5.9METs 为中等强度活动；1.6~2.9METs 为低强度活动；1.0~1.5METs 为坐、躺姿势阅读、看电视，或使用手机、电脑等电子产品的活动等静态行为活动。各类身体活动的梅脱值可查阅有关数据库（表19-1）。

3）自我感知运动强度（RPE）分级：可以更准确地反映个体的相当强度和机体功能状态的变化。中等强度的干预通常在11~14区间内。主观的疲劳程度"6"为最低水平（最大程度的轻松感，无任何负荷感），"20"作为最高水平（极度疲劳感），见表19-2。

（2）肌肉力量和耐力的测量（表19-3）：传统上用可重复3次以下 的负荷测试力量，用可重复12次以上的负荷测试耐力。

（3）日常体力活动水平的测量：常见测量方法包括能量消耗、行为观察、机械和电子装置监测、问卷调查、间接观察（如设备使用率）、职业分类、参与的运动项目等。其共同特点是系统误差大于随机误差。因此在实际应用中，关键是保持同一工具重复测量的一致性。

1）问卷调查：可分为自填和访谈形式。常用的为国际体力问卷（短问卷）见表19-4。

2）日志记录：以日志的形式记录一天中各种体力活动的情况和时间，可以较为准确地掌握总的体力活动水平。

3）体力活动能量消耗的计算：记录一日活动，根据代谢当量计算一天的能量消耗。

4）仪器测量：心率表可以用来监测运动中的心率，辅助控制运动强度；记步器和加速仪可用于帮助计算步行或跑步的运动量。

表 19 - 1　常见身体活动的代谢当量（梅脱）值

活动项目		强度（梅脱）	强度分类
步行	4 千米/小时，水平硬表面；下楼；下山	3.0	中
	4.8 千米/小时，水平硬表面	3.3	中
	5.6 千米/小时，水平硬表面；中慢速上楼	4.0	中
	6.4 千米/小时，水平硬表面；0.5～7 千克负重上楼	5.0	中
	5.6 千米/小时上山；7.5～11 千克负重上楼	6.0	中
自行车	<12 千米/小时	3.0	中
	12～16 千米/小时	4.0	中
	>16 千米/小时	6.0	中
家居	整理床铺；搬桌椅	3.0	中
	清扫地毯	3.3	中
	拖地板；吸尘	3.5	中
	和孩子游戏；中度用力（走/跑）	4.0	中
文娱活动	舞厅跳舞（如华尔兹、狐步、慢速舞蹈）；排球练习	3.0	中
	早操、工间操、太极拳	3.5	中
	乒乓球练习、踩水（中等用力）、瑜伽	4.0	中
	爬绳、羽毛球练习、高尔夫球、家庭锻炼	4.5	中
	网球练习	5.0	中
	一般健身房练习、集体舞（骑兵舞、邀请舞）	5.5	中
	走跑结合（慢跑成分少于 10 分钟）、篮球练习	6.0	中
	慢跑、足球练习、轮滑旱冰	7.0	高
	跑（8 千米/小时）、跳绳（慢）、游泳、滑冰	8.0	高
	跑（9.6 千米/小时）、跳绳（中速）	10.0	高

表 19 - 2　自觉运动强度（RPE）分级表

分级	6	7	8	9	10	11	12	13	14	15	16	17	18	19	20
RPE		非常轻		很轻		有点累		稍累		累		很累		非常累	

表 19 - 3　肌肉力量和耐力的测量

测试类型		测试内容
肌肉力量测试	静力或等长力量	测试限于指定肌群和关节角度，不能全面反映肌肉力量，峰值用力常用最大主动收缩（MVC）表示
	动力测试	有控制、良好姿势、全范围关节活动完成的动作所对抗的最大阻力（1 - RM），测定值为特定肌肉或动作的特异指标
肌肉耐力测试		给定频率、重复抗阻力动作的次数，如蹲起次数。测试中肌肉耐力的度量应能综合阻力（重量）、时间（频率）和重复次数 3 个指标

表19-4　国际体力问卷（短问卷）

在下列问题中
- 重体力活动是指需要您花费大力气完成，呼吸较平常明显增强的活动。
- 中等强度体力活动是指需要您花费中等力气完成，呼吸较平常稍微增强的活动。

在回答下面的问题时，请只考虑那些每次至少10分钟的体力活动。

1. 在过去7天中，您有几天进行重体力活动，例如搬（举）重物、跑步、游泳、健身房内跳健身操等？（只计算那些每次至少10分钟的活动）
一周_____天
有至——问题2
没有至——问题3

2. 在这几天中，您每天进行这些或重体力活动的时间？
平均为每天_____小时_____分钟

3. 过去7天中，您有几天进行中等强度体力活动，如搬（举）轻物、骑自行车、打乒乓球、打羽毛球、跳交谊舞等？不要包括步行（只计算那些每次至少10分钟的活动）。
一周_____天
有至——问题4
没有至——问题5

4. 在这几天中，您每天进行这些或中等强度体力活动的时间？
平均每天_____小时_____分钟

5. 在过去7天中，您有几天每次步行至少10分钟？这里的步行包括您工作时和在家中的步行，交通行程的步行以及为了锻炼身体进行的步行。
一周_____天
有至——问题6
没有至——问题7

6. 在这几天中，您每天步行的时间？
平均每天_____小时_____分钟

7. 您处于静坐的时间，包括您在工作单位和家中，坐在办公桌前、电脑前，坐着或躺着看电视，拜访朋友，看书，乘车等的时间。在过去7天中，您每天处于静坐的时间大约为：
平均每天_____小时_____分钟

问卷最后，感谢您的参与！

2. 运动干预原则　过程和内容主要包括：

（1）运动训练前常规体格检查：病史、血压、脉搏、关节等一般检查，必要时进行心电图、胸透和实验室检查等。

（2）有关信息收集：既往身体活动水平评价；心脑血管疾病风险评价、运动风险测试与体适能水平；兴趣；运动禁忌证；运动环境；运动指导需求。

（3）运动内容与运动量

1）普通成人推荐每周至少完成大肌肉群参与的150分钟中等强度有氧活动，或每周累计至少75分钟高强度有氧活动，或中等和高强度两种活动相当量的组合。

2）同时，每周2~3天进行大肌肉群参与的肌肉力量练习，每次15~20分钟。其他柔韧性练习和平衡练习等功能锻炼也应每周进行2~3次。

（4）运动进度：运动强度、时间和频度应循序渐进。

（5）意外情况和不适的预防及处理：分析可能的原因，提出即时处理的方法。

3. **运动锻炼的医学监督**

（1）体力负荷与运动反应：运动疲劳、恢复和适应是机体运动反应的三个关键环节。

（2）运动计划的调整

1）机体从运动疲劳到恢复的变化过程可以表现在各种生理生化指标上。良性过程会提高身体对体力负荷的适应和耐受程度。反之会降低，连续累计可形成慢性疲劳。

2）预防运动的不耐受和可能由此引发的慢性损害，需要及时判断并相应调整活动量目标以及运动强度、时间和频度等。针对与运动形式和内容有关的不适应也应作出必要的安排。

（3）健康状况和运动能力的再评估：随着运动训练的持续，机体的运动能力提高；身体的健康和疾病状况也可能发生改变。针对个体的具体情况，需要定期对健康状况和运动能力进行再评估。

4. **运动伤害的预防**

常见的运动伤害是外伤，主要为关节周围的软组织和肌肉组织损伤。

（1）运动意外伤害的影响因素

1）大多数与运动有关的意外伤害都受到身体的内在承受能力与外部体力负荷量两方面因素的影响。

2）把握体力负荷的度是预防运动伤害的关键，这里的"度"包括运动强度、时间、频度和进度的综合考虑。特定运动技能的熟练程度和其他有关情况也需要考虑。

（2）运动意外伤害的预防和自我保护：运动处方是根据个体身体条件制定的运动锻炼强度、时间、频度和进度的计划，以及为了保证锻炼的安全有效，对运动前、中、后作出相应的自助和医学监督的安排和措施。

（3）运动意外伤害的风险和促进健康的效益

1）运动锻炼可以预防疾病，但也有发生意外伤害的风险，其利弊需要综合权衡，而风险控制的目的是保证利大于弊。

2）适度的体力负荷，通过耐力、肌肉力量、身体平衡协调能力和关节灵活柔韧性的锻炼，增加了身体抵御骨关节系统伤害的能力。另一方面，过度的负荷增加发生运动外伤的风险。

（三）控烟指导

1. **成瘾行为概念**

（1）瘾，系指各种生理需要以外的超乎寻常的嗜好。成瘾，指养成该嗜好的过程。导致人上瘾的物质称致瘾原，致瘾原能使易成瘾者产生强烈的欣快感和满足感。

（2）毒品引起的欣快感强烈持久、极易产生依赖性，称强致瘾原；香烟和酒带来的欣快感相对弱，持续时间短暂，称弱致瘾原。

2. **成瘾行为的特征**　生理性依赖、心理性依赖、社会性依赖、戒断症状。

3. **成瘾行为的形成过程**

（1）诱导阶段：人与致瘾原偶尔接触，初步尝到"甜头"。这些欣快感对成瘾者有强大吸引力，但终止后也不会有明显的戒断症状。

（2）形成阶段：在内、外环境的共同作用下，尚未成瘾的行为不断重复，直到产生依赖。

（3）巩固阶段：成瘾行为已经巩固，并整合为生命活动的一部分。成瘾者此阶段对各种促使其戒断的措施有强烈的心理抵抗。

（4）衰竭阶段：由于成瘾行为使躯体和心理受到严重损害，社会功能也会发生不同程度的缺失。

4. 成瘾行为的内、外影响因素

（1）人格特征：被动依赖、过度敏感、性格内向、高级意向减退或不稳定、情绪不稳和冲动性。

（2）社会环境因素：不良社会环境（社会暴力、杀人、种族歧视、失业、通货膨胀和拜金主义等）和精神空虚。

（3）社会心理因素：生活节奏的加快、激烈的竞争、生活紧张性刺激增多。

（4）文化因素：不同的文化现象对于成瘾行为起到了社会润滑作用，如在我国社会生活中，烟和酒在社会价值上取得难以替代的满足感，并具有广泛的社会文化认同。

（5）传播媒介因素：媒体宣传与广告效应。

（6）团体效应：团体内广泛存在的吸烟、酗酒现象，其致成瘾作用对具有强烈认同感的成员来说影响比外界更大。

（7）家庭影响：吸烟和酗酒行为有"家庭集聚现象"。

5. 控烟戒烟策略　控烟的总策略包括制定公共卫生政策、建立支持环境、加强健康教育及社区行动、发展个人技能及调整卫生服务方向。专家提出了相关控烟策略（表 19 - 5），这些策略分为立法、教育及信息传播和组织全国范围的控烟项目三大类。

表 19 - 5　各类控烟策略的效果、成本及来自烟草公司的阻力

策略	效果	成本	来自烟草公司的阻力
1. 立法：向烟草产品增税和其他经济措施	很好	不高	大
禁止烟草广告	很好	不高	大
烟草产品及广告上加警句	弱	不高	中
对香烟中有害物质的限量规定	弱	不高	小
保护不吸烟者的权利	中	不高	中
保护易受影响者	中	不高	小
2. 教育和信息传播：向领导者和重要组织传播信息	中	不高	小
鼓励医务工作者和知名人士率先控烟	很好	不高	小
向大众传播吸烟危害的知识	中	高	小
鼓励群众，尤其是儿童拒绝吸烟行为	很好	高	小
鼓励吸烟者戒烟或减少吸烟量	弱	不高	小
鼓励危险职业人群及孕妇戒烟	中	中	小
3. 实施全国范围控烟项目：建立全国性控烟项目的计划和协调机构	中	中	小

二、　健康教育计划的制定

1. 计划设计原则　目标原则、前瞻性原则、弹性原则、从实际出发原则、参与性原则。

2. 制定目标

（1）计划的总体目标：是指计划执行后预期达到的最终结果。

（2）计划的具体目标：是对总体目标更加具体的描述，用以解释和说明计划总体目标的具体内涵。健康教育计划的具体目标需要包含具体的、量化的、可测量的指标，应该能够对以下问题作出回答：

who 对谁（可以是个体，也可以是群体）

what 实现什么变化（知识、信念、行为、发病率等）

when 在多长时间内实现这种变化

where 在什么范围内实现这种变化（如果是针对个体的目标，可以忽略此项）

How much 变化程度多大

3. 确定健康教育干预策略

（1）健康教育干预策略是实现健康教育目标的措施、途径和方法，是每一项具体干预活动的指导思想。主要从提高目标人群的认知和技能、改善物质环境、改善社会环境三大方面加以思考。

（2）针对个体的健康教育主要依靠教育策略，比如通过宣传品等媒介学习健康知识，通过个别咨询有针对性地解决个人的问题，而其他的策略手段是通过群体的教育来影响其中的个体。

1）教育策略：核心是教育人们形成有益于健康的认知和技能。常见健康教育活动见表19-6。

表19-6　常见健康教育活动

活动类型	具体内容
通过电子媒介开展的大众传媒活动	电视节目、广播节目、公益广告、网络信息等，这些节目还可以制成录像带、录音带、光碟等在人群中反复使用
通过印刷媒介开展的活动	手册、小折页、挂图、招贴画、日历、卡片、传单等
人际传播活动	讲座/讲课、小组讨论、个别咨询、示范、入户指导、观摩学习、同伴教育等
因地制宜的社区活动	墙体标语、板报、墙报、展览、义诊、评选示范户、知识竞赛、患者俱乐部等
民俗、文体活动	相声、戏曲、民歌、庙会、赶集等

2）环境策略：作用对象是物质环境、条件，其目的是使人们采纳健康行为的意愿得以实现。

3）政策策略：政策可以支持并促使这些行为得以实现。政策策略可以通过影响资源配置、环境改善，从而促进健康行为甚至健康。

三、 以群体为基础的健康教育计划书的制定

1. **摘要** 简洁扼要的文字概括计划的整个内容，包括设计与执行本计划的必要性、可靠性，要达到的目标，主要研究方法和干预方法，研究的目标人群，整个计划执行的时间，资料收集和分析的方法。摘要部分通常不超过半页。

2. **前言**

（1）通过对迄今为止某一健康问题的现状进行文献综述，对这一问题的研究进展进行总结，对所研究的题目内容作出关键性评价，并借鉴他人的经验、发展创新的方法，为本课题研究提供依据。明确陈述计划的目的和有关的理论基础，概括所提出计划有关的科学知识、目前的状况。

（2）评估开展本计划的必要性，即说明计划的目的，可根据调查资料或政府提供的数据说明本计划有什么特点，较以往所进行的同类研究计划有什么特殊性。

3. **总体目标和具体目标**

（1）总体目标是指在执行健康教育计划后预期应达到的理想影响和效果。

（2）根据预期的健康教育效果，将具体目标分为认知目标、行为目标、健康目标 3 类

（3）针对群体的目标制定必须能回答 4 个 W 和 1 个 H 的问题，即回答在什么范围内、谁在多长时间内、在哪些方面、实现多大程度的变化，而针对个体需要回答在多长时间内、哪些方面、实现多大程度的变化。

（4）针对个体的健康教育计划目标相比群体相对简单。

（5）在确定健康目标时，需要根据实际情况选择适宜的测量指标。

4. **方法** 整个计划的核心，一般包括研究方法学、研究设计（研究策略的选择、研究场所的选择、抽样、对照组的使用、研究工具、测量指标、资料收集和统计方法的简短陈述）以及工作的各个程序。

现场研究应注意：

（1）指出研究范围并描述地理、气候及人群的社会和文化背景，确定研究方法、样本大小、如何选择样本。

（2）确定实验区和对照区的条件，确定资料收集的详细方法，包括调查表设计以及实验室检验方法、资料记录分析方法。

（3）计划和准备阶段，包括基线资料的调查、物资的购置、组织及后勤。

（4）教育方法包括教育资料和宣传品的制作。

（5）提出在计划实施中执行工作程序的每个步骤，说明每个步骤将在何时开始、何时完成。

5. **评价** 评价贯穿于整个计划及其实施的全过程，在计划内应该有明确的评价内容、评价指标、评价方法和评价时间。计划书评价内容包括以下 3 个层次（表 19 – 7）。

表 19 - 7　计划书评价

评价	内容
过程评价	计划实施活动的内容、指标的监测，其中有组织领导落实情况、教育方法、传播渠道、宣传资料的设计和选择及预实验等方面的质量和效果，以及每次活动群众参与的数量和接受程度等
效应评价	知、信、行的改变及政策和法规的制定，应有明确的内容和指标中期效果评价主要评定行为和环境改变
结局评价	有关发病率、死亡率的下降，生活质量的提高及经济效益与社会效益

6. **经费预算**　根据完成计划所需各种资源的市场价格或预期价格信息，估算和确定各种活动的成本和整个项目的全部成本。

四、　人际传播的应用

1. **讲课**

（1）讲课准备：①了解教育对象的特点，关注哪些健康问题，目前的健康知识、技能水平等。②设计培训内容和方法。③查阅资料。④制作幻灯片（PPT）。

（2）PPT 的设计与制作：①选择庄重、明快的幻灯片设计，页面简单。②文字颜色与背景颜色反差大。③每一页面上文字少，字号以 24～32 号为宜。④页面适当修饰。

2. **同伴教育**

（1）征募同伴教育者：同伴教育者应具备如下品质和能力：①在与同伴交流时，思维敏捷、思路清晰，并且有感召力。②具备良好的人际交流技巧，包括倾听技巧。③具有与目标人群相似的社会背景，如年龄、性别、社会地位等。④应为目标人群所接受和尊敬，并成为目标人群中的一员。⑤应持客观态度、公正立场。⑥有实现项目目标的社会责任感。⑦充满自信，富有组织和领导才能。⑧有一定的时间和精力投入工作。⑨对同伴教育所涉及的内容有符合社会健康观的认识，在同伴中应成为行为的典范。

（2）培训同伴教育者：①了解项目目标、干预策略与活动，了解同伴教育在其中的作用，以及如何与其他干预活动进行配合。②掌握与教育内容有关的卫生保健知识和技能。③掌握人际交流的基本技巧和同伴教育中使用的其他技术，如组织游戏、辩论、电脑使用、幻灯放映等。

（3）实施同伴教育：以一定的组织方式在社区、学校、工作场所等地开展同伴教育。

（4）同伴教育评价：可以采用研究者评价、同伴教育对象评价、同伴教育者自我评价的形式进行。

3. **演示与示范**

（1）演示的准备：首先列出演示过程清单，然后准备清单上所需实物或模型，并根据演示程序将实物（模型）摆放整齐，将相关仪器调试完毕。

（2）演示过程：①分解操作示范，讲解要领。②在操作过程中，演示者面对教育对象，操作节奏应放慢，关键环节可以适当进行强调和重复，同时用语言强调相关步骤。③结束后，向培训对象提问并解答，最后应对关键知识点和操作要点进行小结。

五、 针对个体的传播材料的使用

1. 传单 主要由文字形成简单的信息。

（1）适用场所：放置于社区卫生服务机构，直接入户发放，在开展义诊、举行大型健康讲座时发放。

（2）设计制作要点：①主题突出，一张传单最好只宣传一方面的信息。②内容简洁，一条一条的信息。③每句话文字简明、通俗易懂。④纸张不能太薄、太粗糙。

2. 折页

（1）常用的有二折页和三折页，通常彩色印刷，图文并茂、简单明了、通俗易懂，适合文化程度较低的居民，也可以具体指导某项操作技能，便于携带和保存。折页的设计制作要点参见传单。

（2）适用场所。放置在卫生服务机构的候诊区、诊室、咨询台，供居民自取；在门诊咨询或入户访视时发给居民；可以组织居民围绕折页的内容进行小组讨论、有奖问答。

3. 手册 多由专业卫生机构编写、印刷，以文字为主，信息量大、内容丰富、系统完整，可读性强。

使用方法与要点：

（1）适用于较为系统、全面地传播健康知识信息、技术。

（2）以文字为主，适宜于有阅读能力的人群使用。

（3）可发放到有阅读能力，并且愿意与周围人分享的人手中。

六、 针对群体的传播材料的使用

针对群体的传播材料的使用，见表19 – 8。

表19 – 8 针对群体的传播材料

传播材料	适用场所	使用要点
宣传栏	社区、医疗卫生机构置于室外、悬挂于走廊墙壁等处	1. 适宜于宣传目标人群共同需要的卫生知识。 2. 宣传栏要做到字迹清楚，字体大小适合近距离阅读，整体版面美观，适当配以插图美化版面。 3. 1~3个月要进行一次更新。黑板报、没有玻璃橱窗的宣传栏1个月更换1次，有橱窗的宣传栏可以持续3个月。 4. 放置地点要选择人们经常通过而又易于驻足的地方；放置高度应以成人看阅时不必过于仰头为宜；光线明亮的位置
招贴画/海报	场所广泛，社区、医院的宣传栏中，居民楼道、电梯里，社区卫生服务中心（站）室内，居民家中	1. 信息简洁、突出。 2. 内容中最好有图示，字数不宜过多。 3. 字体大小合适，站在距离1m处能看清宣传栏的文字。 4. 书写规范，字迹清晰，不写错别字、繁体字、异体字；尽量不要竖写，如果要竖写，应自右而左，标题居右。 5. 一般用阿拉伯数字，尽量不要用英文、化学名称、学术用语
标语/横幅	场所广泛，如农村墙体等	特点是文字少，字号大，应选择最重要的信息进行传播，信息还需要简练、通俗

续表

传播材料	适用场所	使用要点
DVD	卫生服务机构的候诊区域、健康教育室；发放至企事业单位、学校、社区等场所；目标人群家中	1. 适用于健康行为操作技能的教育、培训与指导，也可以用于健康知识的传播、教育。 2. 在使用中需要适当的空间以摆放设施设备、座椅。应基于人文关怀精神，选择方便、舒适、安静、没有干扰的环境，选择高度适宜（平视可以看到）、距离合适的位置播放。 3. DVD需要有配套的设施设备（如影碟机），并安排专人管理

学习单元2　跟踪随访

一、人际沟通技巧

人际沟通技巧是指在人际沟通活动中为有效地达到预期目的而采用的语言和非语言的方式方法。在人际交流活动中，人际沟通技巧都与人的"传播器官"有关，包括语言器官（口）、听觉器官（耳）、视觉器官（眼）。用说、听、看、问、答、表情、动作等方式来传达信息是人际沟通的基本方式。

1. 说话的技巧

（1）用听者熟悉、能懂的语言。

（2）口气和蔼亲切。

（3）讲话速度适中，避免过快和过慢。

（4）声音应该有高低起伏，不要平铺直叙。

（5）发音吐词要清晰，要让对方能够听清楚。

（6）讲话的语气要生动。

（7）适当重复重要的和不易被理解的话。

（8）在与对方交谈时说话要有停顿，避免长时间自己一个人说话。

（9）尽量避免使用专业词汇，尽量用通俗语言代替专业术语。

（10）恰当地运用举例引证、示范与演示的技巧。

2. 倾听技巧

（1）尽可能地多听，留意听，努力发现对方对某一问题的了解程度和看法。

（2）不轻易打断对方的讲话，耐心地等对方讲完。

（3）始终保持友好和礼貌，利用各种语言和非语言的方式表示在认真听，使对方感到轻松和受到尊重，如用目光注视对方的眼睛，用视线进行交流，或点头，或作出简单应答，鼓励对方说话。

（4）不急于表达自己的观点，不轻易对对方的话作出评论。

（5）不应在听对方讲话时被其他事情干扰，如接电话、看文件、看表等。

（6）对敏感的问题更要善于听出话外音，以捕捉真实的信息。

3. 提问的技巧

（1）提问题时要注意对方的表情和感受，应创造轻松愉快的交流气氛，不要一个问题紧接一个问题地问。

（2）要设法使服务对象感到所提问题与自己利益相关，才能吸引对方的注意并促使其回答问题。

（3）对敏感问题的提问形式尤要注意，可以先问一般性问题，再逐步深入询问，不要单刀直入，还要注意选择适宜的交谈环境、时间和地点。也可以采用试探型提问方式。

（4）要了解对方的态度、观点等方面的信息，应该使用开放型问题，避免使用封闭型问题。

（5）探究型问题时应特别注意口气缓和、态度轻松，不可用质问的语气。

（6）要想收集到真实信息，不能用诱导型提问。

（7）问题尽量简练、明确，不提复合型问题。

4. 观察技巧   观察的技巧主要是细心、全面和敏锐。

5. 反馈技巧

（1）在人际交流中反馈形式有语言反馈、体语反馈和书面反馈。"体语"反馈是用动作、表情等"身体语言"给予反馈。书面反馈是利用书面上的文字或符号作出反应。在不宜用语言和体语进行反馈的情况下，可以用文字或符号来传递反馈信息。

（2）依据性质的不同，反馈也可分为 3 种（表 19-9）。

表 19-9　反馈的类型

类型	特点	举例
积极性反馈	作出理解、赞同、支持的反应，是一种积极性反馈	"我认为你说得对""好""对"等或以点头、伸大拇指等体语
消极性反馈	作出不赞同、不拥护、不支持、反对的反应，是一种消极性反馈	"不行""不对""我不同意"等，或摇头、皱眉等表情或动作
模糊性反馈	作出没有明确态度和立场的反应	"哦""是吗"以及不置可否的表情等

（3）在人际交流中，传者和受传者互为反馈，作为健康管理师应该掌握的技巧如下：

1）在听对方的陈述时，要集中注意力，并随时用表情、体语来表示自己对对方谈话的兴趣，如微笑、点头等，以支持对方把交流进行下去（运用积极性反馈技巧）。

2）恰当运用体语，比如点头、摇头、伸大拇指等（运用积极性、消极性反馈技巧）。

3）支持对方的正确观点和行为要态度鲜明（积极性反馈技巧）。

4）纠正对方错误观点和行为要和缓、婉转、耐心（消极性反馈技巧）。

5）对有些敏感问题和难于回答的问题可以暂时回避，不作正面解答（运用模糊性反馈技巧）。

6）对于知识性问题或决策性问题，不要给对方似是而非、含糊不清的回答；搞清对方问题的核心，不要答非所问；了解对方的意图，针对问题的实质给予解答。

7）对于不同人提出的同样的问题，回答可以因人而异。根据当事人的背景、性别、年龄、文化程度、宗教信仰、性格等情况给予恰当回答。

6. 非语言传播技巧 运用身体语言、类语言和时空语言的传播技巧（表 19 – 10）。

表 19 – 10 非语言传播技巧

非语言传播技巧	主要内容
动态体语	以点头表示肯定，以摇头表示否定 微笑、握手表示友好 用亲切的目光注视对方表示尊重
静态体语	服饰整洁，仪表端庄
类语言	改变声调节奏，合理运用笑声，可以起到调节气氛的效果
时间语	提前到达会场或约会地点、准时赴约，可以给人以信赖感
空间语	安静整洁的环境，给人以安全和轻松感 与谈话者之间不要有大的障碍物，双方置身于有利交流的空间位置和距离

二、 健康管理师与个体如何进行有效沟通

健康管理师在工作中与服务对象完成一次有效的随访，应该完成以下 5 个步骤（表 19 – 11）。

表 19 – 11 一次完整的随访步骤

第1步	事前准备	健康管理师要查看服务对象的基本信息和进展情况，设立本次沟通的目标，准备好信息发送方法（如电话、邮件或交谈等）和信息内容
第2步	总结前一阶段的进展	①健康管理师要在开始沟通的最初询问服务对象自上次沟通以来的情况，提问后以聆听为主。 ②积极聆听，设身处地去听，用心和脑去听，理解对方的意思，并及时进行确认和反馈。 ③当没有听清楚，没有理解对方的话时，要及时提出，一定要完全理解对方所要表达的意思，做到有效沟通
第3步	确认对方目前的需求	在对服务对象已有的进步予以肯定后，与其共同分析目前存在的问题
第4步	达成共识	健康管理师要协助服务对象找到解决问题的办法，并达成进一步共识，制定下一阶段的目标
第5步	安排下次随访的时间和方式	

第二十章

健康危险因素干预

第一节　干预方案的实施

学习单元 1　高血压的干预

一、 健康教育相关知识

1. 高血压是我国最常见、最具普遍性和代表性的慢性病之一，是引起冠心病、脑卒中等心脑血管疾病最重要的危险因素，长期治疗不当会发生心、脑、肾等严重并发症，具有极高的致残率和病死率。

2. 治疗高血压，特别是其并发症的费用昂贵，甚至超过长期的保健费用。通过加强干预和系统管理，高血压患者的生活质量可以大大提高。

3. 在健康管理过程中，通过有效的干预措施，防止更多的高血压高危人群转变成高血压患者、延缓已确诊的高血压患者的并发症和靶器官损害的发生具有重要意义。

4. 高血压分类：①原发性高血压，病因不明，以血压升高为主要表现，占总体高血压的 90% 以上。②继发性高血压，有明确而独立的病因，占总体高血压的 5% ~ 10%。

5. 我国高血压患病的基本特点

（1）时间分布特点：随年龄增加而增加；患病率逐年上升；发病年龄具有逐渐年轻化的趋势；有季节差异（冬季高于夏季）。

（2）空间分布特点：患病率北方地区 > 南方地区；东部地区 > 西部地区；发达地区 > 欠发达地区；同一地区城市 > 农村。

（3）人群分布特点：不同职业患病率不同；在更年期前患病率为女性 < 男性，更年期后则女性 > 男性。

二、 干预原则

高血压的干预侧重于疾病管理的策略，具体干预原则包括个体化、综合性、连续性、参与性和及时性。

三、 目标人群

高血压干预的目标人群包括一般人群、高血压高危人群和高血压患者。

四、 干预策略

高血压的干预策略是非药物治疗和药物治疗相结合。

1. **药物治疗**　应遵循小剂量开始、优先选择长效制剂、联合应用药物及个体化的原则。

2. **非药物治疗**　①提倡健康饮食：高血压患者尽量每天钠摄入量在5g以下。②戒烟。③限酒和戒酒：一般建议男性将饮酒量控制在酒精30mL/d，大约相当于酒精25g，600mL啤酒1瓶或者50°的白酒1两。女性不超过15g，孕妇不饮酒。④适当增加身体活动。⑤管理体重。⑥高血压健康教育。⑦保持良好的心理状态。

3. **高血压患者的自我管理**　①对自己血压监测、评估的能力。②简单了解临床用药的作用及副作用。③服药依从性的提高。④掌握行为矫正的基本技能。④会选择健康合理的食物。⑥能适当运动、戒烟限酒。⑦自己能进行压力管理。⑧了解寻求健康知识的正常途径和就医能力等。

4. **协调**　①协调卫生保健服务是健康管理的重要内容，要为患者建立转诊和急诊通道。②医师和患者共同制定个体化的高血压防治计划、健康教育、危险因素干预，连续观察病情及治疗依从性的变化，了解患者的需求并及时向医师反馈患者的病情，帮助患者提高自我疾病管理的能力以及寻求获得患者家庭和社会的支持等。

五、干预程序

(一)筛查和确诊高血压患者

1. 从已建立的健康档案中找出需要管理的高血压患者，进行登记和核实，最好是将健康档案与社区常规的诊疗信息系统连接起来。

2. 常规体检发现的患者。

3. 常规门诊就诊的患者。

4. 其他途径，如流行病学调查发现的高血压患者。

(二)高血压患者的危险度分层

将预备管理的高血压患者按照血压水平、伴随危险因素和并发症情况进行分层。

(三)制定干预计划

针对每个高血压患者的情况，与患者共同、逐步设立小而具体的目标，最终到达总目标。目标设立要具有可行性，要求十分具体、清楚、可操作。一次不要设立太多目标。

(四)执行干预计划、定时随访

1. **常见干预方法**　包括电话咨询指导、邮寄健康教育资料、上网阅读或上门家访，见表20-1。

表20-1　高血压患者的常见干预方法

方法	适用人群	特点
邮寄健康教育的文字材料或发送邮寄	低危组患者	成本最低，效果较差
电话干预（包括短信通知）	多数高血压患者	成本中等、效率高，干预效果中等；每个对象大约占时20分钟

续表

方法	适用人群	特点
上门家访	行动困难的老年人、残疾患者或有非常困难的家庭	成本高，很费人力、物力，干预效果好

2. 定时随访　内容包括健康教育、改善临床用药依从性、健康行为生活方式的建立与维持。

（五）高血压管理的评价指标

1. 管理工作指标 （以社区为例）

（1）建档情况：建档百分比 =（社区建立高血压患者管理档案的人数）/（社区已知的高血压患者数）×100%

（2）高血压随访管理覆盖情况：管理百分比 =（遵循高血压患者管理流程的患者数）/（社区实际高血压患者总人数）×100%

（3）治疗情况：治疗百分比 =（每年在社区接受治疗的高血压患者人数）/（当年社区中全部高血压患者人数）×100%

规范治疗百分比 =（每年社区能按照医嘱接受规范治疗的高血压患者人数）/（当年社区中全部高血压患者人数）×100%

（4）双向转诊执行情况：转出百分比 =（社区医院符合转出标准且转出的高血压患者数）/（社区医院符合转出标准的高血压患者数）×100%

转回百分比 =（综合医院符合转回标准且转回的高血压患者数）/（综合医院符合转回标准的高血压患者数）×100%

2. 管理效果指标

（1）高血压及其防治知识知晓情况：社区人群中高血压知晓率 =（社区中了解高血压防治知识的被调查人数）/（社区中被调查的总人数）×100%

高血压患者中高血压知晓率 =（被调查者知道自己患高血压的人数）/（社区中被调查的高血压患者总数）×100%

（2）控制情况：高血压控制率 =（社区内血压控制优良和尚可的高血压患者人数）/（社区内高血压患者总数）×100%

六、 高血压干预的评估

主要评估干预的近期效果和远期效果，包括高血压干预个体或群体的年度评估和阶段性（周期为 3~5 年）评估。

（一）个体干预的效果评估

1. 规范接受药物治疗的情况、不良生活方式改变情况、自我控制血压相关技能掌握情况等。

2. 每个健康管理年度对患者进行血压控制评估，按照患者全年血压控制情况，分为优良、尚可、不良共 3 个等级。

(二)群体干预的效果评估

包括被管理（如某社区）人群的高血压知晓率、高血压防治相关知识知晓情况，降压达标和未达标比例，心脑血管病发病、致残和死亡信息，以及卫生经济学评价。

(三)高血压生活方式干预的效果评估

1. 在开展生活方式干预之后的一定期间（2 个月为宜），对实际效果进行评估。①询问生活习惯的改善情况。②检查血压、血脂、血糖、体重的变化，并与第一次相关检查结果进行比较，总结成功的经验和教训，修正干预计划和指导方法。

2. 对管理对象较小的改变（生活方式或体检指标），应充分肯定并加大鼓励，以使其坚持下去，取得更大的健康效应。

学习单元 2　糖尿病的干预

一、 健康教育相关知识

1. 我国 60.7% 的糖尿病患者未被诊断而无法及早进行有效的治疗和教育。长期血糖控制不佳的糖尿病患者可伴发各种器官损害或器官功能不全，导致残疾或者早亡。控制血糖可降低和延缓糖尿病肾病、眼病和死亡的发生，是重要的有效防治手段。

2. 糖尿病分类　见表 20 - 2。

表 20 - 2　糖尿病分类

分类	特征
1 型糖尿病	发病年龄较轻，随病程延长，其发生糖尿病微血管并发症较常见
2 型糖尿病	占全部糖尿病的 90% ~95%，早期可能出现大血管并发症，如高血压、冠心病或脑卒中，微血管并发症出现较晚
其他特殊类型糖尿病	有些人在基本病因消除后可痊愈
妊娠糖尿病	产后糖尿病可消失，但仍是糖尿病的高危人群

3. 糖尿病的根本病因是多种遗传基因和多种不良生活方式和习惯相互作用后，胰岛素分泌不足或胰岛素在体内利用不足，导致血糖浓度增加，最终引起大血管病变、微血管病变以及神经病变。危害主要在于长期的高血糖损害血管系统，导致全身血管老化，引起一系列病变。

4. 可通过调整生活方式延缓糖尿病的早发，以及预防改善糖尿病的严重并发症。

二、 干预原则

糖尿病的干预侧重于疾病管理的策略，具体干预原则包括个体化、综合性、连续性、参与性和及时性。

三、目标人群

糖尿病干预的目标人群　包括一般人群、糖尿病患者及糖尿病高危人群。

1. 符合下列一项者，即为糖尿病高危人群。

（1）糖尿病前期（IFG 和 IGT）。

（2）有糖尿病家族史（双亲或同胞患有糖尿病）。

（3）肥胖和超重者（BMI≥24kg/m²），男性腰围≥90cm，女性腰围≥85cm。

（4）妊娠糖尿病患者或曾经分娩巨大儿（出生体重≥4kg）的妇女。

（5）高血压患者（血压＞140/90mmHg）和（或）心脑血管病变者。

（6）高密度脂蛋白胆固醇降低[≤0.9mmol/L(35mg/dL)]和(或)高甘油三酯[≥2.22mmol/L(200mg/dL)]者。

（7）年龄在 40 岁以上，且常年身体活动不足者。

（8）有一过性类固醇诱导性糖尿病病史者。

（9）BMI≥30kg/m²的多囊卵巢综合征患者。

（10）严重精神病和（或）长期接受抗抑郁药物治疗者。

2. 糖尿病前期人群是最重要的 2 型糖尿病高危人群。建议高危人群每年检测 1 次空腹血糖和（或）进行口服葡萄糖耐量试验（OGTT）。45 岁以上血糖控制正常者 3 年后复查。

四、干预策略

（一）糖尿病教育

1. 糖尿病患者必须接受糖尿病教育（如糖尿病教育课堂、小组式教育或个体化的饮食和运动指导），教育应长期、随时随地进行，血糖控制较差需调整治疗方案或因出现并发症而需进行胰岛素治疗时应进行具体的教育和指导。

2. 团队式管理是最好的糖尿病管理，管理团队的主要成员应包括执业医师［基层医师和（或）专科医师]、糖尿病教育者（教育护士）、营养师、运动康复师、患者及家属。必要时可增加眼科医师、心血管医师、肾病医师、血管外科医师、产科医师和心理学医师等。

（二）自我管理

在专业人员（健康管理师）的协助下患者进行自我管理。

1. 培养和建立患者对自己健康负责和糖尿病可防可治的信念。

2. 提高患者对治疗和随访管理的依从能力。

3. 了解糖尿病目前的治疗方案和随访计划的内容及重要性。

4. 了解糖尿病药物治疗、非药物治疗的一般知识，掌握胰岛素注射技能和注意事项，糖尿病饮食、运动干预的技能和注意事项。

5. 了解血糖、血压、血脂、体重、糖化血红蛋白等指标的意义。

6. 了解就医和寻求帮助的渠道，提高就医能力。

7. 了解寻求糖尿病防治知识和技能的能力。

8. 掌握糖尿病及其并发症的病因、发展过程和危险因素的知识，掌握自我监测血糖、血压的技能和初步自我评估的能力。

9. 掌握急性并发症的征兆、学会紧急救护的求助和基本处理方法。

(三) 自我血糖监测

自我血糖监测适用于所有糖尿病患者，注射胰岛素和妊娠期患者必须进行自我血糖监测。

1. 监测频率

（1）血糖控制差或病情危重者：每天监测 4 ~ 7 次，直到病情稳定，血糖得到控制。当病情稳定或已达血糖控制目标时可每周监测 1 ~ 2 天。

（2）使用胰岛素治疗者：在治疗开始时每日至少监测血糖 5 次，达到治疗目标后每日监测 2 ~ 4 次。

（3）使用口服药和实施生活方式干预的患者：达标后每周监测血糖 2 ~ 4 次。

2. 监测时间　见表 20 - 3。

表 20 - 3　血糖监测时间

监测时间	适用情况
餐前	当血糖水平很高时空腹血糖水平是首先要关注的，有低血糖风险者（老年人、血糖控制较好者）也应测定
餐后 2 小时	空腹血糖已获良好控制，但仍不能达到治疗目标者
睡前	注射胰岛素的患者，特别是注射中长效胰岛素的患者
夜间	胰岛素治疗已接近治疗目标而空腹血糖仍高者
其他	出现低血糖症状时、剧烈运动前后监测血糖

3. 监测指导和质量控制

（1）监测技术和方法的指导，包括如何测血糖、何时监测、监测频率和如何记录监测结果。

（2）糖尿病管理小组每年应检查 1 ~ 2 次患者自我血糖监测技术和校准血糖仪，尤其是自我监测结果与糖化血红蛋白或临床情况不符时。

4. 尿糖自我监测

（1）自我血糖监测是最理想的血糖监测手段，受条件所限时可采用尿糖自我监测。

（2）尿糖的控制目标是任何时间尿糖均为阴性，尿糖监测对发现低血糖没有帮助；在肾糖阈增高（如老年人）或降低（如妊娠）等特殊情况时，尿糖监测没有意义。

(四) 随访管理

1. 方式

（1）门诊随访：指门诊医师利用患者就诊时开展患者管理，并按要求填写"糖尿病患者管理卡（随访记录卡）"。

（2）家庭随访：指医师通过上门服务进行患者管理，并按要求填写糖尿病患者管理卡（随访记录卡）。

（3）电话随访和集体随访

2. 内容

（1）了解患者病情、评估治疗情况。

（2）非药物治疗。了解行为改变情况、调整方案、教会患者改变或消除行为危险因素的技能。

（3）药物治疗。了解就诊和药物使用情况、评价治疗效果、指导患者使用管理手册，督促治疗效果不佳者到综合医院调整方案。

（4）监测检查指标。检查血糖、血压、糖化血红蛋白及相关并发症。发现患者出现靶器官损害的可疑情况时，督促其到综合医院检查。

（5）有针对性地进行健康教育。

（6）自我管理技能指导。了解、检查患者自我管理的情况，对其进行医学指导。

（五）非药物治疗

1. 指标自我监测：①内容包括控制体重、血糖、血压、尿中酮体和戒烟，体重控制在正常范围内（18.5kg/m² ≤ 体重指数 ≤ 24.0kg/m²）。②超重和肥胖的糖尿病患者，每年以减轻体重的5% ~ 10%为佳。③难以减肥的超重和肥胖者，至少要保持体重不再增加。④患有高血压的糖尿病患者，在能耐受的情况下血压酌情降至130/80mmHg以下为佳。

2. 合理膳食

（1）控制总能量的摄入、食盐的摄入和脂肪的摄入，尤其是动物性油脂。

（2）建议糖尿病病人的脂肪能量占总能量的20% ~ 30%，碳水化合物占45% ~ 60%，蛋白质占15% ~ 20%。少食多餐、清淡饮食，每天食盐不超过6g。

（3）食物多样化。通过食物交换份的方法合理搭配膳食，制定个体化膳食处方。超重和肥胖的糖尿病患者，建议每天少吃一两主食，患高血压的糖尿病患者，每日食盐量应尽量少。

（4）《中国糖尿病膳食指南》（2017）：①吃、动平衡，合理用药，控制血糖，达到或维持健康体重。②主食定量，粗细搭配，全谷物、杂豆类占1/3。③多吃蔬菜、水果适量，种类、颜色要多样。④常吃鱼禽、蛋类和畜肉适量，限制加工肉类。⑤奶类、豆类天天有，零食加餐合理选择。⑥清淡饮食，足量饮水，限制饮酒。⑦定时定量，细嚼慢咽，注意进餐顺序。⑧注重自我管理，定期接受个体化营养指导。

3. 增加身体活动　运动与饮食管理一起共同配合维持理想的体重，改善或纠正高血糖和胰岛素抵抗状况，从而控制病情，预防并发症。

4. 运动治疗　包括经常性的中高强度有氧运动，尤其是抗阻力练习，以增加肌肉体积，促进血糖代谢。

（1）中等强度有氧运动每周至少 3 天，每周至少 150 分钟，连续间断不超过 2 天。抗阻运动每周至少 2 次，鼓励肌肉力量训练，负荷和重复数逐渐增加。

（2）限制糖尿病患者的持续久坐时间，每次不超过 30 分钟。

（3）注意事项：①循序渐进，逐渐达标。②预防低血糖、保护足部。③运动前的胰岛素应避免注射于运动肌肉，最好选择腹部。血糖 > 16.7mmol/L 者禁忌大强度耐力运动。④严重或增生性视网膜病变时，避免大强度耐力活动、中高负荷抗阻力运动、冲击用力和暴发用力。⑤足部破溃、感染时，避免下肢运动。

（4）强调运动的规律性和安全性，建议散步、快步走、太极拳等不剧烈的运动，以每周 5 次左右的运动频率为佳。

（5）预防低血糖：①开始参加运动时，同伴陪同，并携带糖果备用。②饭后 0.5 ~ 1 小时开始运动。③运动量较大时，运动前增加饮食量或者适当减少降糖药物量（包括胰岛素）。④不宜在降糖药物作用最强的时间运动。⑤注射胰岛素治疗的患者，不宜清晨空腹，尤其不宜在注射胰岛素后和饭前运动。⑥随运动量增加，血糖会下降，应酌情调整降糖方案。

（6）运动禁忌：①合并急性感染。②近期出现糖尿病酮症酸中毒、糖尿病非酮症性高渗综合征、乳酸性酸中毒和糖尿病低血糖症等急性并发症。③严重的糖尿病肾病、眼底病变。④新近发生血栓。⑤血糖未较好控制（血糖 > 14mmol/L）或血糖不稳定。⑥血压 > 180mmHg。⑦经常有脑供血不足。⑧伴心功能不全、不稳定型心绞痛、心律失常，且活动后加重。

（六）药物治疗

1. 营养治疗和运动治疗是控制 2 型糖尿病高血糖的基本措施。不能使血糖控制达标时应及时采用药物治疗。

2. 高血糖的药物治疗多基于 2 型糖尿病的主要病理生理改变——胰岛素抵抗和胰岛素分泌受损。胰岛素治疗是控制高血糖的重要手段。

3. 1 型糖尿病患者必须使用胰岛素控制高血糖。2 型糖尿病患者在口服降糖药失效或禁忌使用口服药物时，需用胰岛素控制高血糖以减少并发症发生的危险。

五、　干预步骤

1. 筛查和确诊患者

（1）机会性筛查。社区医师在临床诊疗过程中，通过检测血糖在就诊者中发现或诊断糖尿病患者。空腹血糖 ≥ 5.6mmol/L（100mg/dL）者，建议其行 OGTT 检测。

（2）高危人群筛查。

（3）利用已建立的人群健康档案、流行病学调查和糖尿病筛查时的血糖检测结果。

（4）常规体检发现。

（5）主动检测。

（6）收集社区内已确诊患者的信息。

2. 危险分类　健康管理师应首先判断患者属于哪种管理类别，再确定随访的内容和频度。

（1）常规管理

1）指通过常规的治疗方法，包括生活方式的改变及符合患者病因和临床阶段分型而制定的个体化干预方案，就能有效控制患者的血糖、血脂、血压及糖化血红蛋白等指标在目标范围内的管理。

2）对象为血糖水平比较平稳，无并发症或并发症稳定，不愿参加强化管理的患者。

3）每年至少随访6次。

4）随访内容：①患者病情、治疗和随访管理情况。②非药物治疗情况：饮食、运动、戒烟、限酒、心理辅导等。③药物治疗情况：每2个月评估1次，根据病情及时调整治疗方案。④健康教育和患者自我管理培训。⑤监测指标：见表20-4。⑤增殖期视网膜病变患者：随时就诊眼科，视病情加强随访。

（2）强化管理

1）指在常规管理的基础上，对患者实行随访内容更深入、随访更频繁、治疗方案调整更及时的管理。

2）对象为已有早期并发症者，自我管理能力差者，血糖控制情况差者，妊娠、围手术期、1型糖尿病等特殊情况者，治疗上有积极要求者，相对年轻且病程短者。

3）每年至少随访12次。随访内容与常规管理基本相同。

表20-4　糖尿病患者的监测指标

指标	常规管理	强化管理
血糖	每2周1次	每周2次，餐后和空腹至少各1次
血压	每3个月1次，高血压患者每周1次	每月1次，高血压患者每周1~2次
血脂	至少每年1次	至少每年1次，血脂异常者每6个月1次
糖化血红蛋白	至少每年1次	每3个月1次
尿微量白蛋白	至少每年1次	至少每年1次
心电图	至少每年1次	至少每年2次
尿常规	至少每年1次	至少每年2次
神经病变	至少每年1次	至少每年2次
视网膜检查	每年1次	至少每年1~2次
足部检查	每年1次	至少每年2~3次
其他，如血纤维蛋白原、血小板聚集率、颈动脉超声等	选择做	每年1次

六、　干预评估

包括糖尿病干预个体或群体的年度评估和阶段性（周期为 3~5 年）评估。

(一) 干预过程评估

主要评估干预方案的执行情况、管理对象认可和满意程度。

1. **年度评估**　患者建档动态管理情况、糖尿病管理开展情况、患者转入转出执行情况、疾病预防控制机构和综合医院对社区卫生服务机构业务指导和培训情况。

2. **阶段性评估**　社区糖尿病及其危险因素流行现状了解的情况、参与工作的人员对该项工作的满意情况、社会大众对政府部门工作的满意情况。

3. **过程评估指标**

(1) 建档情况：糖尿病患者建档率和建档合格率。

(2) 糖尿病患者随访管理覆盖情况：开展糖尿病管理社区的百分比、实际糖尿病管理人数和规范管理百分比。

(3) 双向转诊执行情况：糖尿病转出百分比、糖尿病转入百分比和糖尿病双向转诊百分比。

(4) 医务人员培训情况：医务人员培训百分比和培训合格百分比。

(5) 高危人群干预情况：高危人群参见血糖筛查的百分比和糖调节受损者干预百分比。

(6) 糖尿病患者满意度情况：社区行政部门满意度、医务人员满意度和患者满意度。

(二) 干预效果评估

主要评估干预的近期效果和远期效果。

1. **年度评估**　患者规范管理、规范接受药物治疗、不良生活方式改善、自我监测血糖和血压相关技能的掌握、血糖控制等。

2. **阶段性评估**　糖尿病患者（被管理对象）患病知晓率和糖尿病相关知识知晓程度、不良生活方式改善情况以及血糖、血压、体重自我监测技能掌握情况，心脑血管疾病、糖尿病肾病、糖尿病神经病变、糖尿病足、视网膜病变等糖尿病并发症发生、致残和死亡等情况，卫生经济学评价等。

3. **效果评估指标**　糖尿病防治知识知晓率、糖尿病患者知晓率、糖尿病患者行为改变率、高危人群行为改变率、血糖控制率和并发症发生率。

(1) 个体干预效果评估：规范接受药物治疗情况、不良生活方式改变情况、自我监测血糖和血压相关技能的掌握、血糖控制情况等。每个健康管理年度对患者进行血糖控制评估，按照患者血糖控制情况，分为达标、未达标共 2 个等级。糖尿病综合控制目标见表20-5。

(2) 群体（社区）干预效果评估：被管理人群的糖尿病知晓比例、糖尿病防治相关知识的知晓情况，糖尿病患者降糖达标和未达标比例，心脑血管病、糖尿病肾病、糖尿病神经病变、糖尿病足、视网膜病变等并发症的发生、致残和死亡信息，以及卫生经济学评价。

表 20 - 5　中国 2 型糖尿病的控制目标指标

指标	目标值
血糖（mmol/L）*	空腹 4.4 ~ 7.0 非空腹 < 10.0
HbA1c（%）	< 7.0
血压（mmHg）	< 130/80
HDL - C（mmol/L）	男性 > 1.0（40mg/dL） 女性 > 1.3（50mg/dL）
TG（mmol/L）	< 1.7（150mg/dL）
LDL - C（mmol/L）	未合并冠心病 < 2.6（100mg/dL） 合并冠心病 < 1.8（70mg/dL）
体重指数（BMI, kg/m^2）	< 24
尿白蛋白/肌酐比值（mg/mmol）	男性 < 2.5（22mg/g） 女性 < 3.5（31mg/g）
尿白蛋白排泄率	< 20μg/min（30mg/dL）
主动有氧活动（分/周）	≥150

注：* 表示毛细血管血糖。

学习单元 3　肥胖的干预

一、健康教育相关知识

1. 肥胖是指人体脂肪的过量储存，表现为脂肪细胞数量的增多和体积的增大，即全身脂肪组织块增大，与其他组织相比失去了正常比例的一种状态。

2. 判定标准通常是体重超过了相应身高所确定的标准值的 20% 以上。

3. 肥胖症是由多种因素引起的慢性代谢性疾病，是 2 型糖尿病、心血管病、高血压、脑卒中和多种癌症的危险因素。控制体重是预防慢性病的重要手段。

二、干预原则

1. 对一般人群行群体预防，以降低肥胖症患病率；对高危人群选择性干预，重点预防其肥胖程度进一步加剧以及出现相关并发症；对肥胖症和伴并发症患者行针对性干预，减低体重，降低心脑血管疾病死亡率。

2. 具体原则

（1）坚持预防为主，从儿童、青少年开始，从预防超重入手，并须终生坚持。

（2）采取综合措施预防和控制肥胖，改变生活方式，包括改变膳食、增加身体活动、矫正引起过度进食或活动不足的行为和习惯。

（3）鼓励摄入低能量、低脂肪、适量蛋白质和碳水化合物、富含微量元素和维生素的膳食。

（4）控制膳食与增加运动相结合，可使基础代谢率不因摄入能量过低而下降，达到更好的减肥效果。积极运动不仅可以增加基础代谢率，还可防止体重反弹，改善心肺功能，产生更多、更全面的健康受益。

（5）长期坚持减重计划，速度不宜过快，不可急于求成。

（6）防治与肥胖相关的疾病，将防治肥胖作为防治相关慢性病的重要环节。

（7）树立健康体重的概念，防止为美而减肥的误区。

三、 目标人群

肥胖干预的目标人群包括一般人群、慢性病人群。

四、 干预策略

肥胖的干预策略是针对不同的目标人群采取不同的预防和控制措施。

1. 普通人群策略

（1）把监测和控制超重与预防肥胖发展以降低肥胖症患病率作为预防慢性病的重要措施之一，定期监测抽样人群的体重变化，了解其变化趋势。

（2）通过对学校、社团、工作场所人群的筛查发现高危个体。

（3）作好宣传教育，使人们更加注意膳食平衡，防止能量摄入超过能量消耗。膳食中蛋白质、脂肪和碳水化合物摄入的比例合理，特别要减少脂肪摄入量，增加蔬菜和水果在食物中的比例。

（4）在工作和休闲时间，多进行中低强度的体力活动。

（5）传播健康的生活方式，戒烟、限酒和限盐。

（6）经常注意自身体重，预防体重增长过多、过快。成年后的体重增长最好控制在5kg以内，超过10kg则相关疾病危险将增加。

2. 高危人群策略

（1）高危险因素：存在肥胖家族史、有肥胖相关性疾病、膳食不平衡、体力活动少等。对有肥胖症高危险因素者，重点预防其肥胖程度进一步加重，预防出现相关并发症。

（2）目标：增加该群体的知识和技能，以减少或消除发生并发症的危险因素。

（3）措施：①改变高危人群的知识、观念、态度和行为；让其了解在大多数情况下，不良环境或生活方式因素对肥胖症的发生可起促进作用并激活这一趋势，改变膳食、加强体力活动对预防肥胖是有效的。②有肥胖倾向的个体（特别是腰围超标者）定期检查与肥胖有关疾病的危险指标，尽早发现高血压、血脂异常、冠心病和糖尿病等隐患并治疗。③强调对高危个体监测体重和对肥胖症患者进行管理的重要性和必要性。

3. 对肥胖症和伴有并发症患者的针对性干预

（1）主要预防体重进一步增长，最好使其体重有所降低，并对出现并发症者进行疾病管理，如自我监测体重、制定减重目标，以及指导药物治疗方法。

（2）健康教育。提高患者对肥胖可能进一步加重疾病危险性的认识，并努力提高其信心。短期恢复到所谓的"理想体重"往往不太现实，但即使在1年之内比原有体重减少

5%～10%也会对健康有极大好处；短期内过度限制食物摄入可能见到一些暂时效果，但如果不长期坚持减少膳食中的热量摄入，也不积极参加体力活动，则很难保证体重保持在已降低的水平；减肥反复失败会使患者失去信心。

（3）可组织胖友座谈会，举办讲座；争取家属配合，创造减肥氛围；在医疗单位的配合下，监测有关的危险因素；引导重点对象作好膳食、体力活动及体重变化等自我监测记录和减肥计划的综合干预方法，并定期随访。

五、 干预措施

包括控制总能量摄取、增加身体活动量、行为疗法、必要时使用药物。

1. 控制总能量摄取

（1）限制每天的食物摄入量和摄入食物的种类，以保证能从事正常的活动为原则。

（2）一般成人每天摄入能量控制在1200～1300kcal。在平衡膳食中，蛋白质、碳水化合物和脂肪提供的能量比，分别占总能量的10%～15%、50%～65%和20%～30%。

（3）选择水产品、瘦肉、奶等提供蛋白，少吃肥肉等富含脂肪和胆固醇的食物，增加蔬菜和谷类食物，多吃高纤维素含量的食物。纠正暴饮暴食、过量吃零食等不良习惯。

2. 增加身体活动量

（1）肥胖者运动量（包括运动持续时间和运动强度）越大，坚持时间越长，减少体重的状况和保持减肥状态的效果越好。

（2）运动量大小应根据自身情况来确定，从小到大、从弱到强。以运动后1天自我感觉良好为度。做高强度的运动之前最好请医师进行心肺功能（活动平板）检查，排除心血管疾病。

3. 减肥   控制饮食能量和增加身体活动相结合，效果最好。

（1）从短期来看，单独增加身体活动或者运动结合饮食控制，其减肥效果好于单用饮食疗法。运动量较少时，虽然短期内能达到减肥的目标，但之后减肥遭遇反弹。

（2）综合运用多种手段（饮食热量控制法联合增加运动法）管理体重。既注重控制体重的短期目标，更关注管理对象养成自觉主动遵循健康生活方式的长期目标，矫正引起过量进食或身体活动不足的行为和习惯。

4. 行为疗法

（1）进食：①建立节食意识，每餐不过饱。②尽量减少暴饮暴食的频度、程度。③挑选脂肪含量低的食物。④细嚼慢咽，进食时使用较小的餐具。⑤可按计划用餐。⑥餐后加点儿水果。

（2）协助患者制定规划并支持和指导减肥措施的执行：①医务人员需了解肥胖者的肥胖史，如曾采用过哪些减肥措施、肥胖症对生活有何影响。②向患者说明肥胖对健康的可能危险，建立共同战胜肥胖症的伙伴关系；让患者主动、积极参与制定改变行为的计划和目标。③制定的减肥目标要具体、可行，建立一系列短期目标。④监测患者的改变，与其保持联系，关心和帮助患者改变行为。⑤教会减肥对象进行自我监测。

六、 干预步骤

1. 根据不同类型，采取不同的干预强度。肥胖的干预程序包括筛查和确诊肥胖患者并确定管理级别、制定肥胖干预计划、执行干预计划、定时随访并进行效果评价。

2. 根据是否患有其他慢性病，如糖尿病、高血压、冠心病等，将肥胖分为：①单纯性肥胖，占肥胖症总人数的95％以上，执行常规管理干预方案，只需将体重控制在正常范围。②重症肥胖，执行强化管理干预方案，需通过综合干预方法和措施达到多方面的干预目标，如控制体重、血糖、血压水平到正常范围。

3. 肥胖防治干预流程图（图20-1）

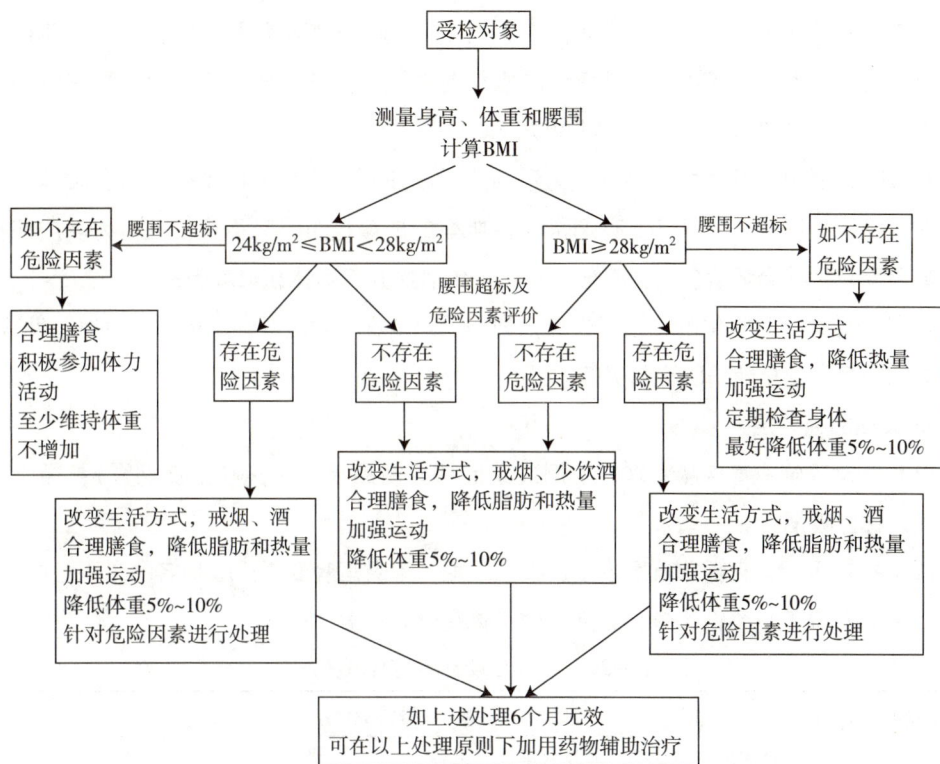

图 20-1　肥胖防治干预流程图

七、 干预评估

基于目前肥胖干预本质上属于生活方式管理模式，故短期内应侧重评价健康饮食、适量运动的习惯养成等方面所取得的成效。

1. **个体肥胖干预的评估**　①是否帮助管理对象认清导致其自身超重或肥胖的原因所在。②是否列出可减肥的方法，并找到一个合适的减肥方法去尝试。③评估已取得的短期减肥效果（1~6个月内 BMI 或腰围减少绝对值或相对值）。④评估已取得的中长期减肥效果（0.5~3 年内血压、血脂等指标的变化以及其他健康收益）。⑤尝试一个减肥方法失败后能否改行另一个减肥方法。⑥能否综合运用各种措施以达到减肥目的，维持减肥成果。

⑦是否能利用管理对象身边的资源进行减肥。

2. 群体肥胖干预的评估　被管理人群中的肥胖知晓率、肥胖防治相关知识的知晓情况，通过饮食控制、增加身体活动等方式达到减肥目标的比例，肥胖者控制体重达标和未达标比例，心脑血管病发病、致残和死亡信息，以及卫生经济学评价。

学习单元4　烟草使用的干预

一、 健康教育相关知识

1. 烟草使用依旧是导致全球可预防死亡的首要死因。绝大多数的死亡发生在低收入和中等收入国家。预计这一不平等状况将在未来数十年中持续扩大。

2. 吸烟是心血管病的三大经典危险因素（高血压、血脂异常和吸烟）之一，可明显增加心脑血管病的发病和死亡，也是恶性肿瘤和慢性阻塞性肺部疾病等其他多种慢性病的危险因素。吸烟是哮喘恶化和发作的常见诱因。

3. 烟草中的几种化学物质被证实为致癌物，已知有害的常见物质有焦油、尼古丁（主要致成瘾物质）和一氧化碳等。吸烟是一种典型的成瘾行为，又称依赖性行为。成瘾行为的影响因素包括社会环境、社会心理、文化、传播媒介、团体和家庭因素。

4. 健康管理师可提供的干预至少包括询问吸烟情况、劝阻吸烟、提供信息以帮助戒烟、参与戒烟项目和安排随访防止复吸等。

5. 吸烟的相关定义

（1）主动吸烟：直接从点燃的香烟或其他烟草制品吸入烟雾（主流烟雾）；通常主动吸烟的人称为吸烟者。

（2）被动吸烟：也称非自愿吸烟、吸二手烟；不吸烟者暴露于吸烟者的二手烟中。

6. 戒烟可降低危险性　停止吸烟后的身体变化，见表20-6。

表20-6　停止吸烟后的身体变化

停止吸烟的时间	身体变化
8 小时左右	体内的一氧化碳、血氧水平趋向正常
48 小时左右	手和脚的血液循环得到改善；嗅觉、味觉能力明显改善
72 小时左右	呼吸较轻松；肺活量开始增加
1.5~2 周	肺功能改善约30%
1~9 个月内	①咳嗽、鼻塞、疲劳和呼吸困难减少。 ②肺内纤毛重生，控制黏液的能力增加，清理肺部，减少感染。 ③总的体能水平增加
5 年后	患癌症概率会大大降低；患心脏病危险性显著下降
10 年后	①患肺癌的概率可下降至近于从不吸烟人群。 ②癌前细胞被替代。 ③其他与吸烟有关癌症的患病机会减少

二、　干预原则

烟草使用的干预侧重于生活方式管理的策略，干预原则如下：

1. 以个体为中心，强调干预对象的健康责任和作用。

2. 以健康为中心，强调预防为主，主要应放在预防不吸烟者开始吸烟。

3. 形式多样，强调综合干预。

三、　目标人群

干预的目标人群是一般人群、青少年、妇女、医师、老师、领导、吸烟者、不吸烟者。

四、　干预措施

戒烟通常包括：①药物干预，WHO 推荐的一线戒烟药物主要包括非处方药（如尼古丁替代制品）、处方药（如安非他酮和伐尼克兰），药物使用均应与行为改变相结合。②行为干预，健康管理师通常可激励和支持个人戒烟。

(一)针对群体的烟草干预措施

1. 拒吸第一支烟

（1）拒吸第一支烟对控制吸烟率最重要，重点干预人群是青少年人群。环境影响是诱发青少年吸烟的主要原因，如烟草的易获得性、对成人吸烟的模仿、社交需求、广告或名人在文艺影视作品中的模范效应等。

（2）政策层面严格执行烟草销售环节的法律法规。

（3）重点是利用学校，对在校学生开展有关吸烟有害健康和拒绝烟草技能等知识的教育并起模范带头作用。

2. 加强健康教育，普及烟草危害知识

（1）充分利用宣传媒体开展吸烟和被动吸烟危害健康的知识普及教育，摒弃错误观点，特别要使青少年了解吸烟会对生长发育产生坏的影响，烟草的成瘾作用会对吸烟者一生产生严重后果。

（2）向吸烟者宣传烟草危害，介绍戒烟益处及有效的戒烟方法和产品。

3. 限制吸烟和劝阻别人吸烟

（1）对吸烟者干预的重点是在烟草法制化管理的基础上，强化宣传烟草依赖性和吸烟与疾病的关系，提高烟草危害健康知识的知晓率，促进行为改变；教育吸烟者自觉遵守国家有关控烟的法律法规，不在家庭、学校及公共场所吸烟，逐步减少吸烟，并最终戒烟。

（2）未吸烟者有权利和责任劝阻吸烟者在公共场所吸烟，规劝身边吸烟的人戒烟。

4. 研究和推广有效的戒烟方法和产品

（1）医务人员接受戒烟技能的培训后，通过戒烟门诊和咨询等途径把戒烟方法传授给患者和其他就医服务对象。

（2）目前我国的戒烟产品主要有戒烟糖、戒烟贴、戒烟茶、戒烟火柴、戒烟漱口水、戒烟打火机、戒烟香水等。

5. 建立行为危险因素监测系统　可了解居民对吸烟危害健康的知识、态度和行为情况，并在采取干预措施以后进行效果评价，为进一步提高健康管理效果提供依据。

(二)针对个体的烟草干预措施

1. 五日戒烟法　见表20-7。

表20-7　五日戒烟法

戒烟时间	内容	技能要求
第1日	作好心理、生理、社会环境的准备，强调全部参加是成功的关键	学会记录吸烟日记、深呼吸
第2日	医学知识、心理支持（制定口号、小组讨论）、采取行动	替代疗法、行为指导、吸烟日记、心理支持
第3日	医学知识、心理支持、社会支持、运动指导、小组讨论	克服心理和生理成瘾性的技能、经验交流、吸烟日记
第4日	医学知识、心理支持、膳食指导	膳食、运动技能、小组讨论、经验交流、吸烟日记
第5日	医学知识、心理支持、环境支持、生活方式指导	克服复吸的技巧

2. 自我戒烟法

第一阶段：准备阶段。

(1) 作出戒烟决定，牢记戒烟的原因；制定详细的戒烟计划（通常为1~3个月）；记录1周的吸烟行为。了解一些关于吸烟的医学知识，戒烟过程是考验一个人的毅力、信念、品质的过程；树立戒烟必定成功的信心；保持愉快的心情和良好的精神状态；寻求家人、朋友和同事的支持和鼓励。

(2) 戒烟计划内容：①告诉家人、朋友或者同事自己准备戒烟。②告诉他们自己要从哪天开始戒烟。③记录自己1周的吸烟习惯，以便戒烟时应对。④扔掉所有烟草产品和吸烟用具。⑤开始延迟5~10分钟吸第一支烟。⑥多吃水果，进行适当的身体锻炼。⑦减少在可吸烟场所停留的时间。⑧尽量保持忙碌状态，即使是在休闲时间。⑨减少与吸烟者的交往，和已经戒烟的人交朋友。⑩复习戒烟自助资料。考虑使用戒烟药物、短信以及热线帮助自己戒烟。11 回顾以往戒烟失败的经历，从中找出那些对自己有帮助，以便汲取经验教训。12 练习当别人给自己递烟时，自己应当如何应答。

第二阶段：行动阶段。

(1) 创造良好环境，如丢弃所有的香烟、打火机、清洗牙齿和带有烟味的衣服；记好戒烟日记；按计划逐步减少吸烟量；采用台阶法；签署戒烟承诺书；应对戒断症状。

表20-8　戒烟承诺书

我（姓名）_____ 郑重承诺，从_____年_____月_____日开始，不再抽烟，决心完全戒烟。 我之所以这样做是因为： 1. 2. 3. 承诺人： 见证人： _____年_____月_____日

（2）戒断症状的应对

1）抑郁：打电话给亲朋好友，和别人看电影、参观展览等，默念自己的戒烟决心。

2）失眠：下午 6 点以后不喝咖啡，睡前在床上阅读，睡前保持 1～15 分钟的安静时间。

3）暴躁、挫折感或愤怒：散步或锻炼身体，停下来闭上眼睛，用鼻孔深深吸气，再用嘴巴呼气（重复几次）。

4）焦虑：10 分钟什么都不做，做些伸展运动，一次只做一件事。

5）简易应对方法：散步、刷牙、勤做深呼吸、洗澡、逛街、看报纸等。

6）注意力难以集中：停下来休息，注意力最难集中时去做些重要的事情，不要在同一个位置坐太久。

7）食欲或体重增加：每天至少吃 5 次水果和蔬菜，不吃"快餐"、方便食品和油炸食品，多喝水，尽可能每天散步 20～30 分钟。

8）坐立不安：尝试捏皮球或其他"减压器"，嚼无糖口香糖、糖果、胡萝卜或剔牙，投入到业余爱好中。

9）告诉自己一些积极的事情

第三阶段：维持阶段

（1）认真对待戒断反应；尽量避免和吸烟的人在一起；减少空闲时间；积极参加体育运动和公益活动；多做放松技术；多想自己戒烟的原因；调整膳食，适当多吃碱性食品，如蔬菜水果；向心理医师或戒烟门诊咨询。

（2）防止复吸。偶尔复吸别紧张，分析复吸的原因，想好对策，避免因为同样的诱因导致复吸。防止复吸的办法：①列出所有可能复吸的环境，提前想好应对方法。②养成让手闲不住的习惯，如养鱼、握健身球、绘画等。③张贴"禁止吸烟"的标示。④尽量去禁烟的场所。⑤将戒烟的好处告诉吸烟的朋友，鼓励他们一起戒烟。⑥定期对自己能维持戒烟状态给予奖励。⑦增加体育运动。

第四阶段：随访

（1）随访目的：了解吸烟者是否仍在继续戒烟；肯定戒烟过程中的各种尝试；祝贺戒

烟维持者并鼓励其继续坚持（通常连续戒烟2年以上才称为戒烟成功）；帮助复吸者回顾戒烟的好处并鼓励其重新开始戒烟。

（2）随访计划：戒断症状在戒烟后的前3周，尤其是第1周最为严重，并在随后的几个月仍可能再现。通常推荐最佳的随访计划应安排在开始戒烟后1周、1个月和3个月，并与吸烟者确定一个具体的随访时间。

（3）随访方式：电话或当面访视。

（4）世界卫生组织提供的5A戒烟干预模型

1）ask——询问（吸烟情况）

步骤1：询问包括是否吸烟、开始吸烟年龄、平均每天吸烟量、过去1年中尝试戒烟次数等烟草使用情况和健康状况，确认想戒烟或准备戒烟的吸烟者。

2）advise——建议（戒烟）

步骤2：提供有针对性的戒烟建议，并告知吸烟能导致许多疾病甚至死亡，提供视听或书面材料，促使所有吸烟者戒烟。

3）Assess——评估（戒烟意愿）

步骤3：评估吸烟者的戒烟意愿。

步骤4：鼓励彻底戒烟，如有需要可建议去戒烟门诊。

步骤5：商讨吸烟的替代用品。

4）Assist——帮助（戒烟）

步骤6：帮助戒烟者制定戒烟计划，设定戒烟日期。

步骤7：提供补充资料帮助戒烟者。

步骤8：制定计划防止复吸。

5）Arrange follow up——安排随访（防止复吸）

步骤9：确定随访间隔，以监测进展和防止复吸。

在条件不具备时，必须完成的3步是询问（ask）、建议（advise）和转诊（refer），即2A＋R模型；第三步对准备戒烟和尚未准备戒烟者分别给予不同的转诊方向，以便寻求更加专业和个体化的戒烟指导。

第二节　干预效果监测

学习单元1　常用干预效果指标简介及测量

一、糖尿病的相关指标

1. 空腹血浆葡萄糖水平（FPG）

（1）为静脉血浆葡萄糖水平，用葡萄糖氧化酶法测定，若用毛细血管血或全血则诊断切点值有所不同；空腹即至少 8 小时内无任何热量摄入。

（2）是糖尿病最常用的检测指标，费用相对低廉，特异性和准确性尚好，但敏感性不足。

（3）空腹血糖反映胰岛 B 细胞的功能，一般代表胰岛素的基础分泌功能。

2. 任意时间血浆葡萄糖水平　为静脉血浆葡萄糖水平，用葡萄糖氧化酶法测定，若用毛细血管血或全血则诊断切点值有所不同。

3. 餐后 2 小时血糖值

（1）指以 75g 无水葡萄糖（如果为含 1 分子水的葡萄糖则为 82.5g）为负荷量，溶于 200～300mL 水内 5 分钟之内服用。

（2）试验前停用可能影响 OGTT 的药物 3～7 天，如避孕药、利尿剂、苯妥英钠等。

（3）餐后 2 小时血糖计时应该从进餐的第一口开始计算。

（4）餐后 2 小时血糖是反映胰岛 B 细胞储备功能的重要指标，即进食后食物刺激 B 细胞分泌胰岛素的能力。

（5）储备功能良好，周围组织对胰岛素敏感，无胰岛素抵抗现象，则餐后 2 小时血糖值下降至 4.6～7.8mmol/L。若储备功能虽好，甚至一些糖尿病患者分泌胰岛素比正常人还高，却由于周围组织对胰岛素抵抗，或胰岛素抵抗虽不明显，但胰岛 B 细胞功能已较差，则餐后 2 小时血糖可明显升高。

4. 糖化血红蛋白

（1）是反映 2～3 个月血糖控制水平的良好指标。糖化血红蛋白 < 6.5%，血糖控制理想；6.5%～7.5%，为血糖控制良好；> 7.5%，血糖控制差。

（2）新版糖尿病指南根据患者基础情况的不同来设定控制目标。

二、血压的相关指标

1. 血压自发性变化大，常受测量方法和环境的影响，常给人以假象。应特别注意血压的测量方法。

2. 血压测量是评估血压水平、诊断高血压及观察降压疗效的主要手段。目前主要方法有诊室测压、家庭血压监测和动态血压监测，其中，诊室测压是目前临床诊断高血压和分级的标准方法。

三、肥胖的相关指标

1. 体重指数（BMI）

（1）BMI 是计算身高别体重的指数。判断肥胖程度时，BMI 能消除不同身高对体重的影响，以便人群或个体间比较。

（2）BMI = 体重（kg）/［身高（m）］^{2}。

（3）大多数个体的 BMI 与身体脂肪的百分含量有明显的相关性。

（4）世界卫生组织（WHO）肥胖程度分类指标：BMI 在 25.0～29.9kg/m^2 为超重，

≥30kg/m² 为肥胖，30～34.9kg/m² 为肥胖 1 级，35～39.9kg/m² 为肥胖 2 级，≥40kg/m² 为肥胖 3 级。

（5）《中国成人超重和肥胖症预防控制指南（试用）》的分类标准：BMI < 18.5kg/m² 为体重过低，18.5～23.9kg/m² 为体重正常，24～27.9kg/m² 为超重，≥28kg/m² 为肥胖。

2. 腰围

（1）是右侧腋中线胯骨上缘与第十二肋骨下缘连线的中点（通常是腰部的天然最窄部位），沿水平方向围绕腹部一周，紧贴而不压迫皮肤，在正常呼气末测量腰围的长度。

（2）目前腰围是衡量脂肪在腹部蓄积（即腹型肥胖）程度的最简单、实用的指标。腹部脂肪增加（腰围大于界值）的中心性肥胖是心脏病和脑卒中的独立重要危险因素。

（3）中国成年人男性腰围≥90cm，女性≥85cm 时，患高血压、糖尿病、血脂异常的危险性增加。

3. 臀围　是人体站立时水平方向的最大臀部周长值。

4. 腰臀比　腰臀比 = 腰围（cm）/臀围（cm），为最窄部位的腰围除以最宽部位的臀围，腰臀比男性 < 1.0、女性 < 0.85 为正常，而腰臀比男性≥1.0、女性≥0.85 为腹型肥胖。

四、技能要求

1. 掌握血糖仪、血压计、体重计、身高测量仪等的使用方法及数值记录方法。

2. 能够对测量指标的变化进行分析、解释。

3. 常见干预指标测量方法及记录。

学习单元2　核查干预措施执行情况

一、健康管理过程评价指标

1. 项目活动执行率 =（某时段已执行项目活动数）/（某时段应执行项目活动数）×100%

2. 干预活动覆盖率 =（参与某种干预活动的人数）/（目标人群总人数）×100%

3. 干预活动有效指数 =（干预活动覆盖率）/（预期达到的参与百分比）×100%

4. 目标人群满意度。一般从对干预活动内容的满意度、对干预活动形式的满意度以及对干预活动组织的满意度等进行评价。

二、高血压干预过程记录与报告内容

1. **记录高血压社区管理卡（首页）**　管理对象的高血压管理级别、基本信息、患病情况、高血压并发症、生活习惯、最近一次检查结果、近期药物治疗情况等。

2. **记录高血压社区管理卡（随访记录单）**　高血压管理级别、本次随访血压值、目前症状、目前并发症、健康情况（阳性体征、生化和血糖等化验单、心电图结果）、药物降压治疗情况、服用情况、未规律服药原因、非药物治疗措施、本次随访医师建议等。

3. **记录高血压患者转诊单（社区→综合医院）**　基本信息、主要病史、危险因素、初步诊断和处理措施、转诊情况等。

4. 记录高血压患者转诊单（综合医院→社区）　基本信息、主要症状、体征、诊断、治疗方案等。

5. 记录高血压患者自我管理表（1个月）　每日血压测量值、是否服药、是否运动、是否控制饮食等情况，月末小结包括达标及未达标情况、未达标原因、自我管理满意度等。

三、糖尿病干预过程记录与报告内容

1. 记录糖尿病患者社区管理卡（首页）　管理对象的基本信息（个人史、现病史和糖尿病家族史）、糖尿病患病一般信息（确诊时并发症情况和烟酒习惯）、目前糖尿病并发症或合并症情况、最近一次检查结果、近期治疗情况（饮食控制、身体活动、降糖药和胰岛素使用、戒烟限酒情况）等。

2. 记录糖尿病患者社区管理卡（随访记录单）　糖尿病基本信息，随访内容，包括患者一般情况（"三多一少"症状和有无其他并发症）、健康情况（身高、体重、血脂、血糖、血压、尿微量白蛋白、心电图、B超结果）、近期是否发生急性并发症、药物降糖治疗情况、服用情况、非药物治疗措施、本次随访医师建议等。

3. 记录糖尿病患者转诊单（社区→综合医院）　患者基本信息（个人史、现病史和糖尿病家族史）、目前并发症或合并症情况、转诊情况（转诊的原因、目的、建议和去向）等。

4. 记录糖尿病患者转诊单（综合医院→社区）　内容基本与社区向综合医院转诊单相同，只增加"对社区管理的建议"这部分内容。

5. 记录糖尿病患者自我管理表（1个月）　每日血糖测量值（空腹、早餐后2小时、中餐后2小时和晚餐后2小时，不必都查），是否服药，是否运动，是否控制饮食等情况，月末小结，包括达标及未达标情况、未达标原因、自我管理满意度等。

6. 记录糖尿病高危人群管理卡（随访记录卡）　糖尿病症状、体征、身高、体重、血脂、血压等危险因素进展情况、非药物治疗情况、干预处方（干预目标、用药情况、饮食、身体活动、戒烟、其他）等。

四、健康危险因素干预的类型

包括疾病的防治、膳食干预、运动干预、心理干预、行为矫正等。健康危险因素干预的方法包括重点和一般干预方法。

1. 重点干预　通过健康体检或调查，筛选出高危人群和疾病人群，依靠专业资源，以改变不良生活方式为主要策略，结合必要的药物治疗，连续动态追踪随访，有计划、有针对性地指导管理对象掌握疾病防治技能，帮助和激励管理对象提高自我管理能力。

2. 一般干预

（1）在膳食管理方面，进行能量量化管理，使管理对象掌握个人的饮食摄入、运动情况，并随时提供健康咨询。

（2）利用多种渠道和方法开展控制健康危险因素的健康教育课程。

（3）开发可及的健身资源，组织群体健身活动。

五、　健康管理干预的模式

1. 契约式

（1）以契约（健康合同）的形式将健康管理师与管理对象之间的责任和义务固定起来。

（2）签约的管理对象都有自己的家庭医师，为管理对象制定个体化的健康干预方案，定期随访。

2. 自我管理式

（1）自我管理是指通过系列健康教育课程教给管理对象自我管理所需知识、技能信息以及交流的技巧，在健康管理师的指导下，管理对象主要依靠自己解决健康危险因素给其日常生活带来的各种躯体和情绪方面的问题。

（2）目的在于促进提高管理对象的自我管理行为，对危险因素进行有效的管理。

3. 家庭管理式　指对管理对象家庭成员进行疾病知识教育或由健康管理师定期家访进行干预训练或两者结合的方法，以提高管理对象的依从性和改善生活质量。

4. 社区综合管理式

（1）指对居民社区内患者进行有计划、有组织的一系列活动，以创造有利于健康的环境，改变人们的不良生活方式，降低危险因素水平和避免暴露，从而促进健康、提高社区和管理对象的生活质量。

（2）对高血压及高危人群进行健康教育是社区综合干预的重要手段。

（3）方法，建立健康档案、开展健康教育、进行行为干预技能培训、心理干预等。

六、　健康危险因素干预的原则

①与日常生活相结合，注重养成。②循序渐进，逐步改善。③点滴做起，持之以恒。④定期随访，分析问题。⑤及时提醒，指导督促。

七、　技能要求

能够根据干预计划核查高血压干预过程、糖尿病干预过程的记录和报告内容。

第二十一章

实习　健康管理案例——高血压健康管理

第一节　信息采集与健康监测

学习单元1　信息采集

一、高血压的诊断方法和诊断标准

1. **测量方法**　测量血压是高血压诊断和分类的主要手段。临床常用间接方法在上臂肱动脉部位测得血压值。血压具有波动性，故应至少2次在非同日静息状态下测得血压升高时方可诊断为高血压，而血压值应以连续测量3次的平均值计。

2. **注意事项**　情绪激动、体力活动时会引起一时性血压升高；被测者手臂过粗，周径>35cm以及明显动脉粥样硬化者，用气袖法测得的血压可高于实际血压。

3. **诊断标准**　①在未用降压药物的情况下，非同日3次测量血压，收缩压≥140mmHg和（或）舒张压≥90mmHg为高血压。②既往有高血压史，目前正在使用降压药物，血压虽然低于140/90mmHg，也诊断为高血压。③血压水平的分类，见表21-1。当收缩压和舒张压分属于不同级别时，以较高的分级为准。

表21-1　血压水平的分类

分类	收缩压（mmHg）		舒张压（mmHg）
正常血压	<120	和	<80
正常高值	120~139	和（或）	80~89
高血压	≥140	和（或）	≥90
1级高血压（轻度）	140~159	和（或）	90~99
2级高血压（中度）	160~179	和（或）	100~109
3级高血压（重度）	≥180	和（或）	≥110
单纯收缩期高血压	≥140	和	<90

二、高血压的危险因素

1. **高钠、低钾膳食**　是我国大多数高血压患者发病最主要的危险因素。钠盐摄入量与血压水平和高血压患病率呈正相关，钾盐摄入量与血压水平呈负相关。膳食钠/钾比值与血压的相关性更强。

2. **超重和肥胖**　男性腰围≥85cm、女性≥80cm者患高血压的危险为腰围低于此界线者

的 3.5 倍，其患糖尿病的危险为腰围低于此界线者的 2.5 倍，其中有两项及两项以上危险因素聚集者的高血压及糖尿病患病危险为正常体重者的 4 倍以上。我国人群血压水平和高血压患病率北方高于南方，与人群体重指数差异相平行。

3. **饮酒**　每天平均饮酒 > 3 个标准杯（1 个标准杯相当于 12g 酒精，约合 360g 啤酒，或 100g 葡萄酒，或 30g 白酒），收缩压与舒张压分别平均升高 3.5mmHg 与 2.1mmHg，血压上升幅度随着饮酒量增加而增大。

4. **其他危险因素**　①遗传。大量的临床资料证明高血压与遗传因素有关。②性别。③年龄。女性在更年期前患高血压的比例较男性略低，更年期后则与男性患病率无明显差别，甚至高于男性。④工作压力过重、心理因素、高脂血症等。

三、　健康信息的收集

(一) 工作准备

1. 准备调查表，熟悉健康信息记录表的每项内容及调查信息的方法。
2. 掌握一般计算和统计学知识。熟悉高血压危险因素相关知识，具有一定的分析能力。

(二) 工作程序

程序 1　了解目的

询问了解对象的基本需求及其语言表达习惯，为调查作准备。

程序 2　收集和调查信息

在使用上述健康调查表的基础上，资料收集尤其要关注下列内容：

1. **一般情况调查**　年龄、性别、文化程度、经济收入和婚姻状况。

2. **现在健康状况、　既往史、　家族史等调查**

（1）现在健康状况：个体在近 1~2 个月的自报健康状况。

（2）家族史：包括高血压、糖尿病、血脂异常、冠心病、脑卒中或肾脏疾病的家族史。

（3）病程：患高血压的时间、血压最高水平，有无降压治疗、疗效与副作用。

（4）症状及既往史

1）目前及既往有无冠心病、心力衰竭、脑血管病、外周血管病、糖尿病、痛风、血脂异常、支气管哮喘、睡眠呼吸暂停综合征、性功能异常和肾脏疾病等症状及治疗情况。

2）有无提示继发性高血压的症状，如肾炎史或贫血史，提示肾实质性高血压；肌无力、发作性软瘫等低血钾表现，提示原发性醛固酮增多症；阵发性头痛、心悸、多汗，提示嗜铬细胞瘤。

（5）用药史：询问是否服用使血压升高的药物，如口服避孕药、甘珀酸、滴鼻药、可卡因、安非他命、类固醇、非甾体抗炎药、促红细胞生成素、环孢素以及中药甘草等。

（6）高血压有较明显的家族集聚性：目前认为本病是多基因遗传病。高血压的地域患病率相差较大，我国东北、华北地区高血压患病率高于南部地区。

3. **生活习惯调查**　膳食脂肪、盐、酒摄入量，吸烟支数，体力活动量以及体重变化等。

4. 体格检查信息

（1）血压测量。

（2）身高、体重、腰围、臀围测量。

（3）心血管系统及其他系统检查等，如心率，心脏的大小、有无杂音，外周动脉情况，肺部啰音等。

5. 辅助检查信息

（1）血脂、空腹血糖、血常规、尿常规、心电图、超声心动图、眼底检查、肝肾功能等。

（2）靶器官其他的相关检查信息，如脉搏波传导速度（PWV）、踝/臂血压指数（ABI）、肾小球滤过率（GFR）、尿白蛋白排出量（UAE）、微量白蛋白尿等。

6. 心理社会因素　家庭情况、工作环境、文化程度及有无精神创伤史。

（三）血压测量

1. 目前的主要测量方法　①诊室测压，目前仍是评估血压水平的主用方法。②家庭血压监测。③动态血压监测。

2. 诊室测压的方法和要求

（1）选择符合标准的水银柱血压计，或经国际标准（BHS 和 AAMI、ESH）验证的电子血压计。

（2）使用合适的气囊袖带，气囊至少应包裹 80% 的上臂。大多成年人可使用气囊长 22～26cm、宽 12cm 的标准规格袖带（目前国内商品水银柱血压计的气囊长 22cm，宽 12cm）。肥胖者或臂围大者用大规格、儿童用小规格气囊袖带。

（3）测量前受试者至少坐位安静休息 5 分钟，30 分钟内禁止吸烟或饮咖啡，排空膀胱。受试者取坐位，坐靠背椅，裸露上臂，上臂与心脏处在同一水平，身体保持不动，不说话。怀疑外周血管病者，首次就诊时应测量左右上臂血压，以后通常测量较高读数一侧的上臂血压。特殊情况下可取卧位或站立位。老年人、糖尿病者及出现直立性低血压情况者，应在卧位改为站立位后 1 分钟和 5 分钟时，加测站立位血压。

（4）将袖带紧贴缚在受试者的上臂，袖带下缘处于肘弯上 2.5cm，松紧以可插入 1～2 指为宜。于肱动脉搏动处放置听诊器探头。

（5）用水银柱血压计测压时，快速充气，使气囊内压力达到桡动脉搏动消失后，再升高 30mmHg，然后以 2～6 mmHg/s 的速率放气。心率缓慢者放气速率应更慢。测得舒张压读数后，快速放气至零。

（6）放气时注意听取柯氏音，收缩压读数取柯氏音第 I 时相（第一音）水银柱凸面的垂直高度；舒张压读数取第 V 时相（消失音）水银柱凸面的垂直高度。12 岁以下儿童、妊娠妇女、严重贫血者、甲状腺功能亢进者、主动脉瓣关闭不全者及柯氏音不消失者，可以柯氏音第 IV 时相（变音）为舒张压。

（7）应相隔 1～2 分钟重复测量，取 2 次读数的平均值。若收缩压或舒张压的 2 次读数相差 5mmHg 以上，应再次测量，取读数最接近的 2 次的平均值。

（8）使用水银柱血压计读取血压数值时，末位数值只能为 0、2、4、6、8，并注意避免末位数偏好。

3. 动态血压监测的方法和指征

（1）使用经国际标准验证的动态血压监测仪，并每年至少 1 次与水银柱血压计进行读数校准，采用 Y 型或 T 型管与袖带连通，两者的血压平均读数应＜5mmHg。

（2）可选择 15、20 或 30 分钟为测压间隔时间。夜间测压间隔时间可延长至 30 分钟。血压读数应达到应测次数的 80% 以上，最好每个小时有至少 1 个血压读数。

（3）目前动态血压常用的监测指标

1）24 小时、白天（清醒活动）和夜间（睡眠）的平均收缩压与舒张压水平：可反映不同时段血压的总体水平。24 小时动态血压诊断高血压的标准：24 小时≥130/80mmHg，白天≥135/85mmHg，夜间≥120/70mmHg。

2）夜间血压下降百分率：（白天平均值－夜间平均值）/白天平均值。10%～20%：构型；＜10%：非构型。收缩压与舒张压不一致时，以收缩压为准。

3）清晨时段血压的升高幅度（晨峰）：起床后 2 小时内的收缩压平均值－夜间睡眠时的收缩压最低值（包括最低值在内 1 小时的平均值），≥35mmHg 为晨峰血压增高。

可通过计算 24 小时监测的收缩压与舒张压之间的关系，评估大动脉的弹性功能，预测心血管事件，特别是脑卒中风险。

（4）可用于评估降压疗效。主要观察 24 小时、白天和夜间的平均收缩压与舒张压是否达到治疗目标，即 24 小时血压＜130/80mmHg，白天血压＜135/85mmHg，且夜间血压＜120/70mmHg。

（5）可诊断白大衣性高血压，发现隐蔽性高血压，检查顽固难治性高血压的原因，评估血压升高程度、短时变异和昼夜节律等。

4. 家庭血压监测

（1）使用经过国际标准验证的上臂式全自动或半自动电子血压计。

（2）家庭血压值一般低于诊室血压值，高血压的诊断标准为≥135/85mmHg，与诊室的 140/90mmHg 相对应。

（3）测量方案。一般建议每天早晨和晚上测量血压，每次测 2～3 遍，取平均值；血压控制平稳者，可每周 1 天测量血压。对初诊高血压或血压不稳定的高血压患者，建议连续家庭测量血压 7 天（至少 3 天）每天早晚各 1 次，每次测量 2～3 遍，取后 6 天血压平均值作为参考值。

（4）家庭血压监测适用于一般高血压患者的血压监测；白大衣性高血压的识别；难治性高血压的鉴别；评价长时血压变异；辅助降压疗效评价预测心血管风险及预后等。

（5）最好记录每次测量血压的日期、时间以及所有血压读数，而不是只记录平均值。尽可能提供完整的血压记录。

（6）家庭血压监测是观察数日、数周，甚至数月、数年间长期变异情况的可行方法。

对精神高度焦虑患者，不建议自测血压。

学习单元2　患者及高危人群的监测

一、高危人群的确定

1. 收缩压 120～139mmHg 和（或）舒张压 80～89mmHg。

2. 超重或肥胖（BMI≥24kg/m²）。

3. 高血压家族史（一、二级亲属）。

4. 长期过量饮酒（每日饮白酒>100mL，且每周饮酒在4次以上）。

5. 长期高盐膳食。

具有1项及以上的危险因素，视为高危人群。

二、患者及高危人群的发现渠道

1. 机会性筛查

（1）门诊就诊：通过测量就诊患者的血压发现新的高血压患者。

（2）提供血压测量装置的场所：如药店、医院、企业医务室等。

2. 重点人群筛查，在35岁以上成人中开展筛查，测量血压；对血压检出不正常者登记和随访。

3. 已建立的人群健康档案。

4. 定期或不定期的健康体检。

5. 已确诊的患者信息。

6. 其他途径的机会性筛查，如流行病学调查等。

7. 家庭自测血压。

8. 可穿戴设备监测血压。

三、高血压患者的定期随访

（一）随访原则和方式　见表21-2、表21-3。

表21-2　高血压患者的随访原则

随访原则	要求
个体化	根据病情确定分类管理水平，结合个人需求、心理及家庭等，制定随访计划
综合性	采取非药物治疗、药物治疗、相关指标和并发症监测、健康教育、自我管理及支持等综合性措施
参与性	开发患者主动参与的意愿，促进其主动参与的能力，并提供健康指导
及时性	定期评估患者的病情、并发症和相关危险因素，发现问题并及时干预
连续性	社区卫生服务机构常规随访、综合医院阶段性诊疗，结合日常自我管理，组成对高血压患者连续、动态的管理

表21-3 高血压患者的随访方式

方式	方法
门诊随访	在患者就诊时开展患者管理，并按要求填写高血压患者随访服务记录表
家庭随访	通过上门服务进行患者管理，并按要求填写高血压患者随访服务记录表
电话随访	对能进行自我管理的患者且本次随访没有检查项目的，可电话随访，并按要求填写高血压患者随访服务记录表
集体随访	在社区设点定期开展讲座等高血压健康教育活动时进行集体随访，并按要求为患者填写高血压患者随访服务记录表，通知患者到社区卫生服务机构进行相应检查

（二）随访内容

1. 了解病情，评估治疗情况。

2. 非药物治疗，了解行为改变情况，调整方案，教会患者改变或消除行为危险因素的技能。

3. 药物治疗，了解就诊和药物使用情况，评价治疗效果，指导患者正规、规律服用药物。督促治疗效果不佳的患者到综合医院，调整治疗方案。

4. 监测检查指标，督促患者定期检查血压、心电图、眼底、血脂、血糖、尿等，注意相关并发症。出现靶器官损害等可疑情况时，督促患者到医院检查。

5. 有针对性地进行健康教育。

6. 自我管理技能指导，了解、检查患者自我管理的情况，为其提供必要的知识和技能。

四、 高血压患者的随访监测流程

1. **工作准备** 准备高血压患者随访服务记录表。将监测结果均记录在随访记录表（表21-4）上。

表21-4 高血压患者随访服务记录表

姓名：　　　　　　　　　　　　　　　　　　　　　编号□□□-□□□□□

随访日期		年　月　日	年　月　日	年　月　日	年　月　日
随访方式		1门诊2家庭3电话 □	1门诊2家庭3电话 □	1门诊2家庭3电话 □	1门诊2家庭3电话 □
症状	1无症状 2头痛头晕 3恶心呕吐 4眼花耳鸣 5呼吸困难 6心悸胸闷 7鼻衄出血不止 8四肢发麻 9下肢水肿	□/□/□/□/□/□ 其他：	□/□/□/□/□/□ 其他：	□/□/□/□/□/□ 其他：	□/□/□/□/□/□ 其他：
体征	血压（mmHg）				
	体重（kg）				
	体质指数（BMI）（kg/m²）				
	心率（次/分钟）				
	其　　他				

续表

生活方式指导	日吸烟量（支）				
	日饮酒量（两）				
	运动	次/周　分钟/次 次/周　分钟/次	次/周　分钟/次 次/周　分钟/次	次/周　分钟/次 次/周　分钟/次	次/周　分钟/次 次/周　分钟/次
	摄盐情况（咸淡）	轻/中/重　/轻/中/重	轻/中/重　/轻/中/重	轻/中/重　/轻/中/重	轻/中/重　/轻/中/重
	心理调整	1 良好 2 一般 3 差　□	1 良好 2 一般 3 差　□	1 良好 2 一般 3 差　□	1 良好 2 一般 3 差　□
	遵医行为	1 良好 2 一般 3 差　□	1 良好 2 一般 3 差　□	1 良好 2 一般 3 差　□	1 良好 2 一般 3 差　□
辅助检查					
服药依从性		1 规律 2 间断 3 不服药 □	1 规律 2 间断 3 不服药 □	1 规律 2 间断 3 不服药 □	1 规律 2 间断 3 不服药 □
药物不良反应		1 无 2 有_____　□	1 无 2 有_____　□	1 无 2 有_____　□	1 无 2 有_____　□
此次随访分类		1 控制满意 2 控制不满意 3 不良反应 4 并发症　□	1 控制满意 2 控制不满意 3 不良反应 4 并发症　□	1 控制满意 2 控制不满意 3 不良反应 4 并发症　□	1 控制满意 2 控制不满意 3 不良反应 4 并发症　□
用药情况	药物名称1				
	用法用量	每日　次　每次	每日　次　每次	每日　次　每次	每日　次　每次
	药物名称2				
	用法用量	每日　次　每次	每日　次　每次	每日　次　每次	每日　次　每次
	药物名称3				
	用法用量	每日　次　每次	每日　次　每次	每日　次　每次	每日　次　每次
	其他药物				
	用法用量	每日　次　每次	每日　次　每次	每日　次　每次	每日　次　每次
转诊	原因				
	机构及科别				
下次随访日期					
随访医生签名					

2. 工作程序

程序1 填写高血压患者随访服务记录表。

程序2 制定随访管理计划。根据临床情况和（或）综合治疗方案，判断患者需要的管理等级，并制定个体化的随访管理计划。

程序3 分析危险因素的变化情况。随访时，监测血压及危险因素和临床情况的改变，并观察疗效，填写高血压患者随访服务记录表，了解个体和群体的健康状况，包括危险因素存在情况、知晓控制危险因素和治疗高血压的重要性。

程序4 转诊处理。将符合转诊条件的高血压患者转向综合医院，并填写转诊单（社区－综合医院），由患者带到综合医院就诊。

五、高血压患者筛查、随访流程图

(一)高血压患者筛查流程图（图21-1）

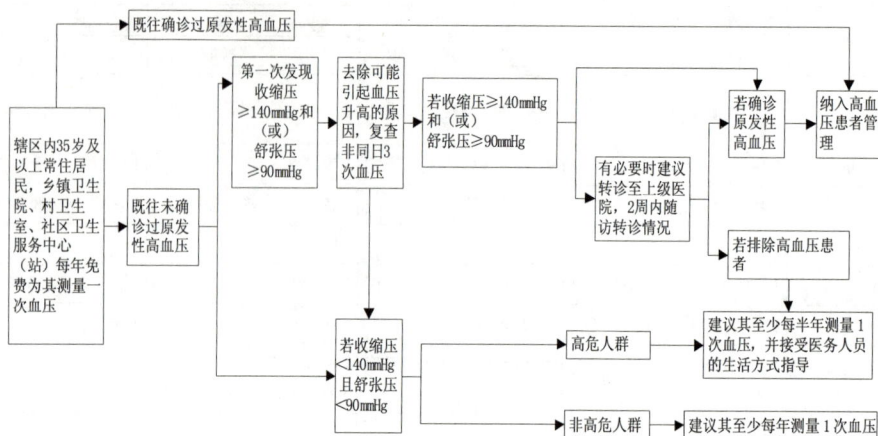

图21-1 高血压患者筛查流程图

(二)高血压患者随访流程图（图21-2）

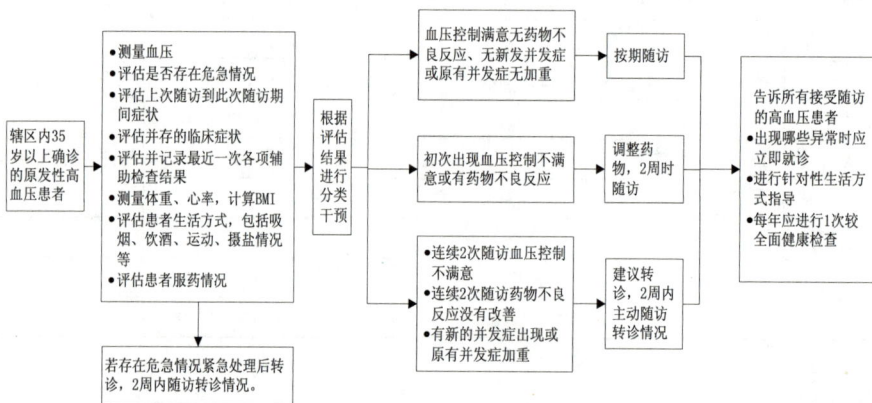

图21-2 高血压患者随访流程图

第二节 建立健康档案

完成健康信息采集工作后，应对采集到的数据进行分析、电子化、保存和信息传递。

1. **录入者需对**不合逻辑健康信息**进行**识别   即对健康信息进行判断，剔除违背常识的数据。

不合逻辑健康信息记录识别方法：①直接审阅所收集的健康记录表。②在建立计算机数据库结构时对相应变量进行逻辑设计，包括设置合理的数据范围、逻辑跳转等。③数据录入完成后应用计算机进行逻辑差错识别。

2. **健康信息电子化**   即将收集到的健康信息录入到计算机里保存，以便在后续使用。注意确保录入的信息准确无误。

数据录入的方法：①将所有调查数据直接输入电子数据表。②应用如 PAD 这样的电脑终端在调查时就将数据录入计算机主机。

3. **健康信息的保存** 包括：①计算机录入后的数据库文件的存档，应进行双备份。②调查问卷等的保管和存放，保证信息档案的完整、安全、方便查阅。

4. **反馈** 健康管理师在完成信息录入、分析整理后，应及时将结果按照规定的格式反馈给客户。

第三节 健康评估

一、生活方式评估的基本内容

评价患者和高危个体的生活方式，了解其行为、知识和态度状况，确定其最主要的危险因素，内容主要如下：

1. 高血压病情、血压、急性并发症、慢性并发症等情况。

2. 个体行为状况，评估内容，见表21-5。

表21-5 个体行为状况的评估

行为状况	评估内容
饮食	摄入盐和饮酒等情况
体力活动	运动形式、频率和持续时间
体重控制	BMI、腰围及控制体重的方法
吸烟	吸烟量、烟的种类、吸烟习惯及对戒烟的态度
精神因素	精神压力及紧张性职业的状况

3. 其他相关疾病及症状，是否患糖尿病、肾脏疾病等其他疾病。

4. 支持环境状况，家庭、社区、其他社会环境等。

二、缺血性心血管疾病风险评估方法

1. **高血压的分级** 根据血压升高水平，将高血压分为1级、2级和3级。

2. **按心血管风险分层**

（1）高血压及血压水平是影响心血管事件发生和预后的独立危险因素，但并非是唯一决定因素。大部分高血压患者还有血压升高以外的心血管危险因素。

（2）高血压患者的心血管风险分层有利于确定启动降压治疗的时机、采用优化的降压治疗方案、确立合适的血压控制目标和实施危险因素的综合管理。根据高血压水平伴随危险因素及并发症情况进行危险度分层，见表21-6、表21-7。

表21 - 6　血压升高患者心血管风险水平分层

其他心血管危险因素和疾病史	血压（mmHg）			
	SBP 130 ~ 139 和（或）DBP 85 ~ 89	SBP 140 ~ 159 和（或）DBP 90 ~ 99	SBP 160 ~ 179 和（或）DBP 100 ~ 109	SBP≥180 和（或）DBP≥110
无		低危	中危	高危
1 ~ 2 个其他危险因素	低危	中危	中/高危	很高危
≥3 个其他危险因素，靶器官损害，或慢性肾脏疾病 3 期，无并发症的糖尿病	中/高危	高危	高危	很高危
临床并发症，或慢性肾脏疾病≥4 期，有并发症的糖尿病	高/很高危	很高危	很高危	很高危

表21 - 7　影响高血压患者心血管预后的重要因素

心血管病的危险因素	靶器官的损害（TOD）	糖尿病	并存的临床情况（ACC）
• 收缩压和舒张压水平（1 ~ 3 级） • 男性 >55 岁 • 女性 >65 岁 • 吸烟 • 血脂异常 总胆固醇 ≥5.7 mmol/L（220mg/dL）或低密度脂蛋白胆固醇 >3.6mmol/L（140mg/dL）或高密度脂蛋白胆固醇 <1.0mmol/L（40mg/dL） • 早发心血管病家族史（一级亲属发病年龄 <50 岁） • 腹型肥胖或肥胖（腹型肥胖*：腰围男性≥85cm；女性≥80cm）或肥胖 BMI ≥28kg/m² • 缺乏体力活动 • 高敏 C 反应蛋白≥3mg/L 或 C 反应蛋白≥10mg/L	• 左心室肥厚心电图，超声心动图左心室质量指数或 X 线 • 动脉壁增厚，颈动脉超声颈动脉内膜中层厚度≥0.9mm 或动脉粥样硬化性斑块的超声表现 • 血清肌酐轻度升高，男性 115 ~ 133μmol/L（1.3 ~ 1.5mg/dL），女性 107 ~ 124μmol/L（1.2 ~ 1.4mg/dL）微量蛋白尿 • 尿蛋白尿 30 ~ 300mg/24h 或白蛋白/肌酐比男性 ≥22mg/g（2.5mg/mmol）女性 ≥31mg/g（3.5mg/mmol）	• 糖尿病，空腹血糖≥7.0mmol/L（126mg/dL）餐后血糖 ≥11.1mmol/l（200mg/dL）	• 脑血管病：缺血性脑卒中、脑出血、短暂性脑缺血发作 • 心脏疾病：心肌梗死史、心绞痛、冠状动脉血运重建、充血性心力衰竭 • 肾脏疾病：糖尿病肾病，肾功能受损（血清肌酐）男性 >133μmol/L（1.5mg/dL），女性 >124μmol/L（1.4mg/dL），蛋白尿（>300mg/24h） • 外周血管疾病 • 视网膜病变：出血或渗出，视乳头水肿

* 中国肥胖工作组标准

第四节　生活方式干预

一、生活方式指导内容

1. 倡导健康饮食　在平衡膳食的基础上，高血压患者的饮食要特别强调限制钠摄入量，增加蔬菜水果和膳食纤维的摄入量，减少膳食脂肪尤其是饱和脂肪的摄入量。健康成年人一天食盐（包括酱油和其他食物中的食盐量）摄入量不超过6g。

（1）减少钠盐摄入的主要措施：①纠正过咸口味，使用醋、柠檬汁、香料、姜等调味品，提高菜肴鲜味。②采取总量控制，使用限盐勺，按量放入菜肴。③减少味精、酱油等含钠盐的调味品用量。使用低钠盐、低钠酱油或限盐酱油，少放味精。④少吃酱菜、腌制食品及其他过咸食品。少吃零食，拒绝高盐食品。⑤肾功能良好者使用含钾的烹调用盐。

（2）减少脂肪摄入量，补充适量优质蛋白：建议改善动物性食物占多数的膳食结构，以含蛋白质较高而脂肪较少的禽类和鱼虾类替代含脂肪高的红肉。奶制品、蛋类、水产品（鱼、虾等）、禽类（鸡、鸭、鹅等）、红肉（猪、牛、羊肉）以及大豆制品属于优质蛋白质。

2. 戒烟 吸烟是心血管病和癌症的主要危险因素之一。被动吸烟会显著增加心血管病的危险。强烈建议并督促高血压患者戒烟，鼓励寻求药物辅助戒烟，对戒烟成功者进行随访和监督，避免复吸。

3. 限酒和戒酒 饮酒和血压的水平及高血压患病之间呈线性关系，大量饮酒可诱发心脑血管事件发生。血压正常者和偏高者最好不饮酒或少饮酒，高血压患者更应节制饮酒，已患心血管病者要戒酒。

4. 增加身体活动 高血压患者开始增加身体活动之前，应在医师指导下，拟定可行的个体化的运动计划和运动处方。身体活动的强度、时间、频率、活动量等应量力而行、逐渐达标。

（1）有氧运动宜每周5~7天，每次10分钟，逐渐至30分钟。以中低强度为主。具体类型以大肌肉群参与的运动、动作较为舒缓的为主，如气功、太极拳、医疗体操、步行、健身跑、有氧舞蹈、游泳、娱乐性球类运动、郊游、钓鱼等。

（2）抗阻运动每周2~3天，强度为中低水平，避免用力憋气。柔韧练习、平衡练习等功能锻炼宜每周2~3次。注意日常生活少静多动。

（3）安静时血压未能很好控制或超过180/110mmHg的患者暂时禁止中度及以上的运动。

5. 体重管理 超重和肥胖是高血压重要的危险因素，减少体重可增强降压药的降压作用。

（1）高血压患者应将体重控制在正常范围（$18.5kg/m^2 \leqslant BMI < 24kg/m^2$），腰围男性应控制在90cm之内，女性应控制在85cm之内。

（2）饮食过量和缺乏身体活动是造成超重和肥胖的主要原因，管理体重的中心环节就是减少饮食能量摄入和增加身体活动量。

（3）身体活动指导。推荐每周至少5天、每天大约60分钟、每周300分钟的中等强度或150分钟高强度有氧运动（耗能约1000kcal/周），建议循序渐进，日常生活中少静多动。鼓励进行多形式的有氧运动，体重过重时可酌情参加负重小的运动（如游泳）。中等强度抗阻运动每周 2 ~ 3 次，每周对每个大肌肉群训练 2 ~ 3 天，并且同一肌群的练习时间应至少间隔 48 小时。柔韧性训练至少每周 2 ~ 3 天，缓慢拉伸大肌肉群，静力拉伸保持 10 ~ 30 秒。

（4）减重目标。推荐 3 ~ 6 个月内减重 5% ~ 10%，每月 1 ~ 2kg 为宜。

6. 健康教育　可提高预防意识、患者自我管理血压的技能和水平，积极改变不良的生活方式，增加管理对象的自我管理能力。

7. 保持良好心理状态　心理状态和情绪与血压水平密切相关。稳定情绪和保持平和的心态，避免不必要的精神紧张和情绪激动，尽量降低社会环境不良因素造成的恶性刺激，对于高血压的预防和遏制其发展具有非常重要的意义。有高血压倾向的人应保持良好的心理状态和情绪。

二、指导方式

1. 群体指导　①社区宣传相关危险因素评价等活动。②健康教育。③针对高盐、饮酒、吸烟、肥胖、体力活动减少、不合理膳食等单个危险因素开展有针对性的社区宣传和群体干预。

2. 个体指导　①利用社区门诊、家庭访视等途径，对高血压患者及高危人群给予个体化的生活行为指导。②建立高危人群信息库，并定期随访和管理。③借助市场成熟的可穿戴设备和高血压管理第三方，提供血压监测及个性化的健康管理指导。

三、社区高危人群健康指导与干预

1. 工作准备

（1）进行社区诊断，了解所在社区高血压高危人群的情况及其社区相关情况的信息。

（2）制定相应的健康教育策略和内容。

2. 工作程序

程序 1　健康教育活动

以社区健康教育活动的形式宣传高血压相关知识，了解危险因素和与心血管等疾病的关系；高血压的症状及早发现的知识，让高危人群知晓自身存在的高血压危险因素；低盐限酒、经常性体力活动、控制体重、心理平衡等相关指导知识，提供心理咨询等服务。

程序 2　周期性体检

建议对高危人群定期检测血压或指导个体自我检测血压。

程序 3　管理社区高危人群

方法包括：①建立高危人群管理档案。②了解危险因素的进展和血压波动情况，制定个体化的健康处方，进行危险因素干预。③随访，高危人群每半年至少测量 1 次血压，并接受生活方式指导。

第五节 高血压患者的分类管理

一、 高血压管理的主要内容和常见形式

主要内容和常见形式分别见表 21 – 8、表 21 – 9。

表 21 – 8 高血压管理的主要内容

管理内容	方法要求
血压动态情况	患者对血压进行定期自我监测和记录，或医师为患者测量和记录血压值，分析和评价最近血压控制情况
健康行为改变	记录现有的不健康生活方式和危险因素，以及行为的改变曲线，并制定改善计划
药物治疗	了解患者就诊和用药情况，评价治疗效果；治疗有效者，督促其坚持用药；效果不佳者，督促其到综合医院调整治疗方案
督促定期检查	按照高血压分级管理要求，督促患者定期去医院进行心、肾功能和眼底检查，出现靶器官损害可疑情况时应督促患者去医院进一步检查

表 21 – 9 高血压管理的常见形式

管理形式	具体内容	
门诊 随访	可利用高血压患者就诊时开展管理	
个体 随访	可满足行动不便或由于各种原因不能定期去医院就诊的患者的需要	通过设点或上门服务开展患者管理
群体 随访		通过设立高血压俱乐部或高血压管理学校等形式开展患者群体管理
电话 随访和网络随访	对中青年高血压人群可进行网络随访	
远程 随访	通过智能手机、血压管理 APP 或移动可穿戴设备进行	

二、 高血压分级管理

依照高血压分级标准开展管理，见表 21 – 10。

表 21 – 10 高血压分级管理

级别	管理对象	管理要求
风险一级	男性 < 55 岁、女性 < 65 岁，高血压 1 级，无其他心血管疾病危险因素，低危高血压患者	①至少每3 个月随访 1 次，了解血压控制情况，针对危险因素采取非药物治疗为主的健康教育处方。②单纯非药物治疗6 ~ 12 个月效果不佳 时，增加药物 治疗
风险二级	高血压 2 级或 1 ~ 2 级同时有 1 ~ 2个其他心血管疾病危险因素，中危高血压患者	①至少每2 个月随访 1 次，了解血压控制情况，针对危险因素采取非药物治疗为主的健康教育处方，改变不良生活方式。②单纯非药物治疗3 ~ 6 个月效果不佳 时，增加药物 治疗，并评价 药物治疗效果

续表

级别	管理对象	管理要求
风险三级	高血压 3 级或合并 3 个以上其他心血管疾病危险因素或合并靶器官损害或糖尿病或并存临床情况，高危和很高危的高血压患者	①至少每个月随访 1 次，及时发现高血压危象，了解血压控制水平，加强规范降压治疗，强调按时服药。②注意病情发展和药物治疗可能出现的副作用，发现异常情况及时向患者提出靶器官损害的预警与评价，督促其到医院进一步治疗

三、 高血压的药物治疗

1. **降压的目的**   通过降低血压，有效预防或延迟 脑卒中、心肌梗死、心力衰竭、肾功能不全等心脑血管并发症 的发生；有效控制 高血压的疾病进程，预防重症高血压 发生。

2. **降压达标的方式**

（1）将血压降低到目标水平以下，可以显著降低心脑血管并发症的风险。一般主张血压控制目标值 < 140/90mmHg，高风险 患者的血压控制目标值 < 130/80mmHg，老年收缩期高血压病人，收缩压 < 150mmHg。

（2）应及时将血压降低到上述目标水平。年轻、病程较短的高血压患者降压速度可快一点儿；但老年人、病程较长或已有靶器官损害或并发症的患者，降压速度则应慢一点儿。

3. **治疗时机**   ①高危、很高危或 3 级 高血压患者：立即开始 降压药物治疗。②确诊的 2 级 高血压患者：考虑开始 药物治疗。③1 级 高血压患者：单纯生活方式干预 3 个月后，若血压仍≥140/90mmHg，需开始降压药物治疗。

4. **药物选择**   ①CCB、ACEI、ARB、噻嗪类利尿剂、β 受体阻滞剂之间的总体差别较小，但对特定的并发症或联合治疗方案而言，可能有较大差别。②CCB 或利尿剂预防脑卒中的作用较强。③CCB 与 ACEI 联合，可更有效预防心脑血管并发症的发生。④ACEI 或 ARB 对靶器官保护作用较好。⑤β 受体阻滞剂对预防心脏事件作用较强些。

除了糖尿病、血脂紊乱等，高同型半胱氨酸 是我国高血压患者最常见 的危险因素，并与脑卒中风险呈显著正相关，可使脑卒中风险增加 2 倍。

5. **降压药物应用的基本原则**

（1）小剂量开始：初始治疗时常用较小的有效治疗剂量，根据需要逐步增加剂量。降压药物需要长期或终身应用，应注意药物的安全性和患者耐受性。

（2）优先选择长效制剂：尽可能使用每日 1 次给药而有持续 24 小时降压作用的长效药物，以有效控制夜间血压与晨峰血压，更有效预防心脑血管并发症的发生。中短效制剂，需每天 2 ~ 3 次用药，以平稳控制血压。

（3）联合用药：增加降压效果又不增加不良反应。低剂量单药治疗疗效不满意时，可采用两种或多种降压药物联合治疗。2 级以上高血压常需联合治疗。对血压≥160/100mmHg 或中危及以上患者，起始即用小剂量两种药物联合治疗，或用小剂量固定复方制剂。

（4）个体化：根据具体情况、耐受性及个人意愿或长期承受能力选择合适降压药物。

四、 高血压患者管理效果的监测与评价

高血压管理的效果评价是指根据高血压管理方案中所设定的管理指标等，对管理效果进行评价，了解高血压管理方案的实施效果，以期进一步修正和完善管理方案。

1. **按照患者全年血压控制情况进行效果评价** ①优良：全年有 3/4 以上时间血压记录在 140/90mmHg 以下（>9 个月）。②尚可：全年有 1/2 以上时间血压记录在 140/90mmHg 以下（6～9 个月）。③不良：全年有 1/2 或以下时间血压记录在 140/90mmHg 以下（≤6 个月）。

2. **高血压管理中对生活方式改善的评估** 如对各项危险因素改变情况的评估。

3. **对高血压患者进行高血压知晓率的评估** 计算公式：知道自己患有高血压的人数/辖区高血压人数×100%。

五、 高血压的分级管理随访

1. **工作准备**

（1）了解患者的血压水平，有无并发症或并发症是否稳定，是否愿意参加管理等相关情况。

（2）制定相应的药物治疗方案和非药物治疗方案。

（3）制定相应的健康教育策略和内容。

2. **工作程序** 高血压患者分级管理的随访内容和频度，见表 21–11。

程序 1 了解病情

随访时了解患者血压控制情况、症状、体征、体重、并发症变化，以及用药情况、不良反应、非药物治疗、自我管理等情况。

程序 2 非药物治疗

饮食治疗、运动治疗、心理辅导等。

程序 3 药物治疗

合理用药指导，定期评估治疗效果，及时调整治疗方案。

程序 4 健康教育和自我管理

包括高血压及其并发症防治的知识和技能，增加患者随访管理的依从性，患者自我管理的知识和技能。可成立高血压自我管理小组，提高血压管理效果。

程序 5 随访频次

按照分级管理的随访频次进行。

程序 6 临床监测指标

社区不能检测的项目，社区医师应督促患者到综合医院进行检查，作好结果反馈记录，作为后续管理依据。

表 21 - 11   高血压分级管理的随访内容和频度

项目	一级管理	二级管理	三级管理
测量血压	至少每 3 个月 1 次	至少每 2 个月 1 次	至少每月 1 次
测量体重（BMI）	每 6 个月 1 次	每 3 个月 1 次	每 3 个月 1 次
了解患者自觉症状			
非药物治疗			
药物治疗	6 ~ 12 个月后血压≥150/95mmHg 时开始	3 ~ 6 个月后血压≥150/95mmHg 时开始	立即开始，作为主要的治疗手段，根据情况调整开始强度和力度
测量血脂	每 2 ~ 3 年 1 次	每年 1 次	每年 1 次
测量空腹血糖	每 2 ~ 3 年 1 次	每年 1 次	每年 1 次
测量血常规	每 2 ~ 3 年 1 次	每年 1 次	至少每年 1 次，并视病情检测频度
检测尿常规	每 2 ~ 3 年 1 次	每年 1 次	至少每年 1 次，并视病情检测频度
心电图检查	每 2 ~ 3 年 1 次	每年 1 次	至少每年 1 次，并视病情检测频度
肾功能检查	每 2 ~ 3 年 1 次	每年 1 次	至少每年 1 次，并视病情检测频度
眼底检查	每 2 ~ 3 年 1 次	每 2 年 1 次	至少每 2 年 1 次，并视病情检测频度
超声心动图检查	每 2 ~ 3 年 1 次	每 2 年 1 次	至少每 2 年 1 次，并视病情检测频度

附

模拟试卷

模拟试卷一

基础知识

一、 单选题

1. 中药中"五味"是指

　　A. 酸、苦、甘、辛、麻

　　B. 酸、甜、苦、辣、咸

　　C. 酸、苦、甘、辣、咸

　　D. 酸、苦、甘、辛、咸

　　E. 酸、苦、甘、辛、涩

2. 胰岛反应空腹血糖功能的细胞是

　　A. δ 细胞

　　B. ε 细胞

　　C. a 细胞

　　D. γ 细胞

　　E. B 细胞

3. 合理用药应遵循的原则不包括

　　A. 要考虑可能出现的药物不良反应

　　B. 最好达到个体化用药

　　C. 为减少药物的不良反应，尽量不要联合用药

　　D. 明确疾病的诊断，有选择性地用药

　　E. 根据药效动力学、药代动力学的特点制定合适的剂量、疗程、给药途径

4. 问诊的内容不包括

　　A. 现病史

　　B. 主诉

　　C. 患者一般情况

　　D. 生命体征

　　E. 既往史

5. 疾病筛查、普查属于

　　A. 第二级预防

　　B. 第三级预防

　　C. 化学预防

　　D. 第一级预防

　　E. 三级预防策略

6. 健康管理的三个基本步骤中第二步应开展

　　A. 对个体进行疾病诊断和治疗

　　B. 健康状况的检测和信息收集

　　C. 健康风险评估和健康评价

　　D. 健康风险干预和健康促进

　　E. 选择和购买健康保险

7. 高血压的干预策略是

　　A. 非药物治疗和药物治疗相结合

　　B. 以节食为主

　　C. 以运动为主

　　D. 以药物治疗为主

　　E. 以非药物治疗为主

8. 关于职业道德的描述错误的是

　　A. 是一切符合职业要求的心理意识、行为准则和行为规范的总和

　　B. 是调整职业个人、职业主体和社会成

员关系的行为准则

C. 是一般道德在职业行为中的反映

D. 是一种强制性的约束机制

E. 是社会分工的产物

9. 患者，男，30岁，看到女性就不能自控地想要谈恋爱、结婚，明知不对但无法控制。此症状属于

A. 正常现象

B. 钟情妄想

C. 焦虑症

D. 强迫观念

E. 太孤独

10. 预防慢性病的最好方法是

A. 积极治疗遗传性疾病

B. 改善生活方式

C. 提高医疗质量

D. 改善环境

E. 改善诊疗水平

11. 属于糖尿病干预的过程评估中，阶段性评估内容的是

A. 社会大众对政府部门工作的满意情况

B. 糖尿病管理开展情况

C. 糖尿病患者转入转出执行情况

D. 糖尿病患者建档动态管理情况

E. 综合医院对社区卫生服务机构业务指导情况

12. 个体健康危险因素评估结果为评估年龄高于实际年龄，表示

A. 被评估者存在的危险因素低于平均水平

B. 被评估者不存在任何危险因素

C. 被评估者存在的危险因素已经去除

D. 被评估者存在的危险因素高于平均水平

E. 被评估者存在的危险因素等于平均水平

13. 反映2~3个月血糖控制水平良好的指示是

A. 任意时间血糖控制水平

B. 餐后3小时血糖值

C. 糖化血红蛋白

D. 口服葡萄糖耐量试验

E. 空腹血浆葡萄糖水平

14. 高血压干预的目标人群不包括

A. 高血压患者

B. 一般人群

C. 长期过量饮酒者

D. 超重和肥胖者

E. 长期高脂饮食者

15. 5人的血清滴度为1:20，1:4，1:80，1:16，1:320，描述平均滴度较好的标准为

A. 算术均数

B. 几何均数

C. 中位数极

D. 极差

E. 平均数

16. 相对危险性是指

A. 未来患某病的可能性

B. 一般人群患某病的危险度

C. 某群体患某病的危险度

D. 相对于一般人群危险度的增减量

E. 相对于个体危险度的增减量

17. 职业性恶性肿瘤不包括

A. 苯所致的白血病

B. 砷所致的肺癌

C. 石棉所致的间皮瘤

D. 石棉所致的肺癌

E. 电离辐射所致的白血病

18. 关于血压的说法错误的是

　　A. 1mmHg = 13.3kPa

　　B. 血压也可用 kPa 表示

　　C. 血压的单位为 mmHg

　　D. 7.5mmHg = 1kPa

　　E. 血压计以大气压为基数

19. 有关建立健康档案基本原则的描述中错误的是

　　A. 健康档案的管理不能远离医务人员

　　B. 在居民自愿的基础上建立，不要求统一建立

　　C. 对接受上门服务的人群要一个家庭建立一套

　　D. 通过健康档案的有效管理，要能体现连续服务的特点

　　E. 对已参加新型农村合作医疗的人群不再建立健康档案

20. 脑卒中的危险因素中不可干预的是

　　A. 心脏病

　　B. 高血压

　　C. 糖尿病

　　D. 吸烟

　　E. 家庭遗传

21. 不属于危害健康的行为生活方式是

　　A. 摄食种类多

　　B. 高盐饮食

　　C. 吃隔夜剩菜

　　D. 不吃早饭

　　E. 高蛋白饮食

22. 公共场所禁止吸烟的措施属于

　　A. 物理预防

　　B. 第一级预防

　　C. 第二级预防

　　D. 化学预防

　　E. 第三级预防

23. 属于商业健康保险风险控制的传统方法是

　　A. 医疗服务补偿方式

　　B. 条款设计时的风险控制

　　C. 健康管理机制

　　D. 无赔款优待和其他利润分享措施

　　E. 赔付后的随访

24. 属于预防医学基础方法学的学科是

　　A. 卫生管理学

　　B. 社会和行为科学

　　C. 卫生化学

　　D. 卫生毒理学和卫生微生物学

　　E. 流行病学和医学统计学

25. 康复治疗的作用不包括

　　A. 强化肢体代偿能力

　　B. 利用代偿方法提高患者身体的功能

　　C. 调整患者生活和职业环境

　　D. 预防和矫正继发性功能障碍

　　E. 应用物理疗法改善患者行为表现

26. 男士正常的腰臀比应小于

　　A. 0.85

　　B. 1.50

　　C. 1.80

　　D. 1.00

　　E. 1.20

27. 最常用和最主要的治疗方法是

　　A. 放射治疗

　　B. 介入治疗

　　C. 物理治疗

　　D. 药物治疗

　　E. 手术治疗

28. 不属于个人健康档案基础资料的是

　　A. 药物过敏史

　　B. 家族史

　　C. 疾病随访记录

D. 受教育程度

E. 健康行为资料

29. 不属于肥胖症和伴有并发症患者肥胖干预策略的是

A. 进行健康教育

B. 防止其体重进一步增长

C. 进行选择性干预

D. 对已出现并发症进行疾病管理

E. 争取家属配合

30. 按照信息的应用领域分类，其类别不包括

A. 反馈信息

B. 科技信息

C. 社会信息

D. 管理信息

E. 军事信息

31. 戒烟计划的主要内容不包括

A. 告知家人、朋友或者同事自己准备戒烟

B. 定期对自己能维持戒烟状态给予奖励

C. 开始延迟 5 ~ 10 分钟吸第一支烟

D. 记录自己一周的吸烟习惯，以便戒烟时应付

E. 减少在可吸烟场所停留的时间

32. 帮助残疾者找到合适的工作属于

A. 医学康复

B. 职业康复

C. 教育康复

D. 心理康复

E. 社会康复

33. 世界卫生组织提出的健康状况指标不包括

A. 期望寿命

B. 传染病死亡率

C. 婴儿死亡率

D. 儿童死亡率

E. 产妇死亡率

34. 干预活动覆盖率的公式为

A. 某时段已执行项目活动数/某时段应执行项目活动数×100%

B. 实际参与项目干预活动人数/应参与该项目活动的人数×100%

C. 干预活动暴露率/预期达到的参与百分比×100%

D. 干预项目中有特定行为的人数/被调查者总人数×100%

E. 参与某种干预的人数/目标人群总人数×100%

35. 健康保险的种类不包括

A. 医疗保险

B. 失能收入保险

C. 疾病保险

D. 护理保险

E. 预防保险

36. 下列不属于临床实验室检查主要内容的是

A. 病原学检验

B. 血液学检验

C. 免疫学检验

D. 体液与排泄物检验

E. 病理检查

37. 慢性病的社会危害不包括

A. 常伴有严重并发症和残疾

B. 造成患者的心理创伤和对家庭的压力

C. 病程长，多为终身疾病，预后差

D. 慢性病经济负担日趋平稳

E. 发病率高，患病后死亡率不断上升

38. 中国健康保险的供给状况不包括

A. 健康保险专业化经营卓见成效

B. 市场主体众多

C. 积极服务于政府基本医疗保障体系
   建设

D. 保险产品品种丰富

E. 保费收入大幅增长

39. 基本卫生保健的工作内容不包括

A. 提供基本药物

B. 妇幼保健和计划生育

C. 预防和控制地方病

D. 常见病和外伤的合理治疗

E. 老年护理及人口老龄化对策

40. 提高健康认知水平的常用方式不包括

A. 宣传画

B. 拓展训练

C. 网站

D. 公益广告

E. 健康知识专家讲座

41. 采取化学预防的主要对象是

A. 无症状的人

B. 正在治疗的人

C. 正在康复的人

D. 已出现症状的病人

E. 有既往病史的人

42. 患者男性，45 岁，护士为其测得的血压
    值为 145/95mmHg，该患者的血压属于

A. 单纯收缩期高血压

B. 临界高血压

C. 正常血压

D. 高血压

E. 理想血压

43. 身体活动强度可分为

A. 一级、二级、三级、四级

B. 低强度、中强度、高强度、极高强度

C. 小强度、中强度、大强度

D. 普通强度、有强度、高强度、极高
   强度

E. 休闲、普通、有强度、高强度

44. OGTT 实验作为负荷量的无水葡萄糖量是

A. 55g

B. 25g

C. 35g

D. 45g

E. 75g

45. 超重是指实际体重超过标准体重

A. 10% ~ 20%

B. 15% ~ 20%

C. 20% ~ 30%

D. 5% ~ 10%

E. 25% ~ 30%

46. 关于自测血压的优点不正确的是

A. 改善患者治疗依从性

B. 检出隐性高血压

C. 对于精神焦虑的患者可缓解紧张情绪

D. 增强患者诊治的主动参与性

E. 可获取患者日常生活状态下的血压信
   息，帮助排除白大衣性高血压

47. 张某因大量服用有毒的蘑菇出现剧烈呕
    吐、腹泻、发热等全身症状，属于

A. 真菌及其毒素食物中毒

B. 动物性食物中毒

C. 有毒植物中毒

D. 细菌性食物中毒

E. 化学性食物中毒

48. 下列关于流行病学的描述，错误的是

A. 流行病学可阐明疾病流行规律

B. 流行病学主要的研究方法是调查研究

C. 流行病学的研究内容是群体事件

D. 流行病学与传染病学相同

E. 流行病学的研究对象是人群

49. 针对大众的传播媒介不包括

A. 电视

B. 报纸

C. 杂志

D. 讲课

E. 广播

50. 健康教育计划制定的具体目标不包括

A. 预期最终结果

B. 多长时间内实现该变化

C. 对谁

D. 在什么范围内实现该变化

E. 实现什么变化

51. 劳动合同的分类不包括

A. 终身合同

B. 固定期限合同

C. 无确定终止时间的合同

D. 无固定期限合同

E. 完成一定工作任务为期限的合同

52. 不属于日常体力活动的是

A. 职业活动中的体力活动

B. 业余时间的体力活动

C. 专业的运动训练

D. 各种家务劳动

E. 出行往来过程中的体力活动

53. 《黄帝内经》中"是故，圣人不治已病治未病，不治已乱治未乱，此之谓也"，指的是以

A. 保健为主

B. 预防为主

C. 治疗为主

D. 康复为主

E. 管理为主

54. 按治疗对象建立的学科分类不包括

A. 理疗学

B. 儿科学

C. 老年病学

D. 职业病学

E. 围生医学

55. 会导致心血管危险性增加的情况是

A. 总胆固醇下降，低密度脂蛋白胆固醇下降

B. 总胆固醇下降，高密度脂蛋白胆固醇升高

C. 高密度脂蛋白胆固醇升高，极低密度脂蛋白胆固醇下降

D. 高密度脂蛋白胆固醇升高，低密度脂蛋白胆固醇下降

E. 高密度脂蛋白胆固醇下降，低密度脂蛋白胆固醇升高

56. 广场恐惧症的共同特征是

A. 对特定环境害怕

B. 拒绝参加聚会

C. 对特定物体害怕

D. 担心在公共场所中昏倒或失去控制

E. 对人际交往害怕

57. 关于非语言传播技巧的表述不正确的是

A. 动态体语是指点头、摇头、微笑、握手等动作

B. 类语言是指改变声调节奏，合理运用笑声

C. 时间语是指时间准时，给人以信赖感

D. 非语言传播技巧指借助视、听、触觉等感官分享信息

E. 静态体语是指安静，不说话

58. 调节自我认知的策略不包括

A. 纠正归因偏见

B. 转化

C. 积极的思维方式

D. 校正自我认知

E. 建立合理的自我认知

59. 不属于蛋白质的营养功用的有

A. 维持体温，保护肾脏

B. 构成机体组织

C. 调节生理机能

D. 供给能量

E. 促进儿童生长发育

60. 糖尿病患者膳食平衡中蛋白质能量不要多于总能量的

A. 15%

B. 10%

C. 25%

D. 20%

E. 5%

61. 对基本卫生保健的重要意义理解不正确的是

A. 基本卫生保健有助于恢复卫生保健平衡

B. 基本卫生保健是应对不健康生活方式全球化的最佳方式

C. 基本卫生保健可以促进全面看待卫生工作，将预防工作提高到与治疗同等重要的位置

D. 基本卫生保健可有效降低贫富差距

E. 基本卫生保健是应对人口老龄化的最佳方式

62. 关于康复医学模式的描述错误的是

A. 以患者为中心，帮助患者全面康复

B. 帮助患者融入社会

C. 以人与环境和谐适应为基础

D. 是传统生物医学模式

E. 是生物心理社会模式

63. 健康管理师运用软件信息管理功能的服务路径不包括

A. 执行干预处方

B. 分析危险因素

C. 发现健康问题

D. 制定干预标准

E. 进行成效评价

64. 中国居民平衡膳食宝塔的最底层是

A. 烹调油和食盐

B. 奶类和豆类

C. 蔬菜和水果

D. 谷薯类

E. 鱼、禽、肉、蛋等

65. 健康教育计划的过程评价应着重关注

A. 生活方式管理、行为干预的效果

B. 项目是否按计划的数量和质量执行

C. 目标人群健康相关行为及其影响因素的变化

D. 目标人群的参与情况

E. 导致目标人群健康状况乃至生活质量的变化

66. 病例对照研究属于

A. 观察性研究

B. 实验性研究

C. 社区实验

D. 理论性研究

E. 类实验研究

67. 商业健康保险归属于

A. 人身意外保险

B. 失能收入保险

C. 护理保险

D. 健康保险

E. 疾病保险

68. 体力活动的意义不包括

A. 降低患糖尿病危险性

B. 降低胆固醇水平

C. 缓解高血压

D. 增快心率

E. 保持体重

69. 不属于饮食致癌的可能途径是

A. 霉变的食品

B. 多吃含纤维素的食品

C. 常吃腌制食品

D. 食品添加剂中存在致癌物

E. 脂肪总摄入量过高

二、 多选题

70. 生活方式信息记录表有关饮酒量的评判标准，描述正确的是

   A. 1 标准杯等于 1 易拉罐啤酒

   B. 1 标准杯等于 1 两半黄酒

   C. 1 标准杯等于半两白酒

   D. 1 标准杯等于 3 两葡萄酒

   E. 1 标准杯等于 1 两低度白酒

71. 调查问卷保存的环境要求包括

   A. 潮湿的环境

   B. 留有空间以备扩充

   C. 必需的档案保管设施设备

   D. 便于取用和查阅

   E. 设施设备要保证文件能防盗防晒防火

72. 目前开展健康教育的新型传播手段包括

   A. 手机

   B. 杂志

   C. 报刊

   D. 互联网

   E. 广播

73. 一对一指导的特点包括

   A. 针对目标个体的健康教育要求和特点

   B. 能增加依从性

   C. 提供的指导更有适宜性和可操作性

   D. 使目标人群感受到健康管理师对其健康的关心

   E. 一次能解决多个人或家庭的问题

74. 健康信息录入中双份独立录入是指

   A. 同一人两次独立地录入同份健康信息记录表

   B. 可以用 EpiData 的 Validate 程序进行比较

   C. 采用相同的数据库结构

   D. 两个录入人员

   E. 分别独立地录入同份健康信息记录表

75. 健康风险评估应用的领域有

   A. 医院

   B. 体检中心

   C. 企业等工作场所

   D. 健康保险行业

   E. 社区卫生服务中心

76. 问话技巧包括

   A. 问题要简练明确

   B. 不给对方构成心理压力

   C. 有需要随时提问，不需选择时机

   D. 可以使用诱导型提问

   E. 让对方能够明确地知道问题的核心

77. 信息清理中应用计算机进行信息查错，描述正确的有

   A. 数据录入时会自动检测和报警

   B. 是一个人工检查的过程

   C. 规定所要接受的数据合理编码

   D. 数据库程序设计阶段，确定每一个变量特定范围内的编码来确认其属性

   E. 应用逻辑检查的方法进行查错

78. 个人健康信息汇总报告的内容包括

   A. 疾病的风险等级

   B. 膳食情况

   C. 个人疾病史、家族史

   D. 运动情况

   E. 吸烟、饮酒情况

79. 职业病具有的特点是

   A. 早期诊断、及时合理处理，预后康

复效果较好

B. 病因与疾病之间一般存在水平效应关系

C. 病因不明确

D. 群体发病

E. 重在预防

80. 中医养生中药物养生的应用原则包括

A. 补勿过偏

B. 用药宜缓

C. 益气壮阳

D. 滋阴补血

E. 泻不伤正

81. 用 BMI 指数来评价中国成年人超重和肥胖的界限值为

A. 24.0 ~ 27.9kg/m²

B. > 28kg/m²

C. ≤18.5kg/m²

D. ≥28kg/m²

E. 18.5 ~ 23.9kg/m²

82. 反馈技巧的要点有

A. 随时打断对方谈话来表达自己对对方谈话的兴趣

B. 恰当运用点头、伸大拇指等体语

C. 支持对方正确观点和行为要态度鲜明

D. 对于不同人提的同样问题，回答可以因人而异

E. 纠正对方错误观点、行为要和缓、婉转、耐心

83. 有合并症的糖尿病患者，选择运动方式时应遵循的原则有

A. 合并足部溃疡者，选择上肢运动及下肢器械练习

B. 下肢活动受限者，可选择上肢和躯干肌肉练习，如俯卧撑、引体向上等

C. 使用 β 受体阻滞剂者，以代谢当量

把握运动强度

D. 合并肥胖者，选择下肢负重少的游泳和自行车运动等

E. 合并肥胖者应加大运动量，尽量采用高强度运动

84. 表达某人在未来发生某种疾病的风险大小的方式有

A. 目标分值

B. 评估分值

C. 风险等级（相对危险性）

D. 理想危险度

E. 发病率（绝对危险性）

85. 健康管理的基本职业守则有

A. 首先应该让个体或群体了解自身的权利和义务

B. 不得以性别、年龄、职业、民族、国籍、宗教信仰、价值观等方面歧视个体或群体

C. 应与个体或群体对健康管理工作的重点进行讨论并达成一致意见，并签订书面协议

D. 应该让个体或群体了解健康管理工作的性质特点

E. 始终遵守信息公开的原则

86. 健康管理提供者对服务对象的义务包括

A. 解除对方痛苦

B. 提供健康服务

C. 满足所需要求

D. 保守秘密

E. 进行宣传教育

87. 疾病风险评估报告包括

A. 体检指标汇总

B. 可改变的危险因素

C. 疾病风险评估结果

D. 受评估者主要健康信息

E. 危险因素状况

88. 好的倾听技巧应当是

   A. 对敏感问题善于听出话外音

   B. 尽可能多听多留意

   C. 急于表达自己的观点

   D. 耐心等对方讲完

   E. 始终保持礼貌和友好

89. 健康风险评估包括

   A. 未来生活方式风险

   B. 健康状况

   C. 未来死亡危险

   D. 未来患病危险

   E. 未来医疗风险

90. 关于血压测量的描述正确的是

   A. 肥胖者、臂围大者或者儿童都可以使用相同规格的袖带

   B. 袖带内气囊至少包裹80%上臂

   C. 测量时气囊放气速度应以 2 ~ 6mmHg/s 为宜，心率较慢时放气速度也较慢

   D. 袖带下缘一般应该在肘弯上 2.5cm，听诊器探头置于肘窝肱动脉处

   E. 测量时气囊内压力应达到桡动脉波动消失再升高 30mmHg

91. 体力活动干预的目的是

   A. 减少缺乏运动和运动不足人群的比例

   B. 延长寿命

   C. 指导合理运动，避免运动伤害

   D. 预防和辅助治疗疾病

   E. 改变不利于健康的久坐少动的生活方式

92. 卫生服务记录表单的主要内容包括

   A. 基本信息

   B. 妇女保健

   C. 疾病管理

   D. 疾病控制

   E. 儿童保健

93. 实测体重在理想体重范围的判断，不正确的是

   A. 超过 20% 为肥胖

   B. 超过 10% ~20% 为超重

   C. 低于 35% 为严重消瘦

   D. ±10% 为正常

   E. 低于 10% ~20% 为瘦弱

94. 健康风险评估的主要用途包括

   A. 评价危险因素的控制效果

   B. 评价患病危险性的变化

   C. 成本效果评价

   D. 识别主要健康问题及危险因素，确定健康管理方案

   E. 满意度评价

95. 人群健康风险评估报告的组成不包括

   A. 健康危险因素的干预措施和方法

   B. 人口学特征概述

   C. 健康危险因素的总结

   D. 健康危险因素的建议

   E. 健康风险评估的结果和健康教育信息

96. 体检中常用的健康风险评估指标有

   A. HDL – C 和 LDL – C

   B. 总胆固醇

   C. 血压

   D. 甘油三酯

   E. 体重

97. 血压的特点有

   A. 有时间波动性

   B. 有年龄差异

   C. 存在个体差异

   D. 有季节波动性

   E. 无性别差异

98. 关于甘油三酯的描述正确的是

A. 甘油三酯水平高的人患心脏病风险大

B. 饮酒不会使甘油三酯升高

C. 甘油三酯的来源可以是饱和脂肪和不饱和脂肪

D. 甘油三酯水平升高与心脏病有关

E. 甘油三酯占人体脂肪组织的 80% 以上

99. 健康风险评估的主要作用有

A. 评估干预措施的有效性

B. 健康管理人群分类

C. 帮助个体综合认识健康危险因素

D. 鼓励和帮助人们修正不健康的行为

E. 制定个体化的健康干预措施

100. 运动促进健康的效益有

A. 规律的有氧运动能提高人体最大吸氧量

B. 运动能改变家族遗传病

C. 适量运动结合合理营养促进生长发育

D. 运动增加能量消耗，促进新陈代谢

E. 规律的有氧运动可以增强心肺功能

参考答案

1. D	2. E	3. C	4. D	5. A	6. C	7. A	8. D	9. D	10. B
11. A	12. D	13. C	14. B	15. B	16. D	17. E	18. A	19. E	20. E
21. A	22. B	23. B	24. E	25. B	26. D	27. D	28. C	29. C	30. A
31. B	32. B	33. B	34. E	35. E	36. E	37. D	38. E	39. E	40. B
41. A	42. D	43. B	44. E	45. A	46. D	47. A	48. D	49. D	50. A
51. A	52. C	53. B	54. A	55. E	56. A	57. E	58. B	59. A	60. D
61. D	62. D	63. A	64. D	65. B	66. A	67. D	68. D	69. B	

70. ABCDE	71. BCDE	72. AD	73. ABCD	74. BCDE
75. ABCDE	76. ABE	77. ACDE	78. BCDE	79. ABDE
80. ABE	81. AD	82. BCDE	83. ABCD	84. CE
85. ABCD	86. ABCDE	87. BCE	88. ABDE	89. BCD
90. BCDE	91. ACDE	92. ABCDE	93. CE	94. ABD
95. DE	96. ABCDE	97. ABCD	98. AC	99. ABCD
100. ACDE				

实践操作

一、共用题干单选题

（1~4 题共用题干）

某社区拟针对辖区内糖尿病患者开展健康教育干预活动，制定了用药、饮食、运动、血糖监测等一系列计划。

1. 对糖尿病患者的饮食指导，最主要的方面应该是

    A. 新鲜卫生

    B. 补充蛋白质

    C. 少盐

    D. 多吃红肉

    E. 控制总能量

2. 所制定的健康计划提出了"经过半年的干预，辖区患者的血糖监测率达到 85%"，属于

    A. 政策目标

    B. 认知目标

    C. 行为目标

    D. 总目标

    E. 健康目标

3. 糖尿病患者教育过程中记录了参与健康教育活动的出勤情况，这属于

    A. 效应评价

    B. 总结评价

    C. 过程评价

    D. 效果评价

    E. 结局评价

4. 对于坚持服药、定期监测、积极改变生活方式从而血糖得到有效控制者，社区医生赞扬说"你最棒，继续坚持吧"属于

    A. 消极性反馈

    B. 积极性反馈

    C. 体语反馈

    D. 书面反馈

    E. 模糊性反馈

（5~7 题共用题干）

某健康管理机构接诊 1 位女性受检者，40 岁，汉族，公司经理，硕士，身高 160cm，体重 66kg，不吸烟，经常饮酒，口味偏重，曾因间断性慢跑导致膝关节损伤看过专科医生，该受检者要求为其设计个性化的健康管理方案。

5. 根据理想体重计算公式，该女士的体重属于

    A. 正常

    B. 肥胖

    C. 瘦弱

    D. 超重

    E. 严重消瘦

6. 健康管理师询问该女士每天工作、生活、交通过程，以及会朋友时保持坐着所花费的时间，是想了解其

    A. 动态习惯

B. 静态习惯

C. 工作时的身体活动

D. 交通时的身体活动

E. 娱乐性身体活动

7. 若想了解该女士腰围，测量受试者应该

    A. 躺着，两脚分开 20～30cm

    B. 直立，两脚分开 20～30cm

    C. 坐着，两脚分开 30～40cm

    D. 坐着，两人两脚分开 20～30cm

    E. 直立，两脚分开 30～40cm

（8～11 题共用题干）

    健康风险评估的操作基本按照信息采集、评估计算以及报告的反馈等步骤来进行。

8. 健康风险评估的步骤中一般不包括

    A. 跟踪指导

    B. 报告解读

    C. 个人健康信息采集

    D. 信息录入

    E. 进行有关医学检查

9. 健康风险评估中个人基本健康信息包括

    A. 生活方式问卷信息、体检信息

    B. 生活方式问卷信息、心理问卷信息以及体检信息

    C. 疾病史、家族史、膳食及生活方式信息、体力活动信息、体格测量、实验室检查等

    D. 疾病史、生活方式信息、体检信息

    E. 疾病史、家族史、生活方式信息、体格测量、实验室检查等

10. 健康风险评估中的评估内容不包括

    A. 健康生活方式评估

    B. 营养状况评估

    C. 心血管疾病患病风险评估

D. 糖尿病并发症患病风险评估

E. 糖尿病患病风险评估

11. 健康风险评估报告的内容一般不包括

    A. 疾病风险评估的结果

    B. 疾病诊疗方案的建议

    C. 危险因素情况

    D. 可改变的危险因素提示

    E. 患病风险等级信息

（12～14 题共用题干）

    健康风险评估的科学应用是健康管理的重要环节之一，请说明你对下列几个问题的理解。

12. 健康风险评估与临床诊断的目的不同之处在于

    A. 健康风险评估不需要参考临床检测的数据

    B. 健康风险评估有时也可以作为诊断的辅助工具

    C. 健康风险评估可以通过仪器设备来进行，但临床诊断却必须要有生活方式的信息

    D. 临床诊断的最终目的是对症治疗，而健康风险评估的最终目的是根据评估结果进行健康干预

    E. 健康风险评估主要根据群体的健康危险因素来进行评估

13. 与评估报告的质量最相关的因素是

    A. 健康指标的检测方法

    B. 健康信息的一致性

    C. 健康信息的完整性

    D. 评估软件的使用是否方便

    E. 受评估者对健康风险评估的重视程度

14. 健康风险评估的局限性主要包括

A. 评估的计算比较复杂

B. 不能作为诊断的依据

C. 不能使用临床诊断的信息

D. 不是所有的疾病都适合进行风险评估

E. 不能作为疾病管理的依据

（15～16 题共用题干）

调查表明，从 2007～2016 年，A 市常住人群高血压患病率上升了 27%，患者增加了近 30 万。经统计得知 A 市死亡人数最多的疾病前两位分别是冠心病和脑卒中。A 市 B 社区卫生服务中心拟对该社区 453 例高血压患者实施社区管理。

15. 最适用于社区中大多数高血压患者且干预效果相对较好的是

A. 邮寄健康教育文字资料

B. 高血压健康知识讲座

C. 电话咨询指导（包括短信通知）

D. 上门家访

E. 网上阅读

16. 对于该社区高血压人群进行非药物干预不包括

A. 增加身体活动

B. 保持理想体重

C. 增加日晒

D. 平衡膳食、低盐饮食

E. 戒烟

（17～20 题共用题干）

某男，45 岁，公司职员，其父亲有高血压病史，有吸烟饮酒史，平素喜食油炸食品，口味较重。欲对其进行健康管理。

17. 对该客户身体活动信息描述错误的是

A. 需要询问每天工作时做中等强度活动的时间

B. 需要询问通常每天上下班步行时间

C. 不需要询问每天坐着或靠着的时间

D. 需要询问通常每天上下班骑自行车的时间

E. 需要询问通常每天进行剧烈运动健身和娱乐性体育活动的时间

18. 该客户的血液检查不应包括

A. 血脂

B. 血钙

C. 血糖

D. 血尿酸

E. 丙氨酸氨基转移酶（ALT）

19. 该客户的尿液检查不应包括

A. 尿蛋白

B. 尿糖

C. 癌胚抗原

D. 尿潜血

E. 尿酮体

20. 为该客户提供的体检检后服务内容不包括

A. 建立终生电子健康档案

B. 问卷与访谈

C. 进行随访和评估

D. 健康咨询

E. 健康教育

（21～24 题共用题干）

李女士，47 岁。BMI 28.0kg/m²，腰围 88cm，血压 135/80mmHg，空腹血糖 4.7mmol/L，正常窦性心律心电图，肝肾功能检查未见异常。

21. 李女士可诊断为

A. 冠心病

B. 肥胖症

C. 脑卒中

D. 高血压

E. 糖尿病

22. 目前需对其进行的干预方案是

A. 团队式干预

B. 强化管理干预

C. 常规管理干预

D. 社区式管理干预

E. 个体式干预

23. 目前李女士的干预措施不包括

A. 降低体重 5% ~ 10%

B. 改变生活方式

C. 加强运动

D. 合理膳食，降低脂肪和热量

E. 药物治疗

24. 如果对于李女士已干预 9 个月，其体重状况仍未改善，则可以

A. 控制饮食摄入量 < 1000kcal/d

B. 进入强化管理干预

C. 使用药物辅助治疗

D. 改变干预目标

E. 增加运动量至每周 300 分钟以上

(25 ~ 29 题共用题干)

国家"十五"攻关缺血性心血管疾病发病风险的评估是目前常用的健康风险评估方法之一，请根据自己的理解回答下列问题。

25. 缺血性血管疾病发病风险模型包括的危险因素是

A. 年龄、收缩压、BMI、总胆固醇、冠心病史、是否患有糖尿病、是否吸烟

B. 收缩压、BMI、总胆固醇、是否患有糖尿病、是否吸烟

C. 收缩压、BMI、总胆固醇、冠心病史、是否患有糖尿病、是否吸烟

D. 年龄、收缩压、BMI、总胆固醇、是否患有糖尿病、是否吸烟

E. 年龄、收缩压、BMI、总胆固醇、冠心病史、是否患有糖尿病、是否吸烟、心电图检查

26. 该模型的主要计算结果是

A. 缺血性心血管病事件的预期患病人数

B. 缺血性心血管病事件的 5 年发病绝对风险

C. 出血性心血管病事件的 10 年发病绝对风险

D. 缺血性心血管病事件的 10 年发病绝对风险

E. 缺血性心血管病事件的预期发病时间

27. 不可改变的危险因素是指

A. 通过健康生活方式管理和临床干预后改变效果很小的因素

B. 多次重复检测后结果仍然不改变的因素

C. 不能确定健康生活方式管理或者临床干预改变效果的因素

D. 不能通过健康生活方式管理或者临床干预来改变的因素

E. 不能通过药物治疗来改变的因素

28. 缺血性心血管疾病发病风险评估简易工具的操作步骤是：根据参加评估的指标值，查表得到不同危险因素相对应的危险分值，下一步骤为

A. 将连续 5 年的结果相加得到总分，即为绝对风险概率

B. 将连续 5 年的结果相加得到总分，

再根据总分查表得出相应的绝对风险的概率

C. 将分值相加求和后即为相应的绝对风险的概率

D. 将分值相加得到总分，再根据总分查表得出相应的绝对风险的概率

E. 将分值相加求和并除以危险因素个数后即为相应的绝对风险的概率

29. 关于缺血性心血管疾病发病风险评估简易工具的说法错误的是

A. 最低风险是指同年龄组的人中，所有危险因素均在理想范围内时的风险值

B. 在其他指标的数值相同的情况下，年龄越大，患病风险就越高

C. 该评估工具只能评价缺血性心血管疾病的发病风险

D. 平均风险是指被评估者的多次评估结果的均值

E. 该评估工具对男性和女性采用两个不同的评分表格

（30～33 题共用题干）

易先生，吸烟史 20 年，每天一包烟，近期被查出患有舌癌。因连续吸 5 包香烟后诱发心肌梗死而猝死。

30. 造成患癌和猝死等的原因是烟草中的有害物质，烟草中最常见的有害物质有

A. 甲醛、尼古丁、二氧化碳

B. 焦油、尼古丁、一氧化碳

C. 焦油、尼古丁、二氧化碳

D. 焦油、尼古丁、甲醛

E. 甲醛、尼古丁、一氧化碳

31. 易先生吸烟 20 年可以说明吸烟是一种典型的成瘾行为，下列不属于其影响因素的是

A. 遗传因素

B. 社会环境因素

C. 家庭因素

D. 社会心理因素

E. 文化因素

32. 二手烟暴露能使非吸烟者的患病风险增加，其可能造成的后果不包括

A. 上呼吸道损伤

B. 增加肺癌风险

C. 新生儿猝死综合征

D. 增加冠心病风险

E. 2 型糖尿病

33. 吸烟对人的健康造成了巨大影响，为了人类的健康要对烟草使用进行干预，下列不属于针对群体烟草干预措施的是

A. 限制吸烟和劝阻别人吸烟

B. 拒吸第一支烟

C. 使用 5A 戒烟法进行戒烟

D. 研究和推广有效的戒烟方法和戒烟产品

E. 加强健康教育，普及烟草危害知识

（34～36 题共用题干）

小张，男，28 岁，吸烟 12 年，每日吸烟 20～25 支。因家中有小孩考虑戒烟，但自己尝试过几次，总是因为戒断症状又复吸。来到戒烟门诊求助。

34. 下列防止复吸的方法错误的是

A. 将所有可能复吸的环境列出来，提前想好应对方法

B. 穿上带有烟味的衣服

C. 尽量去禁烟的场所

D. 在家中和办公室张贴"禁止吸烟"的标示提醒自己

E. 将戒烟的好处告诉吸烟的朋友，鼓励他们一起戒烟

35. 一般来说，戒断症状最严重的时间是

A. 戒烟后 1 个月

B. 戒烟后 1 年

C. 戒烟开始前

D. 戒烟后 10 年

E. 戒烟后 1 周

36. 在 5A 戒烟干预模型中，能有效防止复吸的是

A. assist

B. assess

C. ask

D. arrange follow up

E. advise

（37～40 题共用题干）

某男，76 岁，身高 170cm，体重 83kg。不吸烟，不饮酒，最近确诊高血压，血压 165/85mmHg，无其他器官损害和临床情况。

37. 该患者属于哪一级危险分层

A. 低危

B. 高危

C. 无危险

D. 中危

E. 超低危

38. 对合并冠心病的高血压患者，原则上舒张压最好不低于

A. 50mmHg

B. 90mmHg

C. 60mmHg

D. 80mmHg

E. 100mmHg

39. 根据《中国高血压防治指南（2017 年版）》，65 岁以上老年高血压患者，降压治疗的目标是

A. 140/90mmHg 以下

B. 140/95mmHg 以下

C. 150/95mmHg 以下

D. 130/85mmHg 以下

E. 150/90mmHg 以下

40. 老年人常伴有动脉硬化，老年高血压患者要特别注意舒张压不宜低于

A. 100mmHg

B. 60mmHg

C. 90mmHg

D. 50mmHg

E. 80mmHg

（41～45 题共用题干）

周先生，45 岁，企业主管，身高 175cm，体重 95kg，血压 135/85mmHg。工作紧张，经常熬夜。平时应酬多，嗜好烟酒，不爱运动。其母患有高血压和糖尿病。

41. 周先生可改变的危险因素是

A. 高血压家族史

B. 身高

C. 年龄、性别

D. 血压正常高值

E. 糖尿病家族史

42. 周先生将来患病风险最大的疾病是

A. COPD

B. 肺癌

C. 痛风

D. 肥胖

E. 心脑血管疾病

43. 针对周先生目前的身体状况，最重要的健康指导是

A. 晚上提早睡觉

B. 合理安排膳食

C. 尽量不要加班

D. 加大运动量

E. 吃动平衡，控制体重

44. 针对周先生的血压正常高值，最好的应对方法是

A. 采用健康生活方式

B. 单纯饮食治疗

C. 单纯运动治疗

D. 注意休息

E. 尽快采用药物治疗

45. 周先生应该限制饮酒量，每日应控制酒精的摄入量在

A. 25g

B. 200g

C. 60g

D. 100g

E. 50g

（46～50 题共用题干）

某社区近年来高血压患病率逐年升高，该社区卫生服务中心负责人欲对该社区居民高血压等慢性病进行管理。

46. 建立社区健康档案的具体内容不包括

A. 社区的自然环境状况

B. 社区的卫生人力资源状况

C. 社区危险因素调查表

D. 家庭主要问题目录及描述

E. 社区人口学资料

47. 关于填写社区居民个人健康信息记录表的基本要求错误的是

A. 表中要求个人编码

B. 用钢笔或水笔填写

C. 数字或代码用罗马数字书写

D. 数字填错时，用双横线将整笔数码

划去

E. 日期按照年（4 位）、月（2 位）、日（2 位）

48. 电子健康档案信息清理的方法不正确的是

A. 计算机纠错

B. 再次录入并核实

C. 通过其他人重新录入

D. 通过其他人专门检查

E. 组织工作人员重新调查

49. 健康档案的保存做法错误的是

A. 制定严格的安全管理制度

B. 制定严格的规章制度

C. 在信息清理后进行双备份

D. 要保证信息档案的完整、安全、方便阅读

E. 将清理后的信息保存在同一计算机的两个文件夹里

50. 对于坚持服药、定期监测、积极改变生活方式从而血压得到有效控制者，社区医生赞扬说"你很棒"属于

A. 书面反馈

B. 体语反馈

C. 消极性反馈

D. 模糊性反馈

E. 积极性反馈

（51～53 题共用题干）

体力活动指导是健康教育的重要内容。

51. 记录一日活动，计算能量消耗的指标是

A. 运动量

B. 脉搏

C. 代谢当量

D. 心率

E. 运动时间

52. 一代谢当量（MET）活动强度相当于每千克体重每分钟消耗的能量是

　　A. 2.05cal

　　B. 1.05kcal

　　C. 2.05kcal

　　D. 1.05cal

　　E. 1.00kcal

53. 体力活动干预所选择的内容不包括

　　A. 肌肉力量

　　B. 灵活性练习

　　C. 爆发力练习

　　D. 柔韧性练习

　　E. 耐力运动

（54~56题共用题干）

　　某健康管理师负责单位资料的信息管理工作，单位负责人要求调查问卷信息采用双人独立录入法录入，该健康管理师发现第一份健康体检表中所记录的心率为1200次/分。

54. 该健康管理师发现的上述信息属于

　　A. 不合逻辑信息

　　B. 疾病信息

　　C. 基本信息

　　D. 危险因素信息

　　E. 体检信息

55. 在建立计算机数据库结构时，将客户性别信息录入设置为1和2，这种方法属于

　　A. 逻辑跳转

　　B. 输入警告

　　C. 设定合法输入值

　　D. 差错识别

　　E. 自动编码

56. "双人独立录入法"是指

　　A. 一个录入员录入体检信息记录表，另一个录入员进行核对

　　B. 两个录入员采用不同的数据库结构分别独立地录入同一份体检信息记录表

　　C. 一个录入员读出体检信息记录表信息，另一个录入员录入信息

　　D. 两个录入员采用相同的数据库结构分别独立地录入不同体检信息记录表

　　E. 两个录入员采用相同的数据库结构分别独立地录入同一份体检信息记录表

二、　案例分析题

（57~62题共用题干）

　　张先生，57岁，公务员，高血压病史15年，服药依从性较差，吸烟，晚餐多为餐馆饮食，口味重，喜食甜食，交通出行方式主要为开车，基本无休闲性体力活动，偶尔做家务劳动，每天蔬菜、水果摄入250g。其父有高血压病史，其母患糖尿病20年。现到健康管理中心进行体检，寻求健康管理。

57. 健康管理师对张先生进行健康风险评估，需要采集的主要信息是

　　A. 血压情况

　　B. 体力活动情况

　　C. 家族史

　　D. 精神压力

　　E. 吸烟情况

　　F. 膳食情况

　　G. 体重

　　H. 糖尿病

58. 确定张先生的高血压危险层级，除问卷

信息和常规体检外，还应该考虑的体检项目是

A. 肾功能

B. 肿瘤标记物

C. 颈动脉超声

D. HbAlc

E. 心脏彩超

F. 眼底检查

59. 张先生属于下列哪些疾病的高危人群

A. 肾病

B. 肺癌

C. 冠心病

D. 脑卒中

E. 糖尿病

60. 评估张先生可能发生的疾病需要进一步检查或监测的是

A. 血脂

B. 肝功能

C. 身高

D. 肾功能

E. 体重

F. 血压

G. 糖化血红蛋白

H. 血糖

61. 对张先生而言，降低疾病风险应该控制的因素是

A. 高血压家族史

B. 体力活动不足

C. 饮酒

D. 高糖饮食

E. 高盐饮食

F. 糖尿病家族史

G. 吸烟

H. 蔬菜水果摄入不足

62. 给张先生的健康促进和指导信息应包括

A. 疾病风险评估报告

B. 运动处方

C. 疾病诊断报告

D. 危险因素重点提示

E. 治疗情况报告

F. 膳食处方

G. 生活方式评估报告

（63～68题共用题干）

宋女士，52岁，绝经，近期体重增加明显，出现嗜睡、尿频现象，体检结果显示血压 125/80mmHg，空腹血糖 6.6mmol/L，总胆固醇 4.25mmol/L，甘油三酯 1.65mmol/L，腰围 90cm，体重 70kg，身高 160cm。现到健康管理中心咨询。

63. 宋女士的危险因素异常的是

A. BMI

B. 血糖

C. 甘油三酯

D. 总胆固醇

E. 体重

F. 血压

G. 腰围

64. 健康管理师拟对宋女士进行风险评估，要进一步收集的信息是

A. 臀围

B. 吸烟史

C. 超声心动图

D. 膳食情况

E. 家族史

F. 饮酒史

G. 糖化血红蛋白

65. 假定宋女士糖尿病的相对风险为 2.5，其含义正确的是

A. 全人群 100 人中，将有 2.5 人发生

该病

B. 发病风险是同年龄同性别人群平均危险度的 2.5 倍

C. 相同风险的 100 人中，将有 2.5 人发生该病

D. 风险等级可以降低 2.5 倍

E. 发病风险是全人群平均危险度的 2.5 倍

66. 健康管理师对宋女士干预 6 个月后，下列随访指标属于正常的是

A. 餐后 2 小时血糖 7.6mmol/L

B. 血甘油三酯 1.65mmol/L

C. 空腹血糖 5.5mmol/L

D. 血胆固醇 6.5mmol/L

E. 腰围 88cm

F. 体重 68kg

G. 血压 120/75mmHg

67. 给宋女士的个人健康信息汇总报告，应该包括

A. 本次体检结果

B. 疾病评估结果

C. 上次体检结果

D. 上次诊断结果

E. 体检指标的正常参考值

F. 本次诊断结果

68. 宋女士需要进一步干预的危险因素是

A. 腰围

B. 空腹血糖

C. 血胆固醇

D. 血甘油三酯

E. 血压

F. 体重

(69~74 题共用题干)

某市周边的一个乡村，因近年来城镇化加速，生活方式变化较大，超重、肥胖比例增加，高血压患病率增加。村委会和村医务室决心对村民进行健康管理，以防治严重的心血管事件等健康问题。

69. 医务人员开展了高血压高危人群的筛查，下列属于高血压高危人群的是

A. 舒张压为 80~89mmHg 者

B. 长期高盐膳食者

C. 有高血压家族史者

D. 超重和肥胖者

E. 每日饮酒 ≥50mL 者

F. 收缩压为 120~139mmHg 者

70. 高血压的干预原则是

A. 参与性

B. 标准化

C. 连续性

D. 个体化

E. 统一化

F. 及时性

G. 综合性

71. 村民张某，多次检测血压水平均在收缩压 140~150mmHg，舒张压 80~85mmHg，则他的血压诊断属于

A. 临界高血压

B. 高血压 3 级

C. 单纯收缩期高血压

D. 高血压 2 级

E. 高血压 1 级

F. 正常血压

72. 属于高血压非药物治疗的是

A. 管理体重

B. 高血压健康教育

C. 戒烟

D. 保持良好的心理状态

E. 健康饮食

F. 限制饮酒和戒烟

G. 增加身体活动

73. 关于高血压管理的工作指标描述正确的是

A. 社区高血压建档百分比 = 社区建立高血压患者管理档案的人数/社区已知的高血压患者数 × 100%

B. 被管理的高血压患者满意百分比 = 被管理的高血压患者中感到满意的人数/被管理的总人数 × 100%

C. 高血压控制率 = 社区内血压控制优良和尚可的高血压患者人数/社区内高血压患者总数 × 100%

D. 从事社区高血压管理的社区医师满意百分比 = 对社区高血压管理感到满意的社区医师数/从事社区高血压管理的社区医师总数 × 100%

E. 社区高血压实际管理百分比 = 社区已经管理的高血压患者数/社区发现的高血压患者数 × 100%

F. 社区高血压双向转诊百分比 = 符合转诊标准且执行转诊的高血压患者数/符合转诊标准的高血压患者总人数 × 100%

G. 社区高血压治疗百分比 = 社区按照医嘱规范治疗的高血压患者数/社区全部高血压患者数 × 100%

74. 关于高血压管理的效果指标描述正确的是

A. 社区人群中高血压知识知晓率 = 被调查中知道自己患高血压的人数/社区中被调查的总人数 × 100%

B. 社区高血压患者中脑卒中发生率 = 某年社区高血压患者中发生脑卒中的患者数/某年社区高血压患者总

人数 × 100%

C. 规范治疗百分比 = 每年在社区接受治疗的高血压患者人数/当年社区中全部高血压患者人数 × 100%

D. 管理的高血压患者中心肌梗死发生率 = 某年社区管理的高血压患者中发生心肌梗死的患者数/某年社区管理的高血压患者总人数 × 100%

E. 管理的高血压患者中脑卒中发生率 = 某年社区管理的高血压患者中发生脑卒中的患者数/某年社区管理的高血压患者总人数 × 100%

F. 首诊测压检出率 = 某年社区首诊测压检出的新发高血压患者数/某年社区首诊测压总人数 × 100%

(75 ~ 80 题共用题干)

刘女士，49 岁，身高 160cm，体重 75kg。3 年前确诊为糖尿病，接受糖尿病药物治疗，用药 3 年以上。近期出现头晕头痛的症状，准备进一步入院检查。平时每日在家里操持家务，较少参加体育锻炼，喜吃油炸食物，口味重，无烟酒嗜好，最近睡眠质量差，每日只能睡 3 ~ 4 小时，其母亲死于尿毒症，父亲卒于脑梗，作为她的健康管理师，请根据刘女士的情况设计其健康管理信息采集的项目和内容，为刘女士设计个性化健康管理方案。

75. 首先应该采集的信息包括

A. 个人基本信息

B. 慢性病随访信息

C. 社区健康档案信息

D. 家庭健康档案信息

E. 行为危险因素信息

F. 健康体检信息

76. 采集刘女士的个人基本信息应包括
    A. 工作单位
    B. 文化程度
    C. 姓名
    D. 身份证号码
    E. 个人编号
    F. 性别
    G. 用药史
    H. 职业

77. 刘女士存在的脑卒中发生危险因素包括
    A. 高脂饮食
    B. 糖尿病病史
    C. 高盐饮食
    D. 家族史
    E. 体力活动缺乏
    F. 肥胖
    G. 超重

78. 刘女士的一般检查项目中应重点包括
    A. 生活质量
    B. 臀围
    C. 身高
    D. 脉搏
    E. 体重
    F. 血压
    G. 腰围

79. 刘女士需要做的基本物理检查项目应该包括
    A. 内科
    B. 外科
    C. 妇科
    D. 心理科
    E. 耳鼻喉科
    F. 眼科

80. 欲对刘女士进行糖尿病管理，随访内容包括

    A. 监测足背动脉搏动
    B. 转诊记录
    C. 糖尿病相关症状
    D. 生活方式指导
    E. 监测血糖
    F. 监测血压

(81~86题共用题干)

某石化公司炼油厂，有职工500人，男性459人，年龄25~55岁，平均37岁。工厂实行昼夜三班倒制度，职工坚守在仪器旁，保持生产的连续性，严防事故，责任重大。职工体力活动少，工厂福利待遇高，提供三餐免费自助，为夜班职工提供夜宵。今年年度体检中，发现职工肥胖人数占41%，超重占47%，脂肪肝占55%。公司领导大力提倡控制体重、提高健康生产力。

81. 为了解造成体重严重超标的原因，在问卷或访谈中，重点关注的项目内容是
    A. 三餐食物结构与总量
    B. 是否吃夜宵
    C. 出行方式、体育锻炼等身体活动情况
    D. 家族肥胖史
    E. 职业应激情况
    F. 三餐食物能量分配

82. 如果对全体员工进行健康教育，应该提供的知识点是
    A. 早中晚三餐能量摄入比例为30%、40%、30%
    B. 肥胖可导致心脑血管疾病和恶性肿瘤等严重疾病
    C. 自助餐是容易导致能量摄入过多的进餐方式

D. 控制碳水化合物的摄入就能控制体重

E. 常吃夜宵是一种不健康的饮食方式

F. 肥胖是一种慢性病

83. 群体体重干预策略需要采取的措施是

A. 将体重管理目标人群的运动量定期公布

B. 加强合理膳食宣传

C. 建立体重管理的激励机制

D. 开展车间、班组的体重管理竞赛

E. 提供更多的健身场所

F. 改善夜宵品种，降低能量

84. 6个月的体重管理后，要对被管理人群的管理效果进行评估，应用的指标是

A. 被管理人群体重下降平均值

B. 全死因死亡率

C. 肥胖防治知识的知晓率

D. 被管理人群体重达标率

E. 身体活动的达标率

F. 被管理人群脂肪肝检出率的变化

85. 针对职工中的肥胖高危人群进行选择性干预时，应该关注的高危因素是

A. 日膳食不均衡

B. 不爱运动

C. 单身职工

D. 喜欢吃辣椒

E. 脂肪肝患者

F. 有肥胖家族史

86. 评估单个肥胖职工的干预效果，应采用的评估内容有

A. 短期的减肥效果

B. 中长期减肥效果

C. 帮助管理对象认清肥胖原因

D. 严格节食

E. 维持减肥效果

F. 找到合适的减肥方法

G. 列出可以减肥的方法

（87~91题共用题干）

某城市社区通过问卷调查和体检发现辖区常住人口中：①18岁以上成人高血压患病率28%，控制率32%，高血压患者的服药依从性较差，男性吸烟的高血压患者血压控制最差。②糖尿病患病率8.5%，控制率55%，糖尿病患者的治疗依从性较好，但是饮食和运动情况较差。③社区居民在饮食上普遍偏咸、偏油。根据以上情况在该社区开展健康教育活动。

87. 对高血压患者的健康指导，应该包括

A. 戒烟

B. 管理体重

C. 少盐

D. 少油

E. 多吃蔬果

F. 限量饮酒

88. 对高血压患者进行教育过程中，观察了患者参与教育活动的出勤情况，这属于

A. 效应评价

B. 总结评价

C. 过程评价

D. 结局评价

E. 形成评价

F. 效果评价

89. 希望通过干预活动帮助患者打消对服药副作用的疑虑和找到解决办法，最适宜的方式是

A. 张贴宣传画

B. 发放宣传片

C. 播放宣传片

D. 发放药盒

E. 发放小册子

F. 同伴教育

90. 对糖尿病患者进行个体运动指导，需要参考的内容是

A. 糖尿病并发症

B. 运动史

C. 运动场所

D. 运动设施

E. 个人兴趣

F. 常规体格检查结果

91. 针对糖尿病患者进行运动指导，属于人际传播的是

A. 抗阻力训练示范

B. 张贴健身操海报

C. 病友介绍运动经验

D. 护士讲解低血糖控制方法

E. 发放运动指导图书

F. 播放太极拳 DVD

(92 ~ 97 题共用题干)

某企业连续几年的体检数据表明，员工的超重肥胖率持续增加，从 10 年前的 22% 增加到 45%，男性员工比女性员工的增长幅度更高。健康管理部门通过问卷调查和访谈发现，经常（每周 2 ~ 3 次）参加锻炼的比例只有 8%，不锻炼的首要原因是工作日很难找出业余时间锻炼，但员工们普遍存在想通过锻炼减重的需求，大家普遍反映员工餐厅的午餐菜品较少且偏油腻。

92. 在员工减重计划中提出"经过一年的干预，员工的经常锻炼率达到 40%"，这个目标属于

A. 健康目标

B. 行为目标

C. 总体目标

D. 政策目标

E. 认知目标

F. 具体目标

93. 在员工减重计划中提出"经过三年干预，员工的超重肥胖率降低到 30%"，这个目标属于

A. 环境目标

B. 认知目标

C. 行为目标

D. 健康目标

E. 总体目标

F. 政策目标

94. 为了实现员工的减重，从企业角度可以采取的干预策略是

A. 调整午餐供应的菜谱，增加蔬菜

B. 在合适场所放置体重计

C. 设立工间操制度

D. 成立午休运动俱乐部

E. 在方便的场所设置锻炼器材

F. 午餐供应的菜品减少食用油用量

95. 下列干预策略属于环境策略的是

A. 在方便的场所设置锻炼健身器材

B. 午餐供应的菜品减少食用油用量

C. 给员工联系附近体育健身场馆

D. 成立午休运动俱乐部

E. 调整午餐供应的菜谱，增加蔬果

F. 设立工间操制度

96. 属于人际传播的是

A. 抗阻力训练运动经验介绍

B. 在企业厂区内播放运动视频

C. 张贴健身操海报

D. 健身教练讲课

E. 员工互相介绍运动经验

F. 播放健身操 DVD

97. 员工减重计划实施半年后，员工平均每

周 150 分钟中等运动量的比例达到了
30%，这属于

A. 形成评价

B. 结果评价

C. 效应评价

D. 结局评价

E. 效果评价

F. 过程评价

参 考 答 案

1. E	2. C	3. C	4. B	5. D	6. B	7. E	8. B	9. C	10. D
11. B	12. D	13. C	14. B	15. B	16. C	17. C	18. B	19. C	20. B
21. B	22. C	23. E	24. C	25. D	26. D	27. D	28. D	29. D	30. B
31. A	32. E	33. C	34. B	35. E	36. D	37. B	38. C	39. E	40. B
41. D	42. D	43. E	44. A	45. A	46. D	47. C	48. E	49. E	50. E
51. C	52. B	53. C	54. A	55. C	56. E				

57. ABCDEFGH   58. ACDEF   59. ABCDE   60. ABCDEFGH   61. BCDEGH

62. ABDFG   63. ABEG   64. ABDEFG   65. B   66. ABCG

67. ACE   68. ACF   69. ABCDF   70. ACDFG   71. CE

72. ABCDEFG   73. ABCDEF   74. BDEF   75. BDEF   76. ABCDEFH

77. ABCDEF   78. BCDEFG   79. ABCEF   80. ACDEF   81. ABCDEF

82. ABCEF   83. ABCDEF   84. ACDEF   85. ABEF   86. ABCEFG

87. ABCDEF   88. C   89. ABCEF   90. ABCDEF   91. ACD

92. BF   93. DE   94. ABCDEF   95. ABCDE   96. ADE

97. CDF

模拟试卷二

基础知识

一、单选题

1. 某男性身高180cm，体重80kg，根据BMI其属于
   - A. 体重正常
   - B. 体重过低
   - C. 无法估计
   - D. 超重
   - E. 肥胖

2. 可用于评价人体营养状况的指标是
   - A. 血糖
   - B. 血压
   - C. 皮褶厚度
   - D. 血脂
   - E. 血肌酐

3. 口服葡萄糖耐量试验是指
   - A. 以75g无水葡萄糖为负荷量，溶于200～300mL水内5分钟内服用
   - B. 以85g含1分子水的葡萄糖为负荷量，溶于500mL水内5分钟服用
   - C. 以75g无水葡萄糖为负荷量，溶于500mL水内5分钟内服用
   - D. 以75g含1分子水的葡萄糖为负荷量，溶于200～300mL水内5分钟内服用
   - E. 以85g无水葡萄糖为负荷量，溶于200～300mL水内5分钟内服用

4. 不属于康复治疗的常用手段是
   - A. 康复工程
   - B. 言语治疗
   - C. 心理治疗
   - D. 物理治疗
   - E. 手术治疗

5. 关于录入计算机的健康信息的保存，正确方法是
   - A. 打印后保存
   - B. 放在计算机桌面方便使用
   - C. 放在不同计算机中双备份
   - D. 对录入信息无须清理直接保存即可
   - E. 放在同一计算机双备份

6. 心理健康的标准不包括
   - A. 认知评价
   - B. 人际和谐
   - C. 智力正常
   - D. 情绪良好
   - E. 良好的适应能力

7. 糖尿病患者预防发生运动意外伤害首要关注的问题是
   - A. 运动时足部保护
   - B. 肥胖者下肢膝关节的保护

C. 防止心血管意外发生

D. 运动低血糖的预防

E. 监测血糖，防止发生酮症酸中毒

8. 基本卫生保健原则中最合理布局的要求是

A. 要重点照顾沿海发达城市的居民

B. 尽可能优先保障北京、上海等大城市

C. 必须重视城郊居民的卫生服务

D. 要重点对偏远山区、少数民族地区采取特殊照顾

E. 人民接受卫生服务的机会必须平等

9. 慢性非传染性疾病的描述不正确的是

A. 病因复杂，与不良行为和生活方式密切相关

B. 病程长，随着疾病的发展表现为功能进行性受损和失能

C. 很难彻底治愈，表现为不可逆性

D. 包括心脑血管疾病、恶性肿瘤、病毒性肝炎、糖尿病等一组疾病

E. 潜伏期较长，没有明确的患病时间

10. 健康管理的研究方法大多来自于预防医学，当今我国预防医学研究的对象是

A. 已得病的人

B. 全社会的人群

C. 重视自身健康的人

D. 有职业接触危害因素的人

E. 健康的人

11. 高血压发病可变的危险因素是

A. 性别

B. 高盐饮食

C. 遗传因素

D. 家族史

E. 年龄

12. 体力活动干预的原则不正确的是

A. 强制不爱运动的人群运动

B. 提高生命质量

C. 避免运动伤害

D. 指导合理运动

E. 预防和辅助治疗疾病

13. 生活方式评估的要点包括

A. 疾病、体力活动、精神压力

B. 社会适应能力

C. 体力活动、膳食、精神压力

D. 对健康的总体感受

E. 膳食、疾病、体力活动

14. 关于控制高血压患者饮酒量说法错误的是

A. 男性饮酒量每日不超过啤酒一瓶

B. 女性饮酒量每日不高于酒精20g

C. 男性饮酒量每日不超过40度白酒0.5~1.0两

D. 孕妇不饮酒

E. 男性饮酒量每日不高于酒精25g

15. 膳食营养素平均需要量是指

A. 群体中各个体需要量的平均值

B. 满足某一特定性别、年龄及生理状况群体绝大多数个体需要量的摄入水平

C. 一组每日平均膳食营养素摄入量的参考值

D. 可满足目标人群中几乎所有个体的需要

E. 平均每日可以摄入该营养素的最高量

16. 在与人交流中，关于观察技巧表述不正确的是

A. 在对方讲话时把视线转移到其他地方

B. 要建立在诚恳坦然的基础之上

C. 通过观察获得的信息比用耳朵获取的信息更有价值

D. 观察的技巧主要是细心、全面和

敏锐

    E. 通过眼睛观察对方的表情、动作等

17. 利用药物动力学的重要参数进行定性和定量相结合，选择有效、合理的原则是

    A. 根据患者的个体差异来选择用药

    B. 根据疾病的严重程度选择用药

    C. 根据药动学和药效学的特点选择药物

    D. 根据药物的效应来选择用药

    E. 根据药物的价格来选择用药

18. 在人际交流中，下列关于说话技巧表述不正确的是

    A. 医务人员与患者交流多用专业术语

    B. 用听着熟悉能懂的语言

    C. 讲话的语气要生动

    D. 口气和蔼可亲

    E. 不容易理解的话要适当重复

19. 冠心病的病理基础是

    A. 冠状动脉痉挛

    B. 冠状动脉栓塞

    C. 冠状动脉收缩

    D. 冠状动脉粥样硬化

    E. 冠状动脉供血不足

20. 按照保险性质不同，健康保险可分为

    A. 商业健康保险和社会养老保险

    B. 社会医疗保险和商业健康保险

    C. 社会工伤保险和商业健康保险

    D. 社会医疗保险和社会养老保险

    E. 社会养老保险和社会工伤保险

21. 可评定为视力残疾的状况是

    A. 双视野缩小

    B. 双眼近视

    C. 单眼视力低下

    D. 夜盲症

    E. 色盲症

22. 流行病学的任务不包括

    A. 健康指导

    B. 健康治疗

    C. 健康信息收集

    D. 健康风险评估

    E. 健康危险因素干预

23. 三级预防中的第一级预防是指

    A. 治疗预防

    B. "三早"预防

    C. 临床前期预防

    D. 病因预防

    E. 临床期预防

24. 关于糖尿病的临床特征说法正确的是

    A. 2 型糖尿病发病年龄较轻

    B. 特殊类型，糖尿病患者在基本病因消除后就可痊愈

    C. 临床上最常见的 1 型糖尿病早期可出现大血管并发症

    D. 高血压、冠心病或者脑卒中是 2 型糖尿病的并发症

    E. 妊娠糖尿病患者产后糖尿病可消失不属于高危人群

25. 属于体力活动水平测量主要内容是

    A. 肌肉力量和耐力的力量测量

    B. 问卷调查

    C. 运动时心率测量

    D. 运动是呼吸的测量

    E. 代谢当量

26. 卫生宣传往往是指卫生知识的

    A. 自身宣传

    B. 单向传播

    C. 自我传播

    D. 双向传播

    E. 卫生服务

27. 健康保险的内在风险因素包括

    A. 社会经济环境变化导致的经营风险

B. 医疗机构风险

C. 开放保险市场带来的风险

D. 投保方逆选择和道德风险

E. 产品设计、承保以及理赔过程中的一系列风险

28. 我国心肌梗死患者年龄趋向年轻化的相关因素不包括

A. 吸烟

B. 高体力活动

C. 高脂肪饮食

D. 缺乏运动

E. 压力大

29. 某项调查确定调查对象为 35~65 岁，其中一份调查表中的年龄却出现 20 岁，此调查表中的信息属于

A. 逻辑清晰

B. 不合逻辑信息

C. 体检信息

D. 一般信息

E. 鉴别信息

30. 关于脑卒中的描述不正确的是

A. 包括蛛网膜下腔出血、脑出血和脑梗死

B. 蛛网膜下腔出血最多见

C. 和冠心病有共同的危险因素

D. 俗称脑中风或中风

E. 是指一组发病急剧的脑血管病

31. 关于目标心率的表述不正确的是

A. 可通过颈动脉和四肢动脉直接测量

B. 以个体运动时的平均心率计算

C. 也称为靶心率

D. 运动时的心率

E. 作为训练时运动强度的监测指标

32. 流行病学研究中所指的群体是

A. 只限于全人类

B. 一定范围内的人群

C. 只限于非病人

D. 只限于病人

E. 只限于一个家庭

33. 反应胰岛 B 细胞基础分泌功能的指标是

A. 口服葡萄糖耐量试验

B. 餐后两小时血糖值

C. 任意时间血浆葡萄糖水平

D. 空腹血浆葡萄糖水平

E. 糖化血红蛋白

34. 不属于不可以改变的健康危险因素

A. 环境

B. 性别

C. 不良生活方式

D. 老龄化

E. 家族遗传史

35. 糖尿病诊断条件中 OGTT 试验的餐后 2 小时血糖水平应高于

A. 7.0mmol/L

B. 6.1mmol/L

C. 11.1mmol/L

D. 7.8mmol/L

E. 5.1mmol/L

36. 对中国保健食品的理解错误的是

A. 营养素补充剂以补充人体所需的必需营养素为目的

B. 蛋白粉是我国较为常见的一种营养素补充剂

C. 以中国传统养生保健理论和现代医学理论为指导，满足群众保健需求的营养素可以成为我国保健食品

D. 营养素补充剂和声称具有特定保健功能的食品是我国保健食品的主要组成

E. 我国营养素的功能定位应为调节机体

功能，降低疾病发生的风险因素

37. 在健康教育自我导向学习的类型中学习方法效果最好的是

A. 同伴教育

B. 个人式学习

C. 独立式学习

D. 小团体式学习

E. 集体式学习

38. 血压通常用毫米汞柱来表示，也可以用千帕表示，二者之间的换算关系是

A. 6.5mmHg = 1kPa

B. 8.5mmHg = 1kPa

C. 9.5mmHg = 1kPa

D. 5.5mmHg = 1kPa

E. 7.5mmHg = 1kPa

39. 临床所指的血压是

A. 平均压

B. 静脉压

C. 中心静脉压

D. 毛细血管压

E. 动脉压

40. 食品安全不包括

A. 食品的推广、宣传过程

B. 食品的储藏、运输过程

C. 食品加工、包装过程

D. 食品的种植、养殖过程

E. 食品销售、消费过程

41. 属于医疗保险给付保险金条件的是

A. 客观病历记录

B. 依据诊断结果

C. 约定疾病的发生

D. 约定医疗行为的发生

E. 生活能力受损

42. 心理咨询技术是咨询师为达到预定目标所采取的一种特殊的交流方式，这种交流形式为

A. 采集信息与交流

B. 语言与非语言

C. 倾听与共情

D. 倾听与交流

E. 提问与表达

43. 健康信息采集的原则是

A. 因人而异

B. 记住医学档案

C. 针对性的内容

D. 如实收集相关信息

E. 定期和不定期记录

44. 超重者高血压的患病率是正常体重者的

A. 3～4倍

B. 2～3倍

C. 6～7倍

D. 4～5倍

E. 5～6倍

45. 信息的收集原则不包括

A. 真实性

B. 及时性

C. 计划性

D. 规范性

E. 针对性

46. 某社区开展了青少年控烟宣传项目，该社区共有青年200名，其中报名参与该活动的为150名，实际参与该项目的120名，则该干预活动的暴露率为

A. 85%

B. 75%

C. 80%

D. 70%

E. 60%

47. 关于信息特有性质的描述正确的是

A. 不可再生

B. 不可传递

C. 可共享性

D. 永远有效

E. 可变化性

48. 健康教育的目的和重点是

 A. 对个人和群体进行宣传教育

 B. 对个人和群体定期进行健康教育

 C. 帮助个人和群体树立健康观念

 D. 帮助个人和群体掌握卫生保健知识

 E. 帮助个人和群体改善不良行为

49. 中国居民膳食指南，建议每天的食盐摄入量小于

 A. 7g

 B. 5g

 C. 6g

 D. 4g

 E. 8g

50. 慢性阻塞性肺疾病的主要症状不包括

 A. 胸闷

 B. 胸痛

 C. 咳痰

 D. 慢性咳嗽

 E. 气短或呼吸困难

51. 五脏中属火的是

 A. 肺

 B. 肝

 C. 心

 D. 脾

 E. 肾

52. 一般成人每天摄入热量控制在

 A. 2000kcal

 B. 1000kcal

 C. 300kcal

 D. 1500kcal

 E. 500kcal

53. 以下对受众的阅读能力要求最高的传播材料是

 A. 传单

 B. 折页

 C. 招贴画

 D. 横幅

 E. 小册子

54. 停止吸烟 24 小时内，身体会发生的变化是

 A. 心脏病发作机会开始减少

 B. 患肺癌的概率控制到最低

 C. 其他与吸烟有关癌症的机会减少

 D. 患心脏病危险性显著下降

 E. 肺内纤毛重生，控制黏液的能力增加，清理肺部，减少感染

55. 健康管理服务营销过程不包括

 A. 选择和利用资源

 B. 促进客户购买

 C. 确定目标客户

 D. 对员工进行科研能力培训

 E. 确定产品价值

56. 不属于筛查糖尿病患者的主要方法是

 A. 流行病学调查

 B. 常规体检

 C. 机会性筛查

 D. 随机抽查

 E. 高危人群筛查

57. 关于提问过程中的技巧，表述不正确的是

 A. 不能用诱导性提问

 B. 使用开放性提问方式

 C. 敏感问题可以单刀直入

 D. 注意对方的表情与感受

 E. 设法使对方感觉所提问题与自己利益相关

58. 不属于心理问题实质的是

    A. 大脑结构或机能失调

    B. 个人自我概念和某些能力的特征异常

    C. 强烈的心理反应和适应困难

    D. 人对客观现实反应的凌乱和歪曲

    E. 体力减退

59. 健康风险评估的原理是

    A. 将人群的流行病学数据与个人数据比较来推测个人发病或死亡风险

    B. 以不同性别人群健康数据推测个人患病或死亡风险

    C. 以不同年龄阶段健康数据比较推测个人患病或死亡风险

    D. 以不同地区人群健康数据比较推测个人患病或死亡风险

    E. 以个人目前健康数据与个人既往健康数据比较推测个人患病或死亡风险

60. 职业道德是用来调整职业个人、职业主体和社会成员之间关系的

    A. 社会意识和行为规范

    B. 行为准则和行为规范

    C. 行为准则和社会规范

    D. 心理意识和行为规范

    E. 心理意识和行为准则

61. 社会医疗保险对医疗机构的费用支付的最大特点是

    A. 第三方支付

    B. 严格控制

    C. 起付线的设置

    D. 报销比例不同

    E. 费用审核

62. 决定健康因素中的社会环境因素不包括

    A. 文化背景和社会支持网络

    B. 就业和工作条件

    C. 社会制度与政策

    D. 生产环境中产生的有害物质

    E. 个人收入与社会地位

63. 关于患病率的描述不正确的是

    A. 能为一些慢性病的流行状况提供有价值的信息

    B. 可用来合理计划卫生设施

    C. 对于病程短的疾病价值较大

    D. 用来监测慢性病的控制效果

    E. 可反映某地区人群对某疾病的疾病负担程度

64. 社区居民的健康状况不包括

    A. 社区动员潜力

    B. 社区疾病谱及死因谱

    C. 社区居民健康问题的分布及严重程度

    D. 社区居民健康危险因素评估

    E. 社区人口学资料

65. 绝对危险性的表示形式是

    A. 健康分值

    B. 比值比

    C. 健康危险度

    D. 百分数

    E. 众数

66. 臀围是指

    A. 人体坐位时水平方向的最大臀围周长值

    B. 人体站立时水平方向的最小臀围周长值

    C. 人体站立时臀围前后长

    D. 人体坐位时水平方向的最小臀围周长值

    E. 人体站立时水平方向的最大臀围周长值

67. 长期护理保单，为了保证长期有效，通常在合同中承诺

    A. 保单的可续保险

B. 通常设有免责期条款

C. 提供免费豁免

D. 保险的赔付期可长可短

E. 保证以往的生活方式

68. 现代医学临床专业科学的建立方式不包括

A. 按产生时代建立的学科

B. 按治疗对象建立的学科

C. 按治疗手段建立的学科

D. 按病种建立的学科

E. 按诊断手段建立的学科

69. 基本卫生保健的重点是

A. 管理和促进

B. 临床和疾病

C. 宣传和参与

D. 诊断和治疗

E. 预防和保健

70. 餐后两小时血糖计时时间为

A. 进餐到一半儿开始计算

B. 进餐结束后开始计算

C. 进餐结束两小时开始计算

D. 进餐结束一小时开始计算

E. 进餐第一口开始计算

二、多选题

71. 健康风险评估（HRA）问卷的主要组成包括

A. 个人或家族健康史

B. 其他危险因素，如精神压力

C. 生理、生化数据，如身高、体重、血压、血脂

D. 生态和知识方面的信息

E. 生活方式数据，如吸烟、膳食运动习惯等

72. 生命伦理学的基本原则有

A. 不伤害

B. 自由

C. 尊重

D. 公正

E. 有利

73. 下列选项中关于"风险"的表述不正确的是

A. 生活本身是充满风险的

B. 风险是用来描述结果不确定的状况

C. 风险是人们在生活中经历的一种状况

D. 风险是可预期的结果

E. 当实际结果与预期结果存在差异的时候，风险就产生了

74. 进行健康指导时提问敏感问题应

A. 先问一般性问题再逐步深入询问

B. 可以直接提问

C. 用试探性问题提问

D. 在保密的环境下提问

E. 用封闭型问题提问

75. 以下关于预防学的观点正确的是

A. 以治疗为主

B. 以临床观察为主

C. 预防医学是医学的一个分支

D. 宏观与微观相结合

E. 以人群为主要研究对象

76. 下面属于脂溶性维生素的是

A. 维生素 K

B. 维生素 C

C. 维生素 A

D. 维生素 D

E. 维生素 E

77. 健康风险评估的三个基本模块是

A. 危险度计算

B. 问卷

C. 生命质量评估

D. 评估报告

E. 病历记录

78. 代谢当量（MET）是指

    A. 剧烈运动后安静休息时身体活动的能量代谢水平

    B. 1MET 相当于每分钟每千克体重消耗 3.5mL 的氧

    C. 1MET 相当于每分钟每千克体重消耗 5.5mL 的氧

    D. 1MET 相当于每千克体重消耗 1.05kcal 能量的活动强度

    E. 相当于安静休息时身体活动的能量代谢水平

79. 下列关于危险度的说法正确的是

    A. 为介于 0 和 1 之间的小数

    B. 计算患病率，结果就是疾病或者健康状况

    C. 由于前期危险因素暴露而产生的结果称为健康结果

    D. 其结果是一个概率值

    E. 前期暴露因素包括行为、临床测量和历史因素等

80. 人际传播技巧包括

    A. 说话技巧

    B. 提问技巧

    C. 观察技巧

    D. 倾听技巧

    E. 反馈技巧

81. 日常体力活动包括

    A. 各种家务劳动

    B. 业余时间的运动锻炼

    C. 职业活动中的体力活动

    D. 无氧运动

    E. 出行往来过程中的体力活动

82. 健康风险评估的作用包括

    A. 健康管理人群的分类

    B. 健康保险费用的预测

    C. 健康干预措施的制定

    D. 健康干预措施的实施

    E. 健康危险因素的认识

83. 下列属于问诊的内容是

    A. 经期

    B. 饮食

    C. 寒热

    D. 神色

    E. 头身

84. 吸烟可增加患哪些疾病的危险性

    A. 癌症

    B. 外伤性疾病

    C. 严重肺部疾病

    D. 心脏病

    E. 卒中

85. 健康信息录入时要对录入人员进行培训，培训的内容包括

    A. 数据库结构

    B. 逻辑差错的设计要求

    C. 数据库文件的保存

    D. 问卷的信度与效度评价

    E. 调查表的编码

86. 下列有关食品安全标准的规定中正确的是

    A. 食品安全标准的制定与药品安全制定可采用一个标准

    B. 没有食品安全国家标准的可以定制食品安全地方标准

    C. 食品安全国家标准由国务院卫生行政部门负责制定公布

    D. 食品安全标准属于保密内容不得向外泄露

    E. 没有国家标准或地方标准应当制定企

业标准在本企业内部使用

87. 健康信息的两种常用录入方法有
    A. 将所有的调查数据直接输入电子数据表
    B. 通过文字识别软件，自动获取调查表信息
    C. 将所有的调查数据输入 word 等文档，然后导入电子数据表
    D. 将所有的调查数据输入 word 等文档，然后导入数据库
    E. 应用 PAD 等电脑终端调查时直接录入计算机

88. 健康风险评估结果可表达为
    A. 自然年龄
    B. 发病率、死亡率
    C. 健康年龄
    D. 标准年龄
    E. 评估分值

89. 手术治疗的不利影响，包括
    A. 不形成瘢痕
    B. 能量代谢可能增强
    C. 局部损伤
    D. 内分泌系统活跃
    E. 出血感染的可能性

90. 健康风险评估的局限性包括
    A. 本身不能构成一个健康管理项目
    B. 不提供完整的病史
    C. 不能诊断疾病
    D. 不评估社会和环境危险因素
    E. 不能代替医学检查

91. 属于职业道德基本要求的是
    A. 办事公道
    B. 互利共惠
    C. 爱岗敬业
    D. 诚实守信

E. 服务群众

92. 人际沟通中可以传递信息的方式有
    A. 语言
    B. 媒体
    C. 表情
    D. 动作
    E. 手势

93. 关于健康风险评估的理想危险度说法正确的是
    A. 所有受评估对象，每天应该运动两小时以上
    B. 让吸烟者戒烟
    C. 对于有疾病家族史的受评估对象则假设其没有疾病家族史
    D. 高血压患者血压控制在正常范围
    E. 肥胖者降低体重至正常水平

94. 健康管理师在健康管理工作中应该做到
    A. 采用案例进行教学时，应该隐去可能会据此辨认出个体的有关信息
    B. 在工作中的个案记录检查资料等应在严格保密情况下进行保存
    C. 工作中没有必要一定要向个体或群体说明健康管理工作的相关保密原则
    D. 不必经本人同意即可对危险因素干预过程进行录音或录像
    E. 一旦发现有危害自身或他人的情况，必须采取必要措施，防止意外发生

95. 肥胖的具体干预原则包括
    A. 采取综合措施，预防和控制肥胖
    B. 主要在青少年和青年人中开展
    C. 长期坚持减重计划速度，不宜过快
    D. 同时防治与肥胖相关的疾病
    E. 树立健康体重概念，防止为美而减肥的误区

96. 身体活动按照日常活动可分为

A. 职业性身体活动

B. 运动锻炼

C. 关节柔韧性身体活动

D. 交通往来身体活动

E. 业余休闲身体活动

97. 影响人们卫生服务消费需求的因素有

A. 消费者选择偏好

B. 医疗机构水平

C. 健康因素以外的动机

D. 感知到的需要

E. 患病率

98. 健康风险的表述方法中，理想风险度是指

A. 将所有危险因素（先兆因素）修正到最大值计算出来的危险度

B. 将所有危险因素（先兆因素）修正到最小值计算出来的危险度

C. 假设个人已经将每个不健康行为修正到一个目标水平对危险度进行再计算的结果

D. 将所有危险因素（先兆因素）修正到目标水平计算出来的危险度

E. 将所有危险因素（先兆因素）修正到临床正常值水平计算出来的危险度

99. 属于第二级预防的措施有

A. 早治疗

B. 早发现

C. 早宣传

D. 早诊断

E. 早预防

100. 健康访谈问卷的内容主要包括

A. 既往史家族史

B. 态度和知识方面的信息

C. 生活方式

D. 对象的社会网络

E. 职业特点

参考答案

1. D　　2. C　　3. A　　4. E　　5. C　　6. A　　7. C　　8. E　　9. D　　10. E

11. B　　12. A　　13. C　　14. B　　15. A　　16. A　　17. C　　18. A　　19. D　　20. B

21. A　　22. B　　23. D　　24. D　　25. A　　26. B　　27. E　　28. B　　29. B　　30. B

31. D　　32. B　　33. D　　34. C　　35. C　　36. B　　37. A　　38. E　　39. E　　40. A

41. D　　42. B　　43. D　　44. A　　45. D　　46. E　　47. C　　48. E　　49. C　　50. B

51. C　　52. A　　53. E　　54. A　　55. D　　56. A　　57. C　　58. E　　59. A　　60. B

61. A　　62. D　　63. C　　64. A　　65. D　　66. E　　67. A　　68. A　　69. E　　70. E

71. ABCDE　　72. ACDE　　73. ABCE　　74. ACD　　75. CDE

76. ACDE　　77. ABD　　78. BDE　　79. ABCDE　　80. ABCDE

81. ABCE　　82. ABCE　　83. ABCE　　84. ACDE　　85. ABCE

86. BCE　　87. AE　　88. BCE　　89. BCDE　　90. ABCDE

91. ACDE　　92. ACDE　　93. BCDE　　94. ABE　　95. ACDE

96. ABDE　　97. ACDE　　98. CD　　99. ABD　　100. ABCDE

实践操作

一、共用题干单选题

（1~3 题共用题干）

患者，男，63 岁，确诊高血压近 10 年，本次头晕来诊，测量血压 140/90mmHg。吸烟史 20 年，目前 10 支/天，不饮酒。

1. 该患者需要进一步做的检查项目是

 A. 空腹及餐后血糖

 B. 测量计算 BMI 和腰围

 C. 尿常规，肾功能

 D. 颅腔 CT

 E. 心电图，心脏超声

2. 可建议该患者选择长期坚持的运动是

 A. 太极拳

 B. 羽毛球

 C. 篮球

 D. 乒乓球

 E. 排球

3. 已有检查说明目前该患者已患有冠心病，则目前患者属于

 A. 高血压前期

 B. 高血压风险二级

 C. 高血压高危

 D. 高血压风险三级

 E. 高血压风险一级

（4~6 题共用题干）

蒋先生，48 岁，身高 175cm，体重 80kg，投资公司经理，工作紧张压力大，几乎每天都长时间坐着看书，缺乏运动，吸烟，每天蔬菜水果摄入充足，父亲有冠心病病史，近期常常感觉头晕，血压 155/90mmHg，总胆固醇 5.09mmol/L。甘油三酯 1.75mmol/L，空腹血糖 6.3mmol/L，现到健康管理中心咨询。

4. 蒋先生的不可控危险因素是

 A. 疾病家族史

 B. 血压

 C. 高胆固醇血症

 D. 体力活动过少

 E. 精神压力

5. 蒋先生的生理指标中危险因素异常的是

 A. 吸烟、肥胖、血压高

 B. 血压高、血脂高、血糖高

 C. 血压高、血脂高、缺乏运动

 D. 精神压力大、血压高、血脂高

 E. 肥胖、血压高、血脂高

6. 假定蒋先生的冠心病相对风险为 3.0，其含义正确的是

 A. 发病风险是全人群平均危险度的 3 倍

 B. 发病风险是同年龄同性别人群平均危险度的 3 倍

 C. 同年龄同性别的 100 人中，将有 3 人发生改变

D. 健康改善空间为一般人群的 3 倍

E. 相同风险的 100 人中，将有 3 人发生该病

（7 ~ 11 题共用题干）

王女士，55 岁，体重 65kg，身高 160cm。

7. 王女士的 BMI 是

　　A. 25.39kg/m²，超重

　　B. 28.39kg/m²，肥胖

　　C. 23.39kg/m²，正常

　　D. 24.39kg/m²，正常

　　E. 27.39kg/m²，肥胖

8. 在进行有氧运动控制体重时，王女士的最大心率不应该超过

　　A. 185 次/分

　　B. 175 次/分

　　C. 195 次/分

　　D. 165 次/分

　　E. 150 次/分

9. 不适合王女士的运动方式是

　　A. 跳绳

　　B. 游泳

　　C. 跳舞

　　D. 快走

　　E. 柔韧性练习

10. 如果王女士以每小时 4km 的速度快走 30min，代谢当量为 3kcal/（h·kg），则她的能量消耗为

　　A. 95kcal

　　B. 75.5kcal

　　C. 113kcal

　　D. 85.5kcal

　　E. 103kcal

11. 为了帮助王女士控制体重，最适合发给

她的传播资料是

　　A. 海报

　　B. 横幅

　　C. DVD 录像

　　D. 招贴画

　　E. 控制体重知识的小册子

（12 ~ 15 题共用题干）

某男，46 岁，办公室职员，吸烟史 20 年，平均每日 10 支，经常过量饮酒，某健康管理师欲为其建立健康档案。

12. 如果该客户仅仅要求体检，且其既往健康状况良好，需要选择的健康信息表类型是

　　A. 行为危险因素表

　　B. 健康体检表、疾病随访表

　　C. 健康体检表

　　D. 行为危险因素、疾病随访表

　　E. 健康体检表、行为危险因素表

13. 如果该客户没有慢性病，且同意接受健康管理，则可以选择的健康信息表格有

　　A. 健康体检表

　　B. 行为危险因素表

　　C. 健康体检表、疾病随访表

　　D. 行为危险因素、疾病随访表

　　E. 健康体检表、行为危险因素表

14. 如果在体检过程中，发现该客户存在高血压、糖尿病等慢性病，并同意接受健康管理，则需要选择填写的健康信息表格是

　　A. 健康体检表

　　B. 行为危险因素表、疾病随访表

　　C. 行为危险因素表

　　D. 健康体验表、行为危险因素表、疾病随访表

E. 健康体检表、疾病随访表

15. 该客户的生活方式信息记录表不需要重点关注的内容是
    A. 膳食情况
    B. 药物过敏史
    C. 身体活动
    D. 烟草使用
    E. 饮酒情况

(16~20题共用题干)

健康风险评估的主要作用就是将健康数据转变为健康信息，请从下列几个方面来描述健康风险评估的作用。

16. 通过阅读健康风险评估报告，能够帮助个体综合认识健康危险因素，原因是
    A. 能了解医生的诊疗信息
    B. 能充分了解人群中存在的增加疾病发生或死亡概率的现患疾病
    C. 能充分了解机体内外存在的增加疾病发生和死亡概率的诱发因素
    D. 能充分了解机体内外存在的增加疾病发生或死亡概率的现患疾病
    E. 能充分了解人群中存在的增加疾病发生和死亡概率的诱发因素

17. 健康风险评估如何帮助人们修正不健康的行为
    A. 健康风险评估通过个性化、量化的评估结果，帮助个人认识自身健康危险因素及其危害意义发展趋势，指出人们应该努力的方向，帮助人们有的放矢地修正不健康的行为
    B. 健康风险评估与健康教育从不同的角度来促进个人的健康改善
    C. 健康风险评估通过个性化、量化的评估结果，帮助个人明确自己是否

有可改变的危险因素
    D. 健康风险评估通过个性化、量化的评估结果，帮助个人了解当前健康状况，提高促进个人对疾病的早诊断、早治疗意识，改善自己的健康
    E. 健康风险评估通过个性化、量化的评估结果，帮助个人明确自己是否患有特定疾病

18. 与健康风险评估帮助人们制定个性化的健康干预措施无关的是
    A. 健康风险评估能够区分可改变和不改变的危险因素
    B. 健康风险评估能够明确个人或人群的主要健康问题
    C. 由于健康问题及危害因素是多重的，健康干预的内容和手段也是多方位的
    D. 健康风险评估能够区分高风险人群和一般危险人群
    E. 健康风险评估的结果不能作为治疗依据

19. 健康风险评估如何用于干预措施的评估评价
    A. 健康风险评估通过自身信息系统，收集、跟踪和比较评价指标的变化，从而对于干预措施的有效性进行实时评价和修正
    B. 健康风险评估只能评价全体健康风险的变化，无法判断个体健康干预的效果
    C. 健康风险评估通过自身的信息系统收集、跟踪和比较评价指标的变化，从而对群体干预措施的有效性进行实时评价和修正
    D. 健康风险评估只能评价风险的变

化，无法判断干预的依从性

E. 健康风险评估只能评价个体健康风险的变化，无法判断群体健康干预的效果

20. 健康风险分类能够帮助有效鉴别个人及人群的健康危险状态，从而达到的目的是

　　A. 能够有选择地仅对低危人群进行干预，达到资源利用最大化

　　B. 通过对不同风险人群采取不同等级的干预手段，达到资源利用最大化

　　C. 通过对不同风险的人群采取不同等级的干预手段，达到资源利用最大化和健康效果最大化

　　D. 通过对不同风险人群采取不同等级的干预手段，达到健康效果最大化

　　E. 能够有选择地对高危人群进行干预，达到健康效果最大化

（21~23题共用题干）

某中学邀请临近社区卫生服务中心的健康管理师谢某对在校学生进行"如何预防肥胖"的专题健康讲座，通过讲座，让学生们对肥胖这种平时容易忽视的亚健康疾病有了关注，对于它的危害及其对策也有所了解。

21. 下列说法不正确的是

　　A. 肥胖的通常判定标准是体重超过了相应身高确定的标准值20%以上

　　B. 肥胖的干预策略分为对一般人的群体预防和对高危人群的选择性预防

　　C. 肥胖症是一种由多种因素引起的慢性代谢性疾病

　　D. 《中国2型糖尿病预防指南2010》建议，超重的糖尿病患者体重减少的目

标是体重在3~6个月减轻3%~10%

　　E. 控制体重是预防慢性病的重要手段

22. 下列说法正确的是

　　A. 无内分泌疾病或较难找到可能引起肥胖的特殊病因的肥胖症是单纯性肥胖

　　B. 根据是否具有其他慢性疾病，合并糖尿病、高血压、冠心病等疾病的肥胖属于重症肥胖

　　C. 对肥胖的干预程序是：筛查和确诊肥胖患者、制定肥胖干预计划、执行干预计划、定时随访并进行效果评价

　　D. 肥胖患者的常规管理干预方案只需要将体重、血糖控制在正常范围内，而强化管理干预方案需要通过综合干预方法和措施达到多方面干预目标

　　E. 单纯性肥胖者占肥胖总人数的97%以上

23. 肥胖干预策略中，不适合中学生的是

　　A. 控制经常摄入煎炸食品

　　B. 保证充足睡眠

　　C. 控制含糖饮料摄入

　　D. 高强度运动减重

　　E. 肥胖预防从儿童、青少年开始，长期坚持

（24~26题共用题干）

某健康体检机构接诊一位男性受检者，50岁，汉族，办公室工作，大学文化，身高175cm，体重80kg，血压130/85mmHg，请为其设计个性化体检套餐。

24. 为该受检者选用的健康信息记录表是

　　A. 生活方式信息记录表

B. 糖尿病管理随访表

C. 个人基本信息表

D. 高血压管理随访表

E. 健康体检信息记录表

25. 根据该受检者 BMI 值，判断具体情况是

    A. 超重

    B. 严重肥胖

    C. 体重正常

    D. 肥胖

    E. 体重过低

26. 根据我国成人血压标准，该授权者的血压属于

    A. 正常高值

    B. 高血压

    C. 肺高血压一级

    D. 正常血压

    E. 高血压二级

(27～29 题共用题干)

吴先生，42 岁，身高 170cm，体重 90kg，某企业负责人，工作应酬多，长期作息不规律，喜食煎炸烧烤，疏于运动，近期吴先生常心慌头晕，头部烘热汗出，食量大增，体重剧增。

27. 除肥胖之外，吴先生合并何种疾病的危险性最高

    A. 冠心病

    B. 高脂血症

    C. 肺高血压

    D. 痛风

    E. 糖尿病

28. 该疾病的高危险因素不包括

    A. 存在家族肥胖史

    B. 体力活动少

    C. 膳食不平衡

    D. 缺乏营养素

    E. 有肥胖相关性疾病

29. 关于肥胖症的说法错误的是

    A. 体内脂肪积聚过多

    B. 长期能量摄入超过消耗

    C. 小儿肥胖症大多数为继发性肥胖症

    D. 按身高测体重超过标准平均值20%

    E. 体重超过同年龄平均值两个标准差以上

(30～33 题共用题干)

刘女士，65 岁，退休干部，平日缺乏体育锻炼，口味偏咸，身高 155cm，体重 70kg，确诊高血压，肾功能不良。

30. 医生建议其增加运动，下列不适合刘女士身体活动的是

    A. 举重

    B. 太极拳

    C. 步行

    D. 游泳

    E. 健身跑

31. 除身体活动外，刘女士还需要改善饮食，尤其是减少钠盐的摄入，下列不属于减少钠盐摄入测试的是

    A. 少食或不食咸菜、火腿、香肠等加工食品

    B. 使用含钾的烹调用盐

    C. 尽可能减少烹调用盐，建议使用可定量的盐勺

    D. 减少味精、酱油等调味品的用量

    E. 少喝或不喝菜汤、面汤

32. 非药物治疗基础上，仍需进行药物治疗有效控制血压，下列有关刘女士降压药物治疗的原则，描述错误的是

    A. 优先选择长效制剂

B. 按需吃药

C. 个体化

D. 小剂量开始

E. 联合应用药物

33. 经过一年的健康管理，刘女士的血压水平一年中累计有 8 个月的时间血压记录在 140/90mmHg 以下，则刘女士的需要血压干预效果评估判定为

A. 不良

B. 优秀

C. 极差

D. 良好

E. 尚可

(34 ~ 36 题共用题干)

某老年社区为提高辖区内老年糖尿病患者的管理水平，引进某健康管理机构为糖尿病患者进行服务，对不同糖尿病患者分别开展常规管理和强化管理，并在管理一年后进行年度考核。

34. 有关糖尿病患者自我血糖监测的描述正确的是

A. 使用胰岛素治疗者在治疗达到治疗目标后每日监测血糖 5 次

B. 病情稳定或已达血糖控制目标者，每日监测 1 ~ 2 次

C. 血糖控制差或病情危重者每周监测血糖 4 ~ 7 次

D. 使用口服药和实施生活方式干预的患者达标后每日监测血糖 2 ~ 4 次

E. 使用胰岛素治疗者在治疗开始阶段，每日至少监测血糖 5 次

35. 不属于糖尿病常规管理的是

A. 至少每年检测一次尿微量白蛋白

B. 至少每三个月检测一次糖化血红蛋白

C. 每两周检测一次血糖

D. 每三个月检测一次血压

E. 至少每年检测一次血脂

36. 不属于糖尿病干预年度效果评估指标的是

A. 患者不良生活方式改善情况

B. 患者自我监测血糖的情况

C. 患者规范接受药物治疗情况

D. 患者规范管理情况

E. 患者糖尿病相关并发症的发生情况

(37 ~ 39 题共用题干)

李先生，30 岁，身高 180cm，体重 86kg。

37. 评价李先生体重状况最常用的指标是

A. 年龄组别体重

B. 体重指数

C. 标准体重

D. 理想体重

E. 身高组别提升

38. 李先生的理想体重是

A. 65kg

B. 70kg

C. 85kg

D. 80kg

E. 75kg

39. 李先生体重指数是

A. 24. 5kg/m²

B. 22. 5kg/m²

C. 47. 5kg/m²

D. 26. 5kg/m²

E. 28. 5kg/m²

(40 ~ 44 题共用题干)

某男士，45岁，外企白领，身高170cm，体重92kg，烟龄20年，每天吸1包左右，喜食甘厚味，血压、血脂、血糖等检测结果目前都正常。

40. 按照身高体重情况，该男士体重属于
    A. 正常
    B. 羸弱
    C. 超重
    D. 消瘦
    E. 肥胖

41. 对该男子进行营养指导，最重要的应该是
    A. 增加奶类和豆类摄入
    B. 补充蛋白
    C. 控制能量摄入
    D. 新鲜卫生
    E. 谷类为主

42. 与该男士协商后定制"平均每周中等强度的运动量达到180分钟"，这个目标属于
    A. 总目标
    B. 过程目标
    C. 认知目标
    D. 健康目标
    E. 行为目标

43. 该男士在开始锻炼后2周后停止了，在这种情况下，健康管理师需要给予他
    A. 积极性反馈
    B. 体语反馈
    C. 模糊性反馈
    D. 书面反馈
    E. 消极性反馈

44. 该男士曾经尝试戒烟，但是都失败了，他认为吸烟可以提高工作效率，因为工作压力大，所以离不开烟，这体现了成瘾行为的
    A. 文化因素
    B. 人格因素
    C. 社会心理因素
    D. 传播媒介因素
    E. 家庭因素

(45~47题共用题干)

李先生，53岁，吸烟（10支/天），工作压力大，常熬夜加班，睡眠严重不足，晚餐为餐馆饮食，口味重，常常饮酒（平均每日饮白酒150~200mL，体重正常，血胆固醇4.2mmol/L，血压130/80mmHg，空腹血糖5.5mmol/L，母亲患胃癌。

45. 李先生最主要的可控危险因素是
    A. 生理指标因素
    B. 疾病现病史
    C. 疾病家族史
    D. 体格检查指标危险因素
    E. 生活方式危险因素

46. 根据上述信息评估出来的疾病风险称为
    A. 健康改善空间
    B. 理想风险
    C. 当前风险
    D. 目标风险
    E. 最低风险

47. 李先生不属于哪个疾病的高危人群
    A. 肝癌
    B. 高血压
    C. 肺癌
    D. 胃癌
    E. 前列腺癌

(48~51题共用题干)

健康风险评估报告，通常由一组报告

组成，除了健康评估的结果以及危险因素列表外，也包括了膳食运动干预指导处方等健康教育信息。

48. 健康风险评估报告的宗旨是

    A. 帮助个人了解未来患某种疾病的可能性，并为个人提供治疗和康复的建议

    B. 帮助医生了解更多的个人健康状况信息，提高医生的健康干预能力

    C. 帮助个人了解未来患某种疾病的可能性，并为个人提供可以努力改善的指导信息

    D. 帮助医生了解更多的个人健康状况信息，提高医生的诊疗能力

    E. 帮助个人了解未来患某种疾病的可能性，使个人能够更加重视自己的健康

49. 个人健康信息汇总报告一般不包括

    A. 体检指标的前后对比

    B. 个人疾病史、家族史

    C. 膳食运动情况

    D. 吸烟情况

    E. 医疗诊断关联信息

50. 疾病风险评估报告中的风险等级的表示方法是

    A. 一般用危险因素个数表示

    B. 一般用相对危险性来表示，反映的是假设健康指标正常情况下的危险性的增减量

    C. 一般用绝对危险性来表示，反映的是假设健康指标正常情况下的危险性的增减量

    D. 一般用绝对危险性来表示，反映的是相对于一般人群危险性的增减量

    E. 一般用相对危险性来表示，反映的

是相对于一般人群危险性的增减量

51. 按服务对象的疾病危险程度分级，对高度危险服务对象，随访时间一般为

    A. 根据医生建议进行设定

    B. 每 3 个月 1 次

    C. 每 6 个月 1 次

    D. 每星期 1 次

    E. 每年 1 次

(52～54 题共用题干)

某健康体检机构于 2017 年对某单位 100 名职工进行健康体检，该单位负责人想获得本单位职工的主要健康问题及主要行为危险因素，根据体检结果，该单位 100 名职工的 BMI 结果见下表：

100 名职工 BMI 分布

BMI	人数	BMI	人数
18	1	25	10
19	4	26	11
20	6	27	12
21	7	28	10
22	8	29	6
23	9	30	5
24	10	31	1

52. 使用 BMI 结果，根据我国成人体重判定标准，该单位职工肥胖者所占比例是

    A. 34%

    B. 22%

    C. 21%

    D. 43%

    E. 65%

53. BMI 计算公式为

    A. 体重（g）／［身高（m）］

    B. 体重（kg）／［身高（cm）^{2}］

C. 体重（kg）／［身高（cm）］

D. 体重（g）／［身高（m）^{2}］

E. 体重（kg）／［身高（m）^{2}］

54. 为了保证身高测量的准确性，测量时对受检者要求正确的是

A. 两脚尖、额头贴近量尺

B. 穿平跟鞋、直立

C. 立在秤台中央，保持身体平稳

D. 两脚后跟、两肩及臀部贴近量尺

E. 两脚后跟、后背贴近量尺

（55～57题共用题干）

某企业创建"无烟"企业，提出了在员工中开展戒烟竞赛，邀请专业人士进行戒烟咨询，在企业各处张贴无烟标示，通过企业公众号推广戒烟知识和活动，发放戒烟小册子等方案。

55. 在职工食堂放置禁烟标识属于

A. 教育政策

B. 倡导政策

C. 环境政策

D. 传播政策

E. 政策策略

56. 在各种活动中，属于人际传播的是

A. 发放小册子

B. 张贴无烟标识

C. 专业人士戒烟咨询

C. 公众号推广

E. 戒烟竞赛

57. 对于无烟标识的设计，不符合要求的是

A. 内容简洁

B. 主题突出

C. 彩色印刷

D. 较多字数传递更多信息

E. 以图为主

二、 案例分析题

（58～63题共用题干）

某市参与中国／联合国儿童基金会学校预防吸烟项目，为学校领导举办国家师资培训，由省健康教育所专业人员对健康教育课教师和班主任进行烟草危害、控烟方法等知识的培训，学校举办各种控烟活动对学生进行多种形式的健康教育，并尽量发动学生学以致用，以学生为传播源继续传播知识；学校采取与家长沟通，请家长约束子女的吸烟行为，并联系街道、居委会、工商等部门劝止小商贩向中学生售烟等多种干预措施，经过3年的健康教育和健康促进，项目进行中期评估，取得了显著成效。

58. 烟草使用的干预原则有

A. 建立行为危险因素监测系统

B. 以监测为中心，烟草使用的干预主要应放在督促吸烟者戒烟

C. 形式多样，强调综合干预

D. 以个体为中心，强调干预对象的健康责任和作用

E. 干预侧重于生活方式管理的策略

F. 以健康为中心，强调预防为主，烟草使用的干预主要应放在预防不吸烟者开始吸烟

59. 自我戒烟法准备阶段戒烟计划的内容包括

A. 告诉家人、朋友或者自己的同事

B. 开始延迟5～10分钟吸第一支烟

C. 定期对自己能维持戒烟状况给予奖励

D. 记录自己1周吸烟习惯，以便戒烟

E. 告诉他们自己要从哪天开始戒烟

F. 扔掉所有烟草产品和吸烟工具

G. 进行适当的体育锻炼

60. 世界卫生组织提供的5A戒烟干预模型包括

A. assist——帮助戒烟

B. activate——激活戒烟欲望

C. arrange follow up——安排随访

D. ask——询问吸烟情况

E. assess——评估戒烟意愿

F. advise——建议戒烟

61. 下列描述正确的是

A. 吸烟可以导致动脉粥样硬化

B. 吸烟可以导致哮喘

C. 吸烟可以导致骨质疏松

D. 吸烟是一种典型的成瘾行为

E. 吸烟可以导致心脑血管疾病

F. 吸烟可以导致慢阻肺

62. 吸烟成瘾是一种依赖性行为，其影响因素包括

A. 团体因素

B. 社会环境因素

C. 文化因素

D. 家庭因素

E. 社会心理因素

F. 传播媒介因素

63. 群体烟草干预措施包括

A. 研究推广有效的戒烟方法和戒烟产品

B. 建立行为危险因素监测系统

C. 限制吸烟和劝阻别人吸烟

D. 拒绝吸第一支烟

E. 加强健康教育

F. 制定戒烟的相关规定

(64~69题共用题干)

某城乡接合部社区卫生服务中心对辖区内居民健康档案进行整理发现，糖尿病和高血压的患病率逐年上升，医护人员发现随着城镇化加速和生活方式的改善，辖区内居民的肥胖比例逐渐增加，为控制慢性病的发生，医护人员拟针对居民的肥胖开展一系列干预措施。

64. 该城乡接合部对肥胖合并并发症的患者进行干预包括

A. 指导相应的药物治疗方法

B. 膳食干预

C. 自我检测体重

D. 定期随访

E. 体力活动干预

F. 动员家属配合

G. 组织朋友座谈会交流减肥和控制体重的经验

65. 肥胖的干预原则包括

A. 坚持预防为主

B. 侧重药物治疗

C. 控制膳食与增加运动相结合

D. 积极改变生活方式

E. 不可急于求成

F. 同时防治与肥胖相关的疾病

G. 采取综合措施防控肥胖

H. 终生坚持

66. 关于肥胖干预措施的行为疗法，描述正确的有

A. 建立节食意识，每餐不过饱

B. 细嚼慢咽

C. 减少进食时间

D. 按计划用餐

E. 减少暴饮暴食的频率

F. 自我限制进食量

G. 使用较小的餐具

67. 该城乡接合部的群体预防包括

A. 特别要减少脂肪摄入及水果摄入量

B. 提倡休闲时间进行运动锻炼

C. 定期检查与肥胖有关的疾病危险指标

D. 定期监测抽样人群的体重变化

E. 开展营养教育，提倡膳食平衡

F. 提倡体重自我监测

68. 关于个体肥胖干预的评估，正确的是

A. 评估已取得的短期减肥效果（1～6个月内 BMI 减少绝对值或相对值）

B. 评估已取得的中长期减肥效果（0.5～3 年内 BMI 减少绝对值或相对值）

C. 是否已找到一个合适的减肥方法去尝试

D. 评估已取得的中长期减肥效果（0.5～3 年内血压、血脂等指标的变化以及其他的健康收益）

E. 是否已列出可以减肥的方法

F. 是否帮助管理对象认清导致其自身超重或肥胖的原因所在

69. 关于全体肥胖干预效果的评估，描述正确的是

A. 被管理人群通过饮食控制、增加身体活动等方式达到减肥目标的比例

B. 被管理人群心脏血管疾病发病情况

C. 被管理人群肥胖干预的满意情况

D. 被管理人群肥胖者控制体重达标和未达标比例

E. 被管理人群肥胖干预的卫生经济学评价

F. 被管理人群肥胖率知晓的情况

（70～75 题共用题干）

张先生，43 岁，汉族，中层干部，身高 168cm，体重 75kg，血压 144/89mmHg，工作紧张，生活缺乏规律，每天中午、晚上在餐馆进餐，体力活动很少，有饮酒嗜好，每日 1～2 次，每天约半斤酒，已有 10 年，每日吸烟 15 支，喜食动物内脏，最近明显乏力，经常失眠，无明显消瘦，既往无重大病情史，其父母均患高血压 20 年，其弟患高血压 6 年。

70. 对张先生进行健康管理应采用的信息表格包括

A. 疾病管理随访表

B. 基本生活方式信息记录表

C. 健康体检信息记录表

D. 病历表

E. 体格测量记录表

71. 为了对张先生进行健康管理，需要重点关注的指标包括

A. 血糖

B. 肿瘤标识物

C. DNA 检测

D. 肝功能

E. 血脂

F. BMI

G. 尿酸

72. 张先生可改变的健康风险因素有

A. 长期心理压抑

B. 睡眠不足

C. 精神紧张

D. 运动/体力活动不足

E. 家族史

F. 不健康膳食

G. 年龄

H. 吸烟

I. 过量饮酒

73. 为评价张先生的吸烟习惯，我们需要了解的内容包括

　A. 每日吸烟量

　B. 烟的品牌

　C. 吸烟年限

　D. 吸烟的种类

　E. 开始吸烟的年龄

　F. 平均每年吸烟的花费

74. 体重监测是张先生健康管理的重要环节，在测量体重时需要注意的是

　A. 记录应精确到小数点后1位

　B. 体重测量不受测量时间的影响

　C. 一般不能用电子秤作为测量工具

　D. 理想体重的简便计算方法：身高（cm）－110

　E. 测量误差不得超过0.1kg

　F. 测量体重时需穿着衣服、赤足、全身放松

75. 采集健康信息需要考虑的是

　A. 如果张先生有主要的慢性病，如高血压、糖尿病，还需要选用疾病管理随访表

　B. 药物过敏史不属于健康管理信息范畴

　C. 无论对张先生提供何种健康管理服务，均需要将所有的信息一次性采集完毕

　D. 家族史是指与自己有直系关系的人的患病情况

　E. 如果张先生同意接受后期的健康管理，需要采集行为危险因素的信息

　F. 如果张先生只做体检，则使用健康体检表

（76~80题共用题干）

王先生，55岁，汉族，文职人员，身高175cm，体重80kg，腰围92cm，血压155/88mmHg，血胆固醇5.03mmol/L。工作压力大，经常加班，很少参加体育活动，经常饮酒（平均每日饮白酒30~40mL），空腹血糖6.4mmol/L，餐后2小时血糖9.1mmol/L，父母有高血压。

76. 王先生的主要危险因素是

　A. 糖耐量减低

　B. 肥胖

　C. 高血压

　D. 糖尿病

　E. 体力活动不足

　F. 高胆固醇

　G. 高血压家族史

77. 不属于健康风险评估的是

　A. 体力活动情况评估

　B. 血压状况评估

　C. 疾病风险评估

　D. 吸烟情况评估

　E. 血胆固醇状况评估

　F. 血糖状况评估

　G. 膳食情况评估

78. 进行缺血性心血管疾病风险评估的因素包括

　A. 年龄

　B. 过量饮酒

　C. 糖尿病

　D. BMI

　E. 收缩压

　F. 舒张压

　G. 总胆固醇

79. 需要考虑的疾病风险是

　A. 糖尿病

　B. COPD

C. 脑卒中

D. 肺癌

E. 冠心病

F. 肝病

80. 可改善的危险因素是

A. 糖尿病

B. 高血压

C. 糖耐量减低

D. 体力活动不足

E. 高血压家族史

F. 高胆固醇

G. 肥胖

H. 过量饮酒

(81~86 题共用题干)

一位 60 岁的男性，血压 150/90mmHg，体重指数 $25kg/m^2$，血清总胆固醇 6.4mmol/L，吸烟，无糖尿病，请采用缺血性心血管疾病评估模式回答下列问题。

81. 经查简易评估工具的计算表格，得出相应的健康分值为：年龄 50 岁 = 3 分，SBP 150mmHg = 2 分，BMI $25kg/m^2$ = 1 分，TC 6.46mmol/L = 1 分，吸烟 = 2 分，无糖尿病 = 0 分，请计算出该男性的总风险分值

A. 7 分

B. 11 分

C. 9 分

D. 12 分

E. 8 分

F. 10 分

82. 经查表得出该男子风险分值对应的 10 年发生 ICVD 的发病率为 7.3%，这表明

A. 该男子患缺血性心血管疾病的对立风险为 7.3%

B. 该男子患缺血性心血管疾病的风险为一般人群的 7.3%

C. 该男子患缺血性心血管疾病的最高风险为 7.3%

D. 该男子患缺血性心血管疾病的绝对风险为 7.3%

E. 该男子患缺血性心血管疾病的理想风险为 7.3%

F. 该男子患缺血性心血管疾病的相对风险为 7.3%

83. 平均风险是指同年龄所有人的平均发病风险，该男子同年龄人群的缺血性心血管疾病的平均风险为 2.6%，这表明该男子的 ICVD 发病率是一般人的

A. 6.8 倍

B. 2.8 倍

C. 4.8 倍

D. 5.8 倍

E. 1.8 倍

F. 3.8 倍

84. 该男子有哪些可改变的危险因素

A. 血压

B. 吸烟

C. 年龄、性别

D. 糖尿病

E. 总胆固醇

F. 体重指数

85. 如果该男子年龄不变，50 岁 = 3 分，可改变的危险因素降低为：SBP 120mmHg = 0 分，BMI $23.9kg/m^2$ = 0 分，TC 5.0mmol/L = 0 分，不吸烟 = 0 分，无糖尿病 = 0 分，重新计算出该男子的总风险分析

A. 6

B. 3

C. 4

D. 5

E. 7

F. 8

86. 经查表得出该男子新的风险分值对应的10年发生 ICVD 的概率为 1.1%，这表明

  A. 该男子的理想风险也是人群的最低风险

  B. 该男子的健康风险改善空间为 7.3% − 1.1% = 6.2%

  C. 该男子的绝对风险也是人群的最高风险

  D. 该男子的绝对风险是理想风险的 6.6 倍

  E. 该男子的理想风险为 1.1%

  F. 该男子的患病风险很小

（87～92 题共用题干）

某社区拟对辖区内的 500 名 45～70 岁糖尿病患者进行健康教育。

87. 健康传播模式包括

  A. 传播效果

  B. 媒介渠道

  C. 人际关传播

  D. 受传者

  E. 信息与讯息

  F. 大众传播

  G. 传播者

88. 针对糖尿病人的膳食指导内容最重要的是

  A. 合理用药

  B. 戒烟限酒

  C. 定期接受个体化营养指导

  D. 严格控制主食

  E. 多吃蔬菜和水果

  F. 适量运动

89. 针对该社区可以开发的传播材料有

  A. 手机报

  B. 影像材料

  C. 健康网站

  D. 标语和横幅

  E. 室外宣传栏

  F. 招贴画和海报

90. 对该社区糖尿病人进行健康教育需定制计划书，内容包括

  A. 人际传播

  B. 评价

  C. 摘要

  D. 方法

  E. 前言

  F. 经费预算

  G. 总体目标和具体目标

91. 在对居民进行跟踪随访时，应该掌握的技巧包括

  A. 纠正技巧

  B. 提问技巧

  C. 非语言传播技巧

  D. 倾听技巧

  E. 反馈技巧

  F. 说话技巧

  G. 观察技巧

92. 糖尿病人应该坚持适量运动，有氧和耐力运动量的测量指标包括

  A. 代谢当量

  B. 主观用力程度分级

  C. 动力测试

  D. 心率

  E. 肌肉力量测试

  F. 日常体力活动水平测试

参考答案

1. D 2. A 3. B 4. A 5. B 6. B 7. A 8. D 9. A 10. A
11. E 12. C 13. E 14. D 15. B 16. C 17. A 18. E 19. A 20. C
21. D 22. C 23. D 24. E 25. A 26. A 27. B 28. D 29. C 30. A
31. B 32. B 33. E 34. B 35. B 36. E 37. B 38. E 39. D 40. E
41. C 42. E 43. E 44. C 45. E 46. C 47. E 48. C 49. E 50. E
51. B 52. B 53. E 54. D 55. A 56. C 57. D

58. CEF 59. ABCDEFG 60. ACDEF 61. ABCDEF 62. ABCDEF
63. ABCDEF 64. ABCDEFG 65. ACDEFGH 66. ABDEFG 67. BCDEF
68. ACDEF 69. ABDEF 70. ABCE 71. BDEFG 72. ABCDFHI
73. ACE 74. AEF 75. ACDEF 76. BCEFG 77. BEF
78. ACDEG 79. ACEF 80. BCDFGH 81. C 82. BF
83. B 84. ABEF 85. B 86. BE 87. ABDEG
88. CD 89. BDEF 90. BCDEFG 91. BCDEFG 92. ADEF